骨折与脱位的诊治

主编 赵文海 赵长伟 李 海 梅 伟

科 学 出 版 社

北 京

内 容 简 介

天池伤科流派为中医骨伤科重要学术流派之一,始于清代,植根于天池流域,为我国北方独具特色的流派。本书以天池伤科流派的学术思想及治疗体系为基础,融汇历代名家诊疗经验及现代医学治疗方式,系统地介绍了骨折与脱位病因病机、临床诊断及治疗方法。全书内容分为骨折篇与脱位篇两部分。骨折篇从病因、分类、诊断、特色治疗等方面进行了翔实介绍;脱位篇从病因病机、诊断、复位手法及现代治疗方式等方面进行了翔实介绍。

本书可供中医骨伤科临床医生和中医爱好者阅读参考。

图书在版编目(CIP)数据

骨折与脱位的诊治 / 赵文海等主编. -- 北京 : 科学出版社,2024.
11. -- ISBN 978-7-03-079991-3

Ⅰ. R683;R684.7

中国国家版本馆 CIP 数据核字第 2024JG8135 号

责任编辑:郭海燕 孙 曼 / 责任校对:刘 芳
责任印制:徐晓晨 / 封面设计:陈 敬

科 学 出 版 社出版
北京东黄城根北街 16 号
邮政编码:100717
http://www.sciencep.com
固安县铭成印刷有限公司印刷
科学出版社发行 各地新华书店经销
*
2024 年 11 月第 一 版 开本:787×1092 1/16
2024 年 11 月第一次印刷 印张:15
字数:374 000
定价:98.00 元
(如有印装质量问题,我社负责调换)

本书编委会

主　　编　赵文海　赵长伟　李　海　梅　伟

副 主 编　蔡文君　白　玉　崔镇海　段长伟　龚　庆

　　　　　　周晓玲　赵长华

编　　委　（按姓氏汉语拼音排序）

　　　　　　白　玉　蔡文君　陈　莹　崔镇海　丁　爽

　　　　　　段长伟　龚　庆　黄丹奇　姜丽丽　李　海

　　　　　　李跃宗　刘　浪　刘斌石　刘玉欢　卢　群

　　　　　　吕　佳　梅　伟　牛靖禹　欧阳文斯　孙铁锋

　　　　　　王国臣　王金炉　王彦鹏　杨程安　杨春辉[①]

　　　　　　杨春辉[②]　张炳华　张国永　张银珍　赵长华

　　　　　　赵长伟　赵文海　郑　超　钟　岩　周洪保

　　　　　　周晓玲　庄世伟

[①] 长春中医药大学附属第三临床医院骨伤科。
[②] 长春中医药大学附属第三临床医院针灸推拿科。

目　录

骨　折　篇

脱　位　篇

骨 折 篇

第一章 骨折概论

一、骨折概念

由于外力的作用破坏了骨的完整性或连续性者，称为骨折。有关骨折的概念，古人很早就有所认识，甲骨文中已有"疾骨"、"疾胫"、"疾肘"等病名记载。《周礼·天官》中记载有"折疡"，长沙马王堆出土的医籍中也记载了"折骨"病名。"骨折"这个名称最早出现于唐代王焘的《外台秘要》。

祖国医学在防治骨折方面有悠久的历史，积累了丰富的经验，对骨折的治疗原则和治疗方法至今仍被广泛应用。

二、病因

1. 中医学认识

中医骨伤科历来重视病因的研究，只有掌握骨关节及其周围筋肉损伤与疾病的病因，才能循因辨证，审因论治。汉代张仲景在《金匮要略·脏腑经络先后病脉证》中提出了"千般疢难，不越三条"的主张，即"一者，经络受邪，入脏腑，为内所因也；二者，四肢九窍，血脉相传，壅塞不通，为外皮肤所中也；三者，房室、金刃、虫兽所伤"，并指出三因之间是互相关联的。一方面指出了损伤的病因不同于七情内因和六淫外因而属于不内外因；另一方面又提出不内外因仍属外因或内因的范围，互相兼夹，交错在一起。故历代大多数医家认为损伤的致病原因就是内因和外因。

人体是一个统一的整体，皮肉筋骨、气血津液、脏腑经络互相联系、互相依存。脏腑健壮，经络通畅，津液代谢正常，则气血旺盛，阴阳调和，皮肉筋骨强健。脏腑亏损，筋骨萎弱。故外力损伤不仅使皮肉筋骨受损，也常导致脏腑、经络、气血的紊乱，从而产生一系列内外症状。正如《正体类要》中所说："且肢体损于外，则气血伤于内，荣卫有所不贯，审其虚实，以施补泻哉？"明确地指明了外伤与内损及局部与整体之间的密切关系是相互作用、相互影响的。外伤疾病多由于皮肉筋骨损伤而引起气血瘀阻，经络阻塞，或津血亏损，或瘀血邪毒由表入里，而导致脏腑不和；亦可由于脏腑不和由里达表引起经络、气血、津液病变，导致皮肉筋骨病损。

2. 骨折的病因

骨折的病因，可分为外因和内因两种，但以外因为主。

（1）外因　外来暴力是造成骨折的主要原因，从"力"的角度分析，表现为以下几种：

1）直接暴力：骨折发生于外力直接作用的部位，如压砸伤、打击伤、机器绞伤和火器伤等。直接暴力引起的骨折有加速性损伤和减速性损伤两种。打击伤、火器伤属于加速性损伤，行进中碰撞所引起的损伤属于减速性损伤。直接暴力的致伤能量高，损伤的组织多，其作用于骨时，主要转化为弯曲载荷或剪切载荷而引起骨折，常造成开放性骨折或粉碎性骨折。其主要特点是软组织损伤较重，而且易合并血管、神经损伤，在治疗上比较困难。

2）间接暴力：骨折发生于距离外力作用较远的部位，又可分为以下3种。①传导暴力：

跌倒时如以手触地，外力向上传导发生尺、桡骨或肘部骨折，而手部却未发生骨折，这种暴力系传导暴力。传导暴力在骨折部位形成扭转或成角应力，所引起的骨折多为横断、斜行或螺旋形骨折。②扭转暴力：当肢体作过度扭转运动或做猛烈投掷动作时，将形成扭转载荷，引起斜行或螺旋形骨折，四肢长骨干皆可发生。③压缩暴力：外力方向与骨的横径垂直，多引起海绵骨的压缩性骨折。例如高处坠落时足跟着地而发生的跟骨或椎体压缩性骨折。

3）肌肉牵拉暴力：由于肌肉强烈收缩或韧带过度牵拉，可引起附着部撕脱骨折。如肱骨内上髁、尺骨鹰嘴、髌骨、胫骨结节、第5跖骨基底等骨折。

4）积累暴力：长时间从事某种活动，骨骼反复受到震动或应力集中，使骨骼负担过重，发生疲劳，终致骨折。如长途行军引起第2、3跖骨颈骨折；长期使用风镐工作之煤矿工人，由于前臂长时间颤动而发生尺、桡骨骨折；长跑运动员发生腓骨下1/3骨折；排球运动员发生胫骨上端骨折等。这类骨折多为横行或裂缝骨折，断端很少移位，局部症状较轻，容易误诊。

（2）内因 骨折的发生，除外力作用外，还与机体的状况有关。与年龄、健康情况、解剖位置结构以及有无骨类疾病等许多因素均密切相关。

1）年龄：儿童骨膜厚，骨骼胶质多，且有骨骺。容易发生骨膜下骨折、青枝骨折、骨骺分离等。好发部位在尺、桡骨、胫腓骨与股骨干。老人因肝肾不足，骨质脆弱，较轻微的外力即可引起骨折，粉碎性骨折较常见，好发部位在桡骨远端、肱骨外科颈及股骨颈。

2）健康情况：年轻体健，筋骨壮实者，不易发生骨折；年老体弱，缺少运动锻炼或筋骨废用者，由于骨质脆弱、疏松，受轻微暴力也可引起骨折。

3）骨的解剖：在骨骼的疏松部位与致密部位交接处或骨的活动段与静止段交接处容易发生骨折，如桡骨远端、肱骨外科颈、股骨颈等部位发病率最高。骨骼较薄弱的部位，如肱骨髁上，前面有冠状窝，后面有鹰嘴窝，中间仅为较薄的骨片，该处也容易发生骨折。

4）骨骼病变：发生病变的骨骼，如骨髓炎、骨结核、骨肿瘤、先天性脆骨病、佝偻病、甲状腺功能亢进或长期服用肾上腺皮质激素而导致骨质疏松的患者，常发生病理性骨折。此时，外力是诱因，只要轻微的外力，甚至没有外力影响的情况下，也会发生骨折。

骨折的发生总是外因与内因综合的结果，且由于外因要通过内因而起作用，故两者不能截然分开。例如筋肉牵拉，可说成外力作用，也可认为是机体内在因素。

三、骨折分类

1. 按骨折端与外界是否相通分类

（1）闭合性骨折 骨折端不与外界相通。

（2）开放性骨折 骨折端有开放创口与外界相通，易发生骨感染。

2. 按骨折程度分类

（1）不全骨折 骨小梁连续性仅部分中断者，多无移位。

（2）完全骨折 骨小梁连续性完全中断者，骨质完全离断，常有移位。

3. 按骨折的稳定程度分类

（1）稳定性骨折 再移位倾向力小的骨折。复位及外固定后不容易发生再移位者，如裂缝骨折、青枝骨折、嵌插骨折、横行骨折等。

（2）不稳定骨折 再移位倾向力大的骨折，复位及外固定后仍容易移位者，如短斜行骨折、粉碎性骨折、多段骨折、股骨干横行骨折等。

4. 按骨折线形状分类

（1）横行骨折 骨折线与骨干纵轴线接近垂直，断端较稳定。

（2）斜行骨折　骨折线与骨干纵轴线相交成锐角，断端不稳定。

（3）螺旋形骨折　骨折线呈螺旋形，较稳定。

（4）粉碎性骨折　骨折裂成3块以上者。其中呈"T"、"Y"形者，分别称为"T"形骨折或"Y"形骨折。

（5）嵌插骨折　常发生在干骺端松、密质骨相交界处。骨折后密质骨嵌入松质骨内，常见于桡骨远端和肱骨外科颈等处。

（6）压缩性骨折　多在脊椎椎体，其松质骨因压缩而变形，也可发生于跟骨处。

（7）裂缝骨折　骨折线呈裂隙状，很少移位。多发生于颅骨、长骨干骺端、腕舟骨等部位。

（8）青枝骨折　多发生于儿童，骨可发生弯曲、破裂、骨皮质被拉长等，常不全断。因与青嫩柳枝被折情况类似，故名。此为儿童有机质多，无机质成分少的缘故。

（9）骨骺分离　发生于骨骺线部，使干骺相对位置发生变化。骨骺分离时，可常有部分骨质的断离。此类骨折见于青少年及儿童时期，骨骺线尚未融合之前，为成人所无。

（10）多段骨折　长骨干骨折，远、近断端间有游离骨段者。整复困难，易再移位。

5. 按骨折后的时间分类

（1）新鲜骨折　伤后3周以内的骨折。

（2）陈旧骨折　伤后3周以上的骨折。

6. 按损伤前骨组织情况分类

（1）外伤性骨折　外力是造成骨折的唯一原因。骨折前，骨骼健康，无病变。

（2）病理性骨折　外力是造成骨折的诱因，骨折前，骨质已有病变。

7. 根据骨折线的部位分类

（1）骨干骨折　骨折线位于长骨干的骨折，移位受肌肉牵拉影响。

（2）骨端骨折　骨折线位于干骺端的骨折，移位与受伤姿势密切相关。

（3）关节内骨折　骨折线波及关节面的骨折，移位受关节囊韧带牵拉影响。

四、骨折的并发症

人体受暴力打击以后，除发生骨折外，还可能出现各种全身或局部的并发症，这些并发症往往影响骨折的处理和预后。严重的并发症对人体的危害远远超过骨折本身，有的在短时间内影响生命，必须立即处理；有的需和骨折同时处理；有的需骨折愈合后处理。

1. 早期并发症

（1）外伤性休克　骨和软组织损伤，通常伴随一定量的失血。多发骨折、出血多的骨折（如骨盆骨折、股骨干骨折）或骨折合并内脏损伤（如肝破裂、脾破裂）时，出血量很大，多合并休克。肢体的严重挤压伤既可造成血液和血浆严重丢失，又能产生许多毒性物质，吸收后加重休克的过程。休克的临床表现是面色苍白、四肢厥冷、出汗、指端发绀、周身无力、反应迟钝或烦躁不安、脉细虚数、血压下降甚至不能测出。该种并发症可能在短时间内危及病人生命，应及时抢救。

（2）感染　开放性骨折污染严重者，若清创不及时，或清创不彻底，均可引起化脓性感染，严重者导致骨髓炎、败血症。若发生厌氧性感染如破伤风、气性坏疽，后果更为严重。因此，对于开放性骨折应尽早彻底清创，术后给予内服祛瘀、清热、解毒药物并注射破伤风抗毒血清，或内服玉真散，必要时使用抗生素。

（3）内脏损伤

1）肺损伤：肋骨骨折可能合并肺实质损伤或肋间血管破裂，引起血胸或闭合性气胸、开放性气胸、张力性气胸、血气胸。

2）肝破裂、脾破裂：暴力打击胸壁下段时，除可造成肋骨骨折外，还可造成肝破裂或脾破裂，特别是在患有脾大时更易破裂，形成严重的内出血和休克。

3）膀胱、尿道、直肠损伤：骨盆骨折时特别是耻骨与坐骨支同时断裂时，容易导致后尿道断裂。因膀胱三角区收缩，断裂的尿道近端向后移位，血液与尿液聚积耻骨后腹膜外直肠膀胱间隙，患者排尿困难，尿道口滴血，严重者发生急性尿潴留，膀胱高度充盈。如试行导尿，仅流出少许血液或血性尿液，但膀胱仍然充盈。如果耻骨及坐骨骨折时，膀胱处于充盈状态，可被移位的骨折端刺破，发生膀胱损伤，多为腹膜外损伤，发生尿外渗，向上可到脐下，患者下腹部有明显压痛及尿液浸润性包块，导尿时可有尿液流出，但局部包块不消失。骶尾骨骨折可能刺破直肠，而致下腹部疼痛，肛门指检时可能血染指套。

（4）重要动脉损伤 多见于严重的开放性骨折、火器伤骨折和移位较大的闭合性骨折。如伸直型肱骨髁上骨折近端伤及肱动脉，股骨髁上骨折伤及腘动脉，肱骨外科颈骨折伤及腋动脉，胫骨上段骨折伤及胫前动脉或胫后动脉或两动脉自腘窝分支处。动脉损伤有下列几种情况：

1）开放性骨折合并动脉破裂则鲜血从伤口喷射流出。在紧急情况下，可用止血带止血，每隔一小时松解一次。同时应尽量争取时间，尽快输血，清创探查，酌情结扎或吻合血管。

2）闭合性骨折，骨折端刺破动脉，形成局部血肿，并进行性肿胀，按之发硬，肢体远端发凉、麻木、苍白或发绀，脉搏消失或减弱，其处理同开放性骨折合并动脉破裂。该类动脉损伤，后期可形成假性动脉瘤，若动、静脉同时被刺破，可形成动静脉瘘。

3）由于骨折压迫或刺伤血管，虽然外表的连续性未破坏，但其内膜有不同程度的挫伤或破裂，可引起血栓形成或主要分支痉挛，表现为远端肢体严重缺血。应及时进行封闭或神经阻滞麻醉，保温观察，不见缓解者需手术探查。

（5）脊髓损伤 较严重的脊椎骨折脱位，可并发脊髓损伤或断裂，而发生损伤平面以下的截瘫。脊髓损伤多发生在颈段和胸、腰段。

（6）周围神经损伤 早期的神经损伤可因骨折时神经受牵拉，或骨折端压迫、挫伤、刺伤等所致。如肱骨干骨折可并发桡神经损伤，肱骨髁上骨折可并发正中神经损伤，腓骨颈骨折可并发腓总神经损伤等。神经损伤后，其所支配的肢体范围即可发生感觉障碍、运动障碍，后期出现神经营养障碍等。诊断和处理骨折时，应仔细检查肢体远端的感觉和运动是否正常，一般对闭合性骨折脱位并发神经损伤者，须及时将骨折脱位整复，但不要使用暴力，以免加重对神经的损伤。一般的神经损伤多能在3～6个月内自行恢复，若不恢复者，宜行探查术，对开放性骨折合并神经损伤者，宜在术中一并探查。晚期的神经损伤较少见，可因固定压迫、骨痂包裹，或肢体畸形牵拉所致。

（7）脂肪栓塞 是少见而严重的并发症，近年来随着复杂损伤的增多而发病率有所增加。成人骨干骨折后，若髓腔内血肿张力过大，骨髓脂肪侵入血流，形成脂肪栓塞而堵塞血管，可以引起肺脂肪栓塞、脑脂肪栓塞等。无症状表现或症状轻微者常被忽略，临床表现明显者，症状危急，病死率高。常有多样表现，如突然死亡、休克、昏迷、急性肺水肿或出现类似肺炎的现象。体格检查常可发现病人的胸壁和结膜下有出血点，血气分析有重要意义。为防止这类严重的并发症，必须妥善固定伤肢，合理治疗骨折，并注意纠正全身水电解质失衡状况。

（8）挤压综合征 当四肢或躯干肌肉丰富的部位被外部重物长时间挤压，或长时间固定体位的自压，在解除压迫后，出现以肢体肿胀、肌红蛋白尿、高血钾为特点的急性肾衰竭者称为挤压综合征。

本病诊断包括局部皮肤有压痕，受压皮肤周围有水疱形成，受压肢体肌肉、神经功能可发生障碍，主动或被动活动时可发生疼痛；伤重患者可出现休克、少尿或无尿，或出现褐色尿或血尿、血钾升高、酸中毒及氮质血症等病变。

由于本病的病死率较高，应及时采用中西医结合方法治疗。

2. 后期并发症

（1）坠积性肺炎　下肢和脊柱骨折，需较长时间卧床，痰涎积聚，咳出困难，导致小气管阻塞和肺部坠积性充血，肺功能减弱，引起呼吸系统感染，以老年患者多见，常因此而危及生命。故患者在卧床期间应多作深呼吸，或主动咳嗽帮助排痰，并注意练功活动，在不影响骨折治疗的情况下，做起坐和床上锻炼。

（2）褥疮　长期卧床不能转动的患者（如严重损伤昏迷、外伤性截瘫、瘦弱老年患者等），在骨突出部如骶骨、髂后上棘、股骨大转子、足跟、后枕等处因经常受压，而致局部血液循环障碍，组织坏死，形成溃疡，经久不愈。故应加强护理，早做预防。对褥疮好发部位要保持清洁、干燥，并定期翻身、按摩，或在局部加棉垫、毡垫或空气枕圈等，以减少压迫。

（3）尿路感染和尿路结石　脊椎骨折合并截瘫者，因排尿功能障碍，需长期留置导尿管，若处理不当，可引起逆行性尿路感染，引起膀胱炎，甚至形成尿道周围脓肿或附睾炎。故要在无菌条件下，定期更换导尿管和冲洗膀胱。长期卧床患者，骨骼的钙脱出，致大量钙盐从肾脏排出，如患者活动少，饮水少，则排尿不畅，容易形成尿路结石和尿路感染。故应鼓励患者多饮水和进行练功活动。

（4）损伤性骨化（骨化性肌炎）　关节内或关节附近骨折、脱位后，尤其是肘部损伤后发生骨膜剥离，形成骨膜下血肿，因损伤严重或延期复位，或急救固定不良，或反复施行粗暴的整复手法和被动活动，致使血肿扩散或局部反复出血，渗入被破坏的肌纤维之间，血肿机化后，通过附近骨膜化骨的诱导，逐渐变成软骨，然后再钙化、骨化，进而影响关节活动。如肘部损伤后于肘窝或肘后方出现骨化性肌炎，膝部损伤后于股四头肌出现骨化性肌炎，临床以肘关节损伤多发。X线片上可能见到骨化阴影。

（5）创伤性关节炎　关节内骨折脱位整复不良或错位愈合，骨干骨折成角畸形愈合，以致关节面不平整或关节面承重不平衡，长期的磨损使关节软骨面损伤、退变而产生创伤性关节炎。

（6）关节僵硬　严重的关节内骨折可引起关节骨性僵硬，长期广泛的外固定，若不注意练功活动，可产生肌腱挛缩，关节和周围软组织纤维粘连，关节内瘀血机化，而致关节活动障碍。因此，对关节内骨折并有较多瘀血者，须尽量抽净。外固定的范围和时间要恰到好处，在不影响骨折愈合的前提下，应行早期的练功活动。对骨折愈合后已形成关节僵硬者，应配合推拿、熏洗、自主锻炼等，以促进恢复。有的可能难以完全恢复。

（7）缺血性骨坏死　骨折发生后，骨折段的血液供应被破坏时，可产生缺血性坏死。常见的有股骨颈骨折并发股骨头坏死，腕舟状骨腰部骨折并发近侧段骨坏死，有移位的距骨骨折或脱位并发距骨体坏死等。范围较小的缺血性坏死，在一定的条件下是可以修复的，修复的方式称为爬行替代。

（8）迟发性畸形　少年儿童的骨折，若骨骺损伤，可影响该骨关节的生长发育，出现生长阻滞或逐渐出现肢体畸形（常需若干年）。如肱骨外髁骨折可出现肘外翻，尺神经受牵拉而出现爪形手的畸形。

在治疗骨折时，对这些并发症应以预防为主，如果已经出现则应及时诊断和妥善治疗。

五、影响骨折愈合的因素

影响骨折愈合的因素较多，其中既有有利因素，也有不利因素，认识影响骨折愈合的因素，以便利用对愈合有利的因素和避免对愈合不利的因素。

1. 全身因素

（1）年龄因素　骨折愈合速度与年龄关系密切。青少年组织的再生和塑形能力强，骨折愈合速度快。老年人组织再生和修复能力差，骨折愈合速度较慢。如股骨干骨折的临床愈合时间，小儿需要1个月，成人往往需要3个月左右，老年人则更慢，所以，同一种骨折，患者年龄不同，骨折固定的时间应有所差别。

（2）健康情况　骨折后机体要动员一切力量来促进骨折愈合。身体强壮，气血旺盛，对骨折愈合有利。反之，气血虚弱，肝肾不足，患慢性消耗性疾病，如糖尿病、重度营养不良、钙代谢障碍、骨软化症、恶性肿瘤或骨折后有严重并发症者，均可使骨折愈合迟缓。

2. 局部因素

（1）断面的接触　在骨折端存在接触的条件下，断面接触面积大者，则愈合容易；断面接触面积小者，则愈合较难。整复后对位良好者骨折愈合快，对位不良者，愈合慢。斜行、螺旋形骨折比横行骨折愈合快。因为骨折断面接触大，开放的髓腔面积也较大，就会有较大范围的血管区来供应骨痂生长的需要，有利于骨折的愈合。此外，当骨折端形成纤维骨痂后，接触面积大的骨折，其骨折端之间骨痂较多，所受到的移位应力较小，对骨折愈合有利。

（2）骨折端的血液供应　骨折愈合过程中的组织再生，需要足够的血液供给，血供良好的松质骨部位骨折愈合较快，而血供不良的部位骨折则愈合速度缓慢，甚至发生迟缓愈合、不愈合或缺血性坏死。如胫骨干下1/3的血供主要依靠由上1/3进入髓腔的营养血管，故下1/3部骨折后，远端血供较差，愈合迟缓。股骨头的血供主要来自关节囊和圆韧带的血管，故头下部骨折后，血供较差，有缺血性骨坏死的可能。腕舟骨的营养血管由掌侧结节处和背侧中央部进入，腰部骨折后，近端的血供就较差，愈合迟缓，并易产生缺血性骨坏死。距骨的主要血液供应自距骨颈部进入，距骨颈骨折时，来自足背动脉的血液供应常受损害，故距骨体很容易发生缺血性骨坏死。

（3）损伤程度　有大块骨缺损的骨折，或软组织损伤严重，断端形成巨大血肿者，骨折的愈合速度就较慢。骨痂的形成，主要来自外骨膜和内骨膜，故骨膜的完整性对骨折愈合有较大的影响，骨膜损伤严重者，骨折愈合缓慢。

（4）软组织嵌入　两骨折端之间若有肌肉、肌腱等软组织嵌入，则愈合很困难，甚至可不愈合。

（5）感染　引起局部长期充血、组织破坏、脓液和代谢产物堆积，均不利于骨折的修复，迟缓愈合和不愈合率大为增高。

3. 治疗措施的影响

（1）粗暴或反复多次的手法整复　骨折手法整复应争取一次完成，有时虽未达到解剖复位，但已达到功能复位时，也应认为合乎要求。千万不可强求解剖复位而进行多次的手法整复。多次的手法整复，或者是粗暴的手法，可增加损伤的机会，不但损伤软组织和骨外膜，不利于骨折的愈合，还可能使骨折端已经形成的肉芽组织或骨痂重新断裂，在一定程度上延长了骨折愈合时间。

（2）手术的干扰　不必要或粗糙地进行切开复位内固定，可以造成骨膜的广泛剥离，进一步损伤组织破坏骨折局部血液供应，给骨折愈合带来不利影响。

（3）过度牵引　骨折在牵引治疗中若发生过度牵引，会使骨折端分离，同时还会使肢体延伸，血管痉挛，造成慢性血液循环障碍，使整个肢体血供不良，导致骨折迟缓愈合或不愈合。

（4）不合理的固定　骨折整复后，有效的固定可维持骨折端的对位对线，防止发生不利于骨折愈合的旋转或成角活动，使骨折愈合顺利进行。若固定范围不够、固定位置不当或固定时间过短，都会在不同阶段增加骨折端的剪切力或旋转力，干扰骨痂的生长，或破坏愈合中的骨痂，使骨折迟缓愈合或不愈合。

（5）练功活动不当　正确的练功活动，可以促进患肢的气血循行，使血肿加快吸收，促进骨折端更加稳定和骨痂生长。若练功活动违反循序渐进的原则，某些活动过早进行，则可以使骨折端之间产生剪切、成角及扭转应力，不但会影响骨折愈合，还可能使骨折端再移位或再骨折。如伸直型肱骨髁上骨折早期进行肘关节屈伸活动；桡、尺骨干双骨折早期进行前臂旋转活动。

4. 影响骨折愈合的药物

（1）吲哚美辛和水杨酸类　骨折愈合早期的炎症反应与前列腺素有密切关系，前列腺素可以引起骨折断端血管扩张等一系列炎症反应，吲哚美辛这类抗炎药物可抑制前列腺素合成，同样，前列腺素在炎症情况下的血管扩张作用被抑制，局部血流受到控制，组织缺血缺氧，继而影响骨愈合。这一作用在不少动物实验中已得到证实。

（2）四环素族　四环素族药物可以沉积在牙齿，造成变色及牙釉质发育不全，还可以永久性地结合到人体内的骨骼等钙化组织中，引起动物和人类胚胎骨骼的生长迟缓，并引起骨骺及干骺部位骨小梁的变形甚至折裂，对骨折愈合也会有影响。

（3）抗凝药　影响骨折愈合是因为其减少了凝血酶原激酶的浓度，使骨折端纤维蛋白血块减少，并降低了局部钙浓度。肝素是一个糖胺聚糖，而且与硫酸软骨素相似，可以通过竞争机制，替代或改变正常基质中的糖胺聚糖，使骨折局部糖胺聚糖量减少，从而阻止钙化基质的形成，影响骨折愈合。

（4）环磷酰胺　除有细胞毒素作用外，还有影响结缔组织修复作用，所以环磷酰胺对皮肤及骨骼均有影响。应用环磷酰胺后，大鼠长骨由于骨骺软骨板细胞受到损伤，而使其纵向生长受到影响，股骨干纵向生长减少 70%～80%，骨骼的机械强度也同样受到影响，股骨干的抗弯强度可减少35%，基于同样的原因，在大鼠及家兔的骨折愈合中，由于环磷酰胺延迟新骨形成及骨折端的再吸收，使骨折愈合延迟。

六、骨折的治疗

（一）辨证论治

1. 损伤三期辨证治法

人体一旦遭受损伤，则经脉受损，气机失调，血不循经溢于脉外，离经之血瘀滞于肌肤腠理。"不通则痛"，无论是气滞还是血瘀，都能引起疼痛，因此必须疏通内部气血。唐容川《血证论》、钱秀昌《伤科补要》均以"损伤之症，专从血论"为辨证施治的基础。根据损伤的发展过程，一般分为初、中、后三期。初期，一般在伤后1～2周内，由于气滞血瘀，需消肿止痛，以活血化瘀为主，即采用"下法"或"消法"；若瘀血积久不消，郁而化热，或邪毒入侵，或迫血妄行，可用"清法"；气闭昏厥或瘀血攻心，则用"开法"。中期在损伤后3～6周期间，虽损伤症状改善，肿胀瘀阻渐趋消退，疼痛逐步减轻，但瘀阻去而未尽，疼痛减而未止，仍应以活血化瘀、和营生新、接骨续筋为主，故以"和"、"续"两法为基础。后期为损伤7周以后，瘀肿已消，但筋骨尚未坚实，功能尚未恢复，应以坚骨壮筋，补养气血、肝肾、脾胃为主；而筋肌拘挛，风寒湿痹，关节屈伸不利者则予以温经散寒、舒筋活络，故后期多施"补"、"舒"两法。三期分治方法是以调和疏通气血、生新续损、强筋壮骨为主要目的。临证时，必须结合患者体质及损伤情况辨证施治。

（1）初期治法　清代陈士铎在《辨证录》中说："血不活则瘀不去，瘀不去则骨不能接也。"所以伤科在治疗上必须活血化瘀与理气止痛兼顾，调阴与和阳并重。早期常用治法有攻下逐瘀法、行气消瘀法、清热凉血法、开窍活血法等。

1）攻下逐瘀法：适用于损伤早期蓄瘀，大便不通，腹胀拒按，苔黄，脉洪大而数的体实患者。临床多应用于胸、腰、腹部损伤蓄瘀而致阳明腑实证，常用方剂有大成汤、桃核承气汤、鸡鸣散加减等。攻下逐瘀法属下法，常用苦寒泻下药以攻逐瘀血，通泄大便，排出积滞。由于药效峻猛，对年老体弱、气血虚衰、妇女妊娠、经期及产后失血过多者，应当禁用或慎用该法，而宜采用润下通便或攻补兼施的方法，方剂可选用六仁三生汤、养血润肠汤加减。

2）行气消瘀法：为伤科内治法中最常用的一种治疗方法，适用于损伤后有气滞血瘀，局部肿痛，无里实热证，或有某种禁忌而不能猛攻急下者。常用的方剂有消瘀活血为主的桃红四物汤、活血四物汤、复元活血汤或活血止痛汤；以行气为主的柴胡疏肝散、复元通气散、金铃子散；以及活血祛瘀、行气止痛并重的血府逐瘀汤、活血疏肝汤、膈下逐瘀汤、顺气活血汤等方。临证可根据损伤的不同，或重于活血化瘀，或重于行气止痛，或活血行气并重。行气消瘀法属于消法，具有消散瘀血的作用。行气消瘀方剂一般并不峻猛，如需逐瘀通下，可与攻下药配合。对于素体虚弱或年老体虚、妊娠产后、月经期间、幼儿等不宜猛攻破散者，可遵王好古"虚人不宜下者，宜四物汤加穿山甲"之法治之。

3）清热凉血法：包括清热解毒与凉血止血两法。适用于跌仆损伤后热毒蕴结于内，引起血液错经妄行，或创伤感染，邪毒侵袭，火毒内攻等证。常用的清热解毒方剂有五味消毒饮、龙胆泻肝汤、普济消毒饮；凉血止血方剂有四生丸、小蓟饮子、十灰散、犀角地黄汤等。清热凉血法属清法，药性寒凉，须量人虚实而用，凡身体壮实之人患实热之证可予以清热凉血。若身体素虚，脏腑虚寒，饮食素少，肠胃虚滑，或妇女分娩后有热证者，均慎用。《疡科选粹》曰："盖血见寒则凝。"应用本法应注意防止寒凉太过。一般在治疗出血不多的疾病时，常与消瘀和营之药同用。如出血太多时须辅以补气摄血之法，以防气随血脱，可选独参汤、当归补血汤。必要时须结合输血、补液等疗法。

4）开窍活血法：是用辛香开窍、活血化瘀、镇心安神的药物，以治疗跌仆损伤后气血逆乱、气滞血瘀、瘀血攻心、神昏窍闭等危重症的一种救急方法，适用于头部损伤或跌打重症神志昏迷者。神志昏迷可分为闭证和脱证两种，闭证是实证，治宜开窍活血、镇心安神；脱证是虚证，是伤后元阳衰微、浮阳外脱的表现，治宜固脱，忌用开窍。头部损伤等重症，若在晕厥期，主要表现为人事不省，常用方剂有黎洞丸、夺命丹、三黄宝蜡丸、苏合香丸、苏气汤等。复苏期表现为眩晕嗜睡、胸闷恶心，则须息风宁神佐以化瘀祛浊，方用复苏汤、羚角钩藤汤或桃仁四物汤加减，息风可加石决明、天麻、蔓荆子；宁神可加菖蒲、远志，化瘀可加郁金、三七；去浊可加茅根、木通；降逆可加法半夏、生姜等。恢复期表现为心神不宁、眩晕头痛，宜养心安神、平肝息风，用镇肝息风汤合吴茱萸汤加减。若热毒蕴结筋骨而致神昏谵语、高热抽搐者，宜紫雪丹合清营凉血之剂。开窍药走窜性强，易引起流产、早产，孕妇慎用。

（2）中期治法　损伤诸症经过初期治疗，肿胀消退，疼痛减轻，但瘀肿虽消而未尽，断骨虽连而未坚，故损伤中期宜和营生新、接骨续损。其治疗以和法为基础，即活血化瘀的同时加补益气血药物，如当归、熟地黄、黄芪、何首乌、鹿角胶等；或加强壮筋骨药物，如续断、补骨脂、骨碎补、煅狗骨、煅自然铜等。结合内伤气血、外伤筋骨的特点，具体分为和营止痛法、接骨续筋法，从而达到祛瘀生新、接骨续筋的目的。

1）和营止痛法：适用于损伤后，虽经消、下等法治疗，但仍气滞瘀凝，肿痛尚未尽除，而继续运用攻下之法又恐伤正气。常用方剂有和营止痛汤、橘术四物汤、定痛和血汤、和营通气散等。

2）接骨续筋法：是在和法的基础上发展起来的。适用于损伤中期，筋骨已有连接但未坚实者。瘀血不去则新血不生，新血不生则骨不能合，筋不能续，所以使用接骨续筋药，佐活血祛瘀之药，以活血化瘀、接骨续筋。常用的方剂有续骨活血汤、新伤续断汤、接骨丹、接骨紫金丹等。

（3）后期治法　损伤日久，正气必虚。根据《素问》"损者益之"、"虚则补之"的治则，补法可以分为补气养血、补益肝肾、补养脾胃。此外，由于损伤日久，瘀血凝结，筋肌粘连挛缩，复感风寒湿邪，关节酸痛、屈伸不利者颇为多见，故后期治疗除补养法外，舒筋活络法也较为常用。

1）补气养血法：是使用补养气血药物，使气血旺盛以濡养筋骨的治疗方法。凡外伤筋骨，内伤气血以及长期卧床，出现气血亏损、筋骨萎弱等证候，均可应用本法。补气养血法是以气血互根为原则，临床应用本法时常需区别气虚、血虚或气血两虚，从而采用补气为主、补血为主或气血双补之法。损伤气虚为主，用四君子汤；损伤血虚为主，用四物汤；气血双补用八珍汤或十全大补汤。气虚者，如元气虚常投以扶阳药补肾中阳气，方选参附汤；中气虚方用术附汤；卫气虚用芪附汤；如脾胃气虚可选用参苓白术散；中气下陷用补中益气汤。对损伤大出血而引起血脱者，补气养血法要及早使用，以防气随血脱，方选当归补血汤，重用黄芪。使用补气养血法应注意，补血药多滋腻，素体脾胃虚弱者易引起纳呆、便溏，补血方内宜兼用健脾和健胃之药。阴虚内热肝阳上亢者，忌用偏于辛温的补血药。此外，若跌仆损伤而瘀血未尽，体虚不任攻伐者，于补虚之中仍需酌用祛瘀药，以防留邪损正，积瘀为患。

2）补益肝肾法：又称强壮筋骨法，凡骨折、脱位、筋伤的后期，年老体虚、筋骨萎弱、肢体关节屈伸不利、骨折迟缓愈合、骨质疏松等肝肾亏虚者，均可使用本法加强肝肾功能，加速骨折愈合，增强机体抗病能力，以利于损伤的修复。临床应用本法时，应注意肝肾之间的相互联系及肾的阴阳偏盛。肝为肾之子，《难经》云"虚则补其母"，故肝虚者也应注意补肾，养肝常兼补肾阴，以滋水涵木，常用的方剂有壮筋养血汤、生血补髓汤；肾阴虚用六味地黄汤或左归丸；肾阳虚用金匮肾气丸或右归丸；筋骨萎软、疲乏衰弱者用健步虎潜丸、壮筋续骨丹等。在补益肝肾法中掺以补气养血药，可增强养肝益肾的功效，加速损伤筋骨的康复。

3）补养脾胃法：适用于损伤后期，因耗伤正气，气血亏损，脏腑功能失调，或长期卧床缺少活动，而导致脾胃气虚，运化失职，饮食不消，四肢疲乏无力，肌肉萎缩者。胃主受纳，脾主运化，补益脾胃可促进气血生化，充养四肢百骸，本法即通过助生化之源而加速损伤筋骨的修复，为损伤后期常用之调理方法。常用方剂有补中益气汤、参苓白术散、归脾汤、健脾养胃汤等。

4）舒筋活络法：适用于损伤后期，气血运行不畅，瘀血未尽，腠理空虚，复感外邪，以致风寒湿邪入络，遇气候变化则局部症状加重的陈伤旧疾的治疗。本法主要使用活血药与祛风通络药，以宣通气血，祛风除湿，舒筋通络。如陈伤旧患湿入络者用小活络丹、大活络丹、麻桂温经汤；损伤血虚兼风寒侵袭者，用疏风养血汤；肢节痹痛者，用蠲痹汤、宽筋散、舒筋汤、舒筋活血汤；腰痹痛者，用独活寄生汤、三痹汤。祛风寒湿药，药性多辛燥，易损伤阴血，故阴虚者慎用，或配合养血滋阴药同用。

以上治法，在临床应用时都有一定的规律。例如，治疗骨折，在施行手法复位、夹缚固定等方法外治的同时，内服药物初期以消瘀活血、理气止痛为主，中期以接骨续筋为主，后期以补气养血、强筋壮骨为主。如骨折气血损伤较轻，瘀肿、疼痛不严重者，往往在初期就用接骨续筋法，配合活血化瘀之药。挫扭伤筋的治疗，初期也宜消瘀活血、利水退肿，中期则用和营续筋法，后期以舒筋活络法为主。创伤的治疗，在使用止血法之后，亦应根据证候而运用上述各法。如失血过多者，开始即用补气摄血法急固其气，防止虚脱，血止之后应用"补而行之"的治疗原则。对于上述的分期治疗原则，必须灵活变通，对特殊病例尤须仔细辨证，正确施治，不可拘泥规则或机械分期。

2. 损伤部位辨证治法

损伤虽同属瘀血，但由于损伤的部位不同，治疗的方药也有所不同。

（1）按部位辨证用药法　临床应用可根据损伤部位选方用药：四肢损伤用桃红四物汤；全身多处损伤可用血府逐瘀汤或身痛逐瘀汤加味。

（2）主方加部位引经药　根据不同损伤的性质、时间、年龄、体质选方用药时，可因损伤的部位不同加入几味引经药，使药力作用于损伤部位，加强治疗效果。骨折者治拟接骨续筋，方选新伤续断汤。辨证加减：如上肢损伤加桑枝、桂枝、羌活、防风，下肢损伤加牛膝、木瓜、独活、千年健、防己等。

（二）新鲜闭合性骨折的治疗

复位、固定、练功、药物治疗是治疗骨折的四个基本步骤。在治疗骨折时，应贯彻固定与活动统一（动静结合）、骨与软组织并重（筋骨并重）、局部与整体兼顾（内外兼治）、医疗措施与患者的主观能动性密切配合（医患合作）的治疗原则，辩证地处理好骨折治疗中的复位、固定、练功、内外用药的关系，尽可能做到骨折复位不增加局部损伤，固定骨折而不妨碍肢体活动，从而促进全身气血循行，增强新陈代谢，使骨折愈合与功能恢复齐头并进，获得使患者痛苦少，骨折愈合快的效果。

1. 复位

复位是将移位的骨折端恢复正常或近乎正常的解剖关系，重建骨骼的支架作用。

复位的方法有两类，即闭合复位和切开复位，闭合复位又可分为手法复位和持续牵引复位。持续牵引既有复位作用，又有固定作用。

（1）闭合复位之手法复位　运用整骨手法来纠正骨折端移位，称为手法复位。祖国医学对整复手法历来非常重视，《医宗金鉴·正骨心法要旨》说："夫手法者，谓以两手安置所伤之筋骨，使仍复于旧也……诚正骨之首务哉。"目前，绝大多数骨折，包括关节内骨折，近关节骨折以及部分陈旧性骨折畸形愈合都可用手法复位，并取得满意的效果。

1）手法复位标准

a. 解剖复位：骨折之畸形和移位完全纠正，恢复了骨的正常解剖关系，对位（指两骨折端的接触面）和对线（指两骨折端在纵轴上的关系）完全良好时，称为解剖复位。解剖复位是最理想的复位，它可使断端稳定，便于早期练功；断端接触面大，骨折愈合快；愈合后符合生理要求，功能恢复好。对每个部位骨折均应争取达到解剖复位。

b. 功能复位：骨折复位虽尽了最大努力，而某种移位仍未完全纠正，但骨折在此位置愈合后，对肢体功能无明显妨碍者，称为功能复位。对不能达到解剖复位者，应力争达到功能复位。功能复位的要求按患者的年龄、职业和骨折部位的不同而有所区别。如治疗老年人骨折，首要任务是保存生命，对骨折复位的要求比成人低；年轻的舞蹈演员、体育运动员，骨折后复位的要求比一般的成人要求高；桡尺骨骨折比锁骨骨折的复位要求要高，桡尺骨若有成角、旋转等畸形愈合，将影响前臂的功能，而锁骨骨折即使复位稍差，骨折畸形愈合，也不致影响上肢功能，因此，功能复位的标准不尽一致。常从以下三个方面来评价。

对线标准：骨折部的旋转移位，分离移位必须完全纠正。成角移位若与关节活动方向一致，日后可在骨痂改造塑形期有一定的矫正和适应，但成人不宜超过 10°，儿童不宜超过 15°。成角若与关节活动方向垂直，日后不能矫正和适应，故必须完全复位。

对位标准：长骨干骨折，对位至少应达 1/3 以上，干骺端骨折对位至少应达 3/4 左右。

长度标准：儿童处于生长发育时期，下肢骨折缩短 2cm 以内，若无骨骺损伤，可在生长发育过程中自行矫正，成人则要求缩短移位不超过 1cm，否则，可造成跛行。

2）手法复位时间：复位的时间原则上越早越好，伤后半小时内，局部瘀肿较轻，肌肉未发生明显痉挛，复位操作容易，最适宜复位。伤后 4～6 小时，瘀血尚未凝结，复位亦易奏效。若伤后 1～2 天，或更迟一些，软组织肿胀不严重，又无其他并发症，仍可用手法整复。

患者有休克、昏迷、内脏损伤时，不宜立即整复，应先抢救患者的生命，等待全身情况稳定后再进行复位。

开放性骨折，骨折端外露，若未压迫主要血管、神经，不宜立即整复，应在清创后整复。

伤肢肿胀严重者，可暂时不整复，先做临时固定或皮牵引，同时抬高患肢，待肿胀减轻后尽早整复。

若伤肢有张力性水疱或血疱时，可在无菌条件下抽吸干水疱和血疱，外敷生肌玉红膏、四黄膏等，用消毒纱布覆盖，待水疱、血疱好转后再进行复位，手法复位时，着力点应尽可能避开水疱位置。

3）手法复位前的准备

a. 确定整复方案：在手法整复前，术者和助手应认真阅读 X 线片，明确骨折的部位、类型、移位方向，确定手法整复的方法、步骤，防止患者发生意外的措施及明确工作人员的职责，这样才能保证手法整复顺利进行，有条不紊。

b. 准备固定器材：根据骨折的部位准备好外固定器具，如夹板、固定垫、扎带、托板、绷带、牵引装置等，以免临时仓促，手忙脚乱，影响手法复位的效果。

c. 麻醉：可以缓解疼痛和肌肉痉挛，减轻患者痛苦；防止病人晕厥、休克，便于整复的顺利进行。麻醉方式可根据情况选择局部麻醉、神经阻滞麻醉、硬膜外麻醉或全身麻醉。若估计复位可在短时间完成，且患者体质好，耐受性强，也可不用麻醉。

d. 患肢置于适当位置：整复时，应将患肢置于适当的位置，使肢体的屈伸两组拮抗肌群处于相对松弛的状态，以减少肌群对骨折端的牵拉力，便于手法整复的进行。一般上肢适中位置为肩关节外展 90°、前屈 30°、肘关节屈曲 90°、前臂中立位、腕关节 0°位；下肢适中位置为髋关节前屈 45°、外展 20°～30°，膝关节屈曲 40°，踝关节屈曲 90°。

4）手法复位的操作：在上述准备工作完成后，即可开始对骨折进行手法整复。可根据骨折的部位、类型、移位方式灵活选择手摸心会、拔伸牵引、旋转屈伸、端提挤按、夹挤分骨、折顶回旋、摇摆触碰、推拿按摩等整骨手法，来纠正骨折端的各种移位。

手法复位时应注意做到稳妥有力、轻巧准确，充分利用杠杆原理复位，使骨折复位而不增加损伤，力争一次手法整复成功。

骨折复位时还必须掌握"子求母"原则，即以骨折远端去对接骨折近端。因骨折后，近骨折端与躯干相连，位置较恒定，不易变动，而远骨折端则易出现各方向移位，故骨折整复时应用骨折远端对合骨折近端，才易复位。但个别部位骨折也有例外，如尺骨鹰嘴骨折、髌骨骨折，整复时则是以骨折近端去对合骨折远端。

（2）切开复位　是运用手术方法切开骨折部的软组织，暴露骨折端，在直视下将骨折复位。切开复位与内固定应同时进行，故合称为切开复位内固定术，也是治疗骨折常用的方法之一。切开复位临床上较多用于闭合整复失败的骨折、开放性骨折、骨折合并血管神经损伤者、骨折不愈合或畸形愈合以及难以整复固定的关节内骨折,如严重分离移位的髌骨骨折、尺骨鹰嘴骨折、股骨髁间骨折、胫骨髁骨折、肱骨外髁翻转移位骨折等。

切开复位虽然有骨折可达解剖复位,内固定较为牢固的优点,但也有加重局部损伤、影响骨折部血液供应、骨折后需 2 次手术等缺点,故对切开复位应持审慎态度,绝大多数骨折,应首先争取闭合整复、外固定达到满意疗效,若闭合整复、外固定疗效不佳或不适合时,再慎重选择手术疗法,做切开复位内固定治疗。

2. 固定

固定是骨折治疗的第 2 个环节,骨折经过整复后,固定就起着主导作用和决定性作用,良好的固定,可以有效地防止骨折端再移位,使骨折能够顺利愈合。

目前常用的固定方法分为外固定与内固定两大类,外固定的形式主要有夹板固定、石膏固定、持续牵引固定。内固定的形式主要有接骨板、髓内针固定等。

较好的固定方法应具备以下几个特点:①既能起到良好的固定作用,又要对骨折周围软组织损伤极小或无损伤,保持骨折端正常的血运,不影响骨折正常愈合过程。②能防止骨折再移位,且能避免不利骨折愈合的有害动力(旋转力、剪切力、折角力等)对骨折端的影响,使骨折端相对稳定,有利于骨折愈合。③对伤肢各关节约束少,便于练功活动的开展。④对骨折整复后的残留移位,有矫正作用。

(1)夹板固定 是中医骨伤科传统的外固定形式,具有悠久的历史。夹板固定是从肢体的生理功能出发,通过扎带对夹板的约束力,固定垫对骨折断端防止或矫正成角畸形和侧方移位的效应力,充分利用肢体肌肉收缩活动时所产生的内在动力,使肢体内部动力因骨折所致的不平衡重新恢复到平衡,所以夹板固定是一种积极能动的固定,是以动制动来达到固定的目的,符合外固定的生物力学原理。

夹板固定主要用于四肢闭合性骨折,若四肢开放性骨折、创面较小或经处理伤口已愈合者,也可采用夹板固定。目前夹板固定较常用的形式有以下几种。

1)单纯小夹板固定:适用于四肢骨干部位骨折。

2)超关节小夹板固定:适用于四肢近关节处骨折或关节内骨折,如肱骨外科颈骨折、肱骨髁上骨折、肱骨外髁骨折、肱骨内上髁骨折、尺骨鹰嘴骨折、胫骨上段骨折等。

3)小夹板结合持续牵引固定:用于股骨各部位骨折,部分肱骨髁间骨折,不稳定的胫腓骨干骨折,下肢开放性骨折等。

4)活动夹板配合弹性抱膝带或抱膝圈固定:适用于髌骨骨折。

5)小竹片、小木板、铝板固定:适用于指、趾骨骨折。

(2)石膏固定 由于具有塑形好、适用范围广的优点,在骨折固定中也较为常用。但石膏固定也有固定范围大,不利于患肢练功活动的开展,易出现关节粘连、肌肉萎缩、骨质疏松的缺点。

石膏固定的常用形式有前臂石膏托(管型)、全臂石膏托(管型)、短腿石膏托(管型)、长腿石膏托(管型)、肩人字石膏、髋人字石膏、石膏围领、石膏背心等,临床上可根据骨折部位选择使用。

(3)持续牵引 是利用牵引器材来纵向牵引患肢,以达到整复和固定骨折的目的。

持续牵引可以对抗患肢肌肉的牵引力,还可以使患肢各关节处于肌肉松弛位,除复位作用外,还可防止骨折再发生成角、旋转、短缩等移位,并因牵引后骨折周围肌肉紧张,形成围绕在骨折四周的压力,从而达到固定的目的。持续牵引较多用于下肢骨折、不稳定骨折、开放性骨折、肢体多段骨折的整复固定。

持续牵引有皮肤牵引、骨牵引、布托牵引等方式。

1）皮肤牵引：是利用胶布贴于皮肤，将牵引力直接作用于皮肤，而间接作用于肌肉和骨骼。

皮肤牵引由于牵引力较小，故多用于上肢骨折，儿童、老年人骨折的整复固定。因牵引时需将胶布贴在皮肤上，故局部皮肤有创伤、静脉曲张、慢性溃疡、皮炎或对胶布过敏者不适用。

2）骨牵引：是将钢针打入骨质内进行牵引，牵引力直接作用于骨骼，能承受较大的牵引重量，故用于需要大重量牵引治疗的骨折。

股骨髁上、胫骨结节牵引：适用于骨盆骨折出现骨盆倾斜、患肢短缩者，股骨颈骨折、转子间骨折、股骨干骨折等。牵引重量为 1/8～1/7 体重。

跟骨牵引：适用于胫骨髁骨折、胫腓骨干骨折、踝部骨折等。牵引重量为 3～5kg。

尺骨鹰嘴牵引：适用于肱骨部位骨折。牵引重量为 2～5kg。

颅骨牵引：适用于颈椎骨折脱位移位严重或有关节突交锁者。牵引重量为第 1、2 颈椎用 4kg，每下一椎增加 1kg。

3）布托牵引：包括以下 2 种。

枕颌布托牵引：适用于移位程度轻或无移位的颈椎骨折。

骨盆兜悬吊固定：适用于骨盆骨折。

（4）内固定　是在手术切开复位的同时，采用金属内固定物将骨折端固定的方法。

内固定具有固定牢固，缩短外固定时间，便于早期开展练功活动等优点，在外固定效果不佳或不适合外固定的情况下，可选择做内固定。

内固定常用的形式有接骨板、螺丝钉内固定，髓内针内固定，不锈钢丝、钢针内固定，三翼钉、鳞纹钉内固定等。

（5）金属外固定器固定　外固定器是经皮向骨内插入钢针或金属物，而在皮外加以连接或固定，使骨折得以整复固定的一种器具。此法特别适用于有伤口、感染或严重软组织损伤的骨折治疗，对火器伤骨折的治疗尤为方便。

外固定器的应用已有近百年的历史，由于它可以起到单纯外固定或内固定所不能达到的效果，因此一出现就受到重视并飞速发展。目前外固定器的种类与形式很多，临床上使用较多的是框架式的外固定器，它的基本形式是以肢体的一侧或两侧打入数根钢针，钢针的针尾固定在肢体周围的金属架上。框架式的外固定器根据结构组成不同，又可分为单边式、双边式、四边式、半环式、全环式、三角式等不同形式。此外还有用于某种骨折的单一功能的外固定器，如用于胫腓骨斜行、螺旋形骨折的钳夹固定器，用于尺骨鹰嘴骨折的尺骨鹰嘴钳，用于髌骨骨折的抓髌器等。

3. 练功

练功活动是骨折治疗的重要环节，正确而适度的练功活动，可促进患肢的气血流通和骨折愈合，防止发生关节粘连、肌肉萎缩、骨质疏松，并可加速患肢功能的恢复。骨折后的练功活动应注意在骨折不同时期循序渐进地调整练功内容。

（1）骨折早期　骨折后 1～2 周内，患肢局部肿胀、疼痛，骨折稳定性差，容易产生再移位，故患肢练功活动幅度不宜过大。此期内练功的主要形式是做患肢肌肉舒缩活动，骨折部上下关节暂不活动或轻微活动。如前臂骨折可进行握拳活动；上臂骨折可进行握拳、腕关节屈伸活动；下肢骨折可进行股四头肌舒缩活动。上述练功活动的目的是促进患肢血液循环，加速肿胀的吸收与消散，并有促使骨折远、近端紧密接触的作用。

（2）骨折中期　从骨折后 2 周至骨折临床愈合属骨折中期，此时骨折处疼痛、肿胀逐渐消失，骨折愈合日趋牢固。练功活动除继续进行患肢肌肉舒缩活动外，骨折部上下关节开始逐步进行活动，以防关节粘连、肌肉萎缩。如前臂骨折可进行腕、肘关节屈伸活动；上臂骨折可进行肩、肘关节屈伸活动；下肢骨折可进行髋、膝、踝关节的屈伸活动。关节活动锻炼注意动作应缓慢，活动范围由小到大，随着骨折愈合逐步增加活动次数和幅度。

（3）骨折后期　从骨折达临床愈合至骨性愈合属骨折后期，此时骨折已愈合牢固，外固定已解除，上肢可进行各关节的协同活动，并可配合器械锻炼，下肢可开始下床进行锻炼，通过锻炼尽快恢复患肢关节功能和肌力，以实现筋骨强劲，关节滑利。部分患者若有关节活动障碍，可配合中药热敷熏洗和理筋手法，以促进关节功能的恢复。

骨折病人在进行练功活动时，应注意以下几点：①应结合骨折类型、病人体质，采用不同的练功方法，一切锻炼均应在医务人员指导下进行，不应由病人随意为之，影响治疗效果。对有思想顾虑或胆怯患者，应鼓励其大胆锻炼，以利于肢体功能恢复。②练功要循序渐进，骨折整复固定后即开始较简单的练功，随着病情好转，练功的范围逐步扩大，次数逐渐增多，练功以不使骨折处疼痛为度，以免"惊动损处"，造成骨折再移位或影响骨折的愈合。③练功应以患者主动活动为主，如由医务人员帮助时，仅能作扶持患肢的辅助动作，不应由他人用力扳推，或作被动的屈伸、扭转等动作，以免增加病人的痛苦，影响骨折的愈合。④练功不应使骨折端承受不利的活动力，如剪切力、旋转力、折角力、分离力等。此外，骨折早期，应避免再做造成骨折原移位方向的活动，如肱骨外科颈外展型骨折，避免作肩外展活动，肱骨髁上伸直型骨折，应避免作肘伸直活动。

4.药物治疗

内服与外用药物是治疗骨折的重要方法，中医骨伤科在很早以前已确立了内、外治疗相结合的原则，历代的骨伤科医家积累了不少秘方、验方，都各有所长。清代陈士铎《辨证录·接骨门》指出："人有跌伤骨折……内治之法，必须以活血祛瘀为先，血不活则瘀不能去，瘀不去则骨不能接也。"因此，近代以"瘀去、新生、骨合"为理论指导进行内外用药，对纠正因损伤而引起的脏腑、经络、气血功能紊乱，促进骨折愈合和肢体功能恢复均有良好作用。

（1）骨折早期　骨折后1～2周内，由于骨折筋伤，血离经脉，凝聚成瘀，瘀积不散，经络受阻，气血之道不得宣通，肿痛即作。故治宜活血化瘀、消肿止痛为主。内服可选用接骨七厘片、筋骨痛消丸、活血止痛汤、新伤续断汤、复元活血汤、夺命丹、八厘散、一盘珠汤、肢伤一方等。若伤后出现腹胀便秘，舌红苔黄，脉数有力等里热实证者，又宜攻下逐瘀，方用鸡鸣散、大成汤、伤科承气汤等。

外用药物宜选用奇正消痛贴、消瘀止痛药膏、清营退肿膏、双柏散、定痛膏、紫荆皮散等。

（2）骨折中期　骨折2周后，局部肿胀逐渐消退，疼痛明显减轻，骨折逐渐开始续接，故治宜接骨续筋为主。内服可选用接骨七厘片、跳骨片、正骨紫金丹、接骨紫金丹、仙灵骨葆胶囊、新伤续断汤、续骨活血汤、肢伤二方等。外用药物以接骨续筋类药膏为主，如接骨续筋药膏、接骨膏、驳骨散、碎骨丹等。

（3）骨折后期　骨折后常会耗伤气血、克伐肝肾，而致气血虚弱、肝肾亏虚，故骨折后期治宜补气血、养肝肾、壮筋骨，通过补益气血、肝肾使骨折愈合牢固、筋骨强健。补气血可选用四君子汤、四物汤、八珍汤、十全大补汤。补肝肾可选用补肾壮筋汤、壮筋养血汤、生血补髓汤、健步虎潜丸、六味地黄汤、左归丸、右归丸等。若骨折后期因瘀血凝滞于筋络关节，使关节屈伸不利者，可采用舒筋活络法，方用舒筋活血汤、活血舒筋汤、舒筋汤等。若风寒湿邪乘虚侵袭，而致肢节肿痛反复不消者，可采用温经通络法治疗，方用麻桂温经汤、乌头汤、大红丸、大活络丹、小活络丹等。

外用药物除膏药类如万应膏、损伤风湿膏、坚骨壮筋膏外，还可采用热敷熏洗以舒筋活络，迅速恢复肢体功能，方药可用海桐皮汤、八仙逍遥汤、骨科外洗一方、骨科外洗二方、舒筋活血洗方、上肢损伤洗方、下肢损伤洗方等。

（三）陈旧性骨折的治疗

骨折愈合受多方面因素的影响，在某些不利因素影响下，如复位不良、血供不足、损伤严重、固定欠妥、年老体弱、合并感染等，会使骨折在治疗过程中出现骨折畸形愈合、骨折延迟愈合或骨折不愈合，可根据情况分别予以处理。

1. 骨折畸形愈合

骨折端在有严重移位的情况下愈合（包括成角、重叠、旋转等）而引起肢体功能障碍者称为骨折畸形愈合。

骨折畸形愈合会造成肢体形态改变和功能障碍，临床上表现为肢体外观畸形、关节活动受限、肢体各关节之间运动不协调等。

大多数畸形愈合是由于骨折处理不当所造成的，如复位欠佳，未达复位标准，骨折固定不牢固，骨折端再次移位。所以，骨折只要整复后给予有效固定，进行合理的练功活动，X线定期检查，发现再移位及时矫正，骨折畸形愈合多可以避免。

儿童对骨折畸形矫正能力较强，不仅具有骨折局部的塑形能力，而且可以通过骨骼发育过程中对骨组织的改造矫正，以适应肢体使用需要。年龄越小，越近骨骺部位，改造能力越强，严重侧方移位愈合的骨干骨折，数年后可看不出骨折痕迹，明显成角畸形最终可以完全矫正。因此，在确定骨折畸形愈合必须给予人为矫正时，儿童可适当放宽尺度。但儿童对骨折畸形的改造能力不是无限度的，与关节活动方向垂直的成角畸形和旋转畸形改造能力则较差，需给予必要的处理。

骨折畸形愈合在伤后2~3个月之内者，因骨痂尚未牢固愈合，可在充分麻醉下行手法闭合折骨，再给予整复、固定，使骨折在良好的位置上愈合。此法适用于长骨干接近中段的畸形愈合，若是邻近关节或小儿骨骺附近的畸形愈合，则不宜采用，以免损伤关节周围韧带和骨骺。畸形愈合若已坚固，手法折骨不能进行时，可手术切开，将骨折处凿断，并消除妨碍复位的骨痂，将骨折复位，给予内固定，术后配合石膏、夹板固定，若骨折断端重叠严重，复位困难，可缝合伤口后，作持续骨牵引，直到骨折愈合。

对关节附近、关节内骨折、桡尺骨干双骨折而畸形愈合者，多采用手术治疗。

2. 骨折延迟愈合

骨折愈合时间已超过该类骨折正常临床愈合时间1倍以上（一般3个月以上），骨折端尚未连接，骨折处仍有疼痛、压痛、纵轴叩击痛、异常活动现象，X线片显示骨折端所产生的骨痂较少，骨折线不消失，骨折断端无硬化现象，而有轻度脱钙，称为骨折延迟愈合，或称骨折迟缓愈合。

造成骨折延迟愈合的原因多为骨折对位较差，固定不良，骨折部位血运较差，骨折端经常承受有害的应力干扰（如剪切力、扭转力等），以及感染。常见延迟愈合的部位有股骨颈、胫骨中下段、尺骨中下段、肱骨干中下段、腕舟骨骨折等。

延迟愈合者，骨痂仍有继续生长的能力，只要找出发生的原因，采取针对性治疗，一般骨折均可获得愈合。

骨折对位较差者，若预估愈合后对功能影响不大，可继续采用非手术疗法，延长固定时间，直至牢固愈合。固定不良者，伤处经常承受有害的应力干扰，应改善固定方法。如股骨颈骨折后，骨折断端往往存在剪力和旋转力，一般外固定不能控制这两种应力，可采用三翼钉内固定。

腕舟骨骨折，常存在着剪式伤力，而局部血液供给也较差，应做较大范围和较长时间的外固定。过度牵引者，应立即减轻牵引重量，使骨折断端回缩，同时鼓励患者进行肌肉舒缩活动锻炼。如骨折端对位较稳定，可配合纵轴叩击法，即沿骨纵轴方向轻轻叩击，每日数次，可刺激断端并使之紧密接触。感染所致者，应清除死骨或其他异物，保持伤口引流通畅和良好制动，应用抗生素或清热解毒中药，骨折一般均可获得愈合。

骨折延迟愈合的内治法应加强使用养气血、补肝肾、壮筋骨的药物，如仙灵骨葆胶囊、接骨七厘片、八珍汤、生血补髓汤、健步虎潜丸等。

3. 骨折不愈合

骨折已超过所需愈合时间 3 倍以上，骨折断端仍有异常活动，X 线片显示骨折断端互相分离、骨痂稀少、骨折端萎缩光滑、骨折端硬化、密度增高、骨髓腔封闭者，称为骨折不愈合，或称骨不连接。

造成骨折不愈合的原因，多为骨折断端过度牵引而分离，或骨折端有软组织嵌入；开放性骨折清创中过多地去除碎骨片，造成骨缺损；骨折部血供不良或多次粗暴手法整复破坏骨折部血供；手术广泛地破坏骨膜、血供，或内固定不良；骨折处固定不当，经常受到有害应力干扰；感染未能及时控制等，发展结果均可造成骨折不愈合。

骨折不愈合有效的治疗方法为各种方式的植骨术。

（四）开放性骨折的处理

开放性骨折由于伤因以及外力大小和作用方式不同，伤情可有很大差异，但其共同特点是开放性骨折合并软组织开放伤、细菌污染和异物存留，因此，控制感染，使创口顺利愈合并使骨折愈合不受影响，最大限度地保持肢体功能，是处理任何类型开放性骨折的关键所在。

1. 彻底清创

清创的目的，是使开放污染的伤口通过外科手术转变为接近无菌创面，从而为组织修复和骨折治疗创造条件。彻底清创是防止开放性骨折发生感染的最根本措施，应强调尽早进行，不宜拖延。

（1）清创术的时间　任何开放性损伤均应争取尽早进行清创手术，通常伤后 6～8 小时以内，污染的伤口细菌尚未侵入组织深部，是清创术的黄金时间，对于污染不太严重的伤口，可把创口内的异物、坏死组织清除干净，使污染的伤口变为洁净的伤口，随即可进行早期缝合。伤口在 8～24 小时之间仍可进行清创术，而缝合与否应根据伤口污染情况决定。一般创口经 24 小时后都有感染，不适宜清创。但也有部分伤口因能得到严格保护，虽超过 24 小时，而创口仍然清洁者，则可考虑做清创，并试行缝合或延期缝合。

（2）麻醉　对小而表浅的创口，可用局部麻醉，较大伤口可采用神经阻滞麻醉、硬膜外麻醉或全身麻醉。

（3）止血带运用　有人认为，清创时最好不用止血带（大血管破裂时例外），因为运用止血带后，创口缺血无法辨别有血液供应的健康组织和失去血液供应的组织。但也有人主张，清创时可以使用止血带，以减少出血，便于清查污染的组织和异物，对残余的无活力组织可在缝合前放松止血带检查，并彻底切除。

（4）清洗伤肢　在良好的麻醉下，严格按无菌要求，彻底清洗伤肢和创面四周健康组织上的污垢和尘土。刷洗时用的手套、刷子和肥皂水均应行无菌消毒。冲洗可用自来水、生理盐水和 1:1000 苯扎溴铵溶液，并可用乙醚脱去油垢。冲洗液应不流入创面，以防加重污染。刷洗后，将肢体擦干，然后常规消毒，盖无菌单巾，开始清创。

（5）清创程序　要做到彻底清创，必须按一定顺序，由一点开始，逐渐扩大手术范围，由浅入深仔细操作。

1）皮肤：首先根据伤口部位、污染程度和毁损范围，沿肢体纵轴扩大皮肤伤口，以能充分暴露深部伤腔为度。清除已被挫灭失去活力的皮肤，并将不整齐的皮肤边缘切除 1～2mm。但对整齐的伤口（如切割伤），皮肤边缘不必切除，并应注意不可将能存活的皮肤过多地修剪，造成创面缝合的困难，尤其是手指、面部和关节附近的伤口皮肤更要珍惜。

2）深筋膜：沿肢体纵轴切开深筋膜，以防组织肿胀，内压增加时导致组织缺血。肘、腘窝远端有较严重外伤，或在大血管重建术后，筋膜切开术对防止筋膜间隙综合征的发生尤为重要，应常规进行。

3）肌肉：失去活力的肌肉如不彻底清除，极易发生感染。色泽暗红无张力，切时不出血，钳夹不收缩，表示肌肉无生机，应予清除。

4）肌腱：污染严重失去生机的肌腱，应予切除。如为整齐的切割伤，应行一期缝合。因为肌腱断裂后如不缝合，肌肉可因回缩丧失功能，故在处理肌腱时应尽量缝合，以便重建肌肉功能。

5）血管：如果不影响患肢血供，可将血管残端结扎。如为主要血管损伤，应在无张力下行一期缝合。必要时应行自体血管移植。

6）神经：神经断裂应予以吻合，一时无法吻合者，可用黑丝线将断端固定在周围软组织上，以免回缩，亦便于以后修复时寻找。

7）骨折端：一般骨皮质污染深度不会超过 0.5～1mm，松质骨及骨髓腔至多渗透 1cm 左右，因此污染明显的骨折端，用刀片刮除和清洗，即可达到清创要求。骨髓腔内如有污染可用刮匙伸入髓腔 1～2cm 将其刮除。完全游离的小骨片可以清除，大骨片即使与软组织完全分离，在清洗干净后，亦应放回原处，以免发生骨缺损，造成骨不连。

8）异物及组织碎片：创口内的异物、组织碎片、血凝块等，均应彻底清除。清创后，为防止术后血肿，宜彻底止血，并用生理盐水再次清洗创口及其周围 2～3 次，将肉眼看不到的破碎组织残渣清除干净。然后用 1‰苯扎溴铵溶液浸泡创口 3～5 分钟，杀灭残余细菌。若创口污染严重，受伤时间较长，可加用过氧化氢溶液清洗，以减少厌氧菌感染的机会，然后再用生理盐水冲洗。重新更换手术器械、手术衣和手套，在伤口周围再铺一层无菌巾，然后进行骨折内固定，神经、血管、肌腱等的修复手术。

2. 骨折的内固定和外固定

开放性骨折经过彻底清创，周围软组织的血液供应良好时，为减少骨折端移位所致的再度损伤，加速创伤反应消退，在不加重周围软组织损伤的情况下，宜采用适当的内固定，根据骨折情况选用接骨板、髓内针、钢针、螺丝钉内固定。术后仍应加用外固定。

对受伤时间较长、创口污染严重，估计有感染可能者，不宜用内固定，可采用外固定。若骨折断端整复后较稳定，不致发生严重移位者，可用石膏固定。对于不稳定骨折，其创面需要经常换药或观察者，可采用骨牵引固定，待伤口愈合后改用石膏或夹板固定。

3. 创口缝合

创面经过清创，如能及时缝合，一期愈合就能使开放性骨折转化为闭合性骨折，这也是清创术的主要目的。对于伤后 6～8 小时的伤口，清创后绝大多数是可以缝合的。组织损伤和污染严重的伤口，或未能及时清创者，即使进行了较为彻底的清创手术也不应贸然行一期缝合，应清创后作延期缝合。对皮肤有缺损，缝合困难者，可采用减张缝合、植皮或留待二期缝合。

4. 药物治疗

早期合理使用抗生素对防治感染十分重要。如在急诊输液时即输入大量广谱抗生素，清创术时仍持续静脉滴注，可使用药时间比术后用药至少提早 3~5 小时，并能在药物有效控制下清创，以提高抗生素效果。此外，在术前、清创后及第 1 次换药时，均应常规各做一次细菌培养并进行药敏试验，这对观察污染菌株和指导用药均有意义。

（五）古方新用

1. 活血止痛汤（《伤科大成》）

当归 6g，川芎 6g，乳香 6g，苏木 5g，红花 5g，没药 6g，地鳖虫 3g，三七 3g，赤芍 9g，陈皮 5g，落得打 6g，紫荆藤 9g。

制法：日 1 剂，水煎 2 次，取汁约 200ml。

服法：每次 100ml，每日 2 次。

2. 伤科七厘散（《良方集腋》）

血竭 30g，麝香 0.36g，乳香 4.5g，没药 4.5g，红花 4.5g，朱砂 3.6g，儿茶 7.2g。

制法：共研细末。

服法：每次 0.2g，每日 2 次，米酒调服或酒调敷患处。

3. 补肾壮筋汤（《伤科补要》）

熟地黄 12g，当归 12g，牛膝 10g，山萸肉 12g，茯苓 12g，杜仲 10g，白芍 10g，青皮 5g，五加皮 10g。

制法：日 1 剂，水煎 2 次，取汁约 200ml。

服法：每次 100ml，每日 2 次。

（六）中成药治疗

1. 麝香接骨胶囊

适应证：散瘀止痛，续筋接骨。用于跌打损伤，筋伤骨折，瘀血凝结。

服法：一次 5 粒，一日 3 次。

2. 伤科接骨片

适应证：活血化瘀，消肿止痛，舒筋壮骨。用于跌打损伤，瘀血肿痛等症。

服法：成人一次 4 片，10~14 岁儿童 3 片，一日 3 次，温开水或黄酒送服。

3. 接骨七厘片

适应证：活血化瘀，散瘀止痛，续筋接骨。用于跌打损伤，筋伤骨折，瘀血凝结。

服法：一次 3 片，一日 3 次。

4. 沈阳红药片

适应证：活血止痛、祛瘀生新。用于跌打损伤、筋骨肿痛，亦可用于血瘀络阻的风湿麻木。

服法：口服：一次 2 片，一日 2 次，儿童减半。

七、现代研究进展

由于外力的作用破坏了骨的完整性或连续性者，称为骨折。可因直接或间接暴力的外在因素，以及年龄、健康状况等内在因素导致。根据骨折的部位、程度及患者自身状况，目前可分为手术治疗和非手术治疗两个方面。

非手术治疗，以传统手法复位、夹板固定、中药治疗以及康复锻炼为主。林定坤在传承岭南何氏骨伤及上海石氏伤科正骨手法的基础上，提出"筋骨并重"概念[1]。其使用正骨手法结合小夹板固定，并对夹板压垫作出了改良，效果较好。除手法复位外，现代研究发现，中药外治熏洗法可从抑制炎症因子表达及镇痛[2]、消肿及修复骨骼肌损伤[3]、促进骨痂生成及转化[4]、促进骨组织形成因子表达[5]等多个方面发挥作用。

手术治疗在临床中较为常见，也是骨折的主要治疗手段。根据骨折部位的不同，常见的治疗方法有切开复位内固定、克氏针经皮内固定、固定器固定等。随着科学技术的发展，3D打印、超声引导下内固定等技术在骨折手术中也发挥了重大作用[6]。

参 考 文 献

[1] 王海洲，杨冰，祁冀，等. 林定坤采用正骨手法结合小夹板固定治疗桡骨远端骨折经验 [J]. 广州中医药大学学报，2023，40（5）：1256-1259.

[2] 江顺波，陈国珍，郑嘉琦. 消肿止痛膏对四肢骨折后急性肿胀患者疼痛、炎症因子及微循环状态的影响 [J]. 中国中医急症，2020，29（6）：1062-1065.

[3] 王强，胡劲松，李飞跃，等. 消肿散外敷与冰敷对骨骼肌损伤模型大鼠中 MDA 含量和 LDH 活性的影响 [J]. 世界中医药，2020，15（20）：3035-3039.

[4] 曹鹏飞，魏成建，高润子，等. 外敷散对家兔骨折愈合的影响 [J]. 中医药导报，2018，24（19）：14-17.

[5] 向阳，黄琼. 接骨膏外敷给药对家兔骨折愈合过程中 BMP7、CBFA1 mRNA 表达的影响 [J]. 辽宁中医杂志，2017，44（8）：1742-1744.

[6] 胡定祥，郑瑞清，李长辉，等. 3D 打印导航模块在胸腰椎椎弓根螺钉精准置入中的应用价值 [J]. 解剖学报，2023，54（3）：342-347.

第二章 上肢骨折

第一节 锁骨骨折

锁骨古称"锁子骨"、"缺盆骨'，"井栏骨"、"柱骨"。《医宗金鉴·正骨心法要旨》载："锁子骨，经名柱骨。横卧于两肩前缺盆之外，其两端外接肩解。"锁骨细长弯曲，位置表浅，桥架于肩峰与胸骨间，是连接上肢和躯干之间唯一的骨性联系。锁骨有两个弯曲，内侧段向前突，外侧段向后突，呈"S"形。内侧段有胸锁乳突肌附着，外侧段有三角肌和斜方肌附着，中 1/3 下方有臂丛神经和锁骨下血管走行。锁骨骨干细长弯曲位置表浅，易发生骨折，发生率占全身骨折的 5%～10%，居肩带骨骨折首位，各年龄组均可发生，但多见于儿童及青少年。

一、病因病机

间接暴力和直接暴力均可造成锁骨骨折，但多为间接暴力所致。《医宗金鉴·正骨心法要旨·锁子骨》说："击打损伤，或骑马乘车，因取物偏坠于地，断伤此骨。"

1. 损伤机制

间接暴力多见于滑跌时手或肘，或肩部着地，冲击力经肱骨头或肩关节传递至锁骨，转化为弯曲或压缩载荷，并在锁骨中 1/3 处形成应力集中，引起骨折。暴力强大时，可引起粉碎性骨折，向下方移位的碎片有引起锁骨下血管或神经损伤的危险。骨折近端受胸锁乳突肌牵拉，向上移位；远端受三角肌、胸大肌及上肢重量牵拉，向下移位。

直接暴力较少见，可从锁骨前方或上方作用于锁骨，多引起锁骨外 1/3 横行骨折或粉碎性骨折。婴幼儿因骨质柔韧，锁骨骨折多为青枝骨折，容易形成向上成角移位。

2. 骨折类型

（1）按骨折程度分类

1）青枝骨折：见于婴幼儿，折线位于锁骨中 1/3 部，可无明显移位或向上成角。

2）完全骨折：成人或儿童都可发生，骨折位于锁骨中段，以横行骨折、短斜行骨折多见，粉碎性骨折较少见。

（2）按骨折部位分类

1）中 1/3 骨折：最常见，多由间接暴力引起，骨折多为横行或短斜行。

2）外 1/3 骨折：较少见，多由直接暴力引起，骨折多为短斜行。

3）内 1/3 骨折：少见。移位与中 1/3 骨折相似。

3. 骨折特点

（1）再移位倾向力大　骨折远近端分别受胸大肌、胸锁乳突肌牵拉，使骨折整复固定后容易发生再移位。

（2）固定困难　因锁骨较短，且呈"∽"形弯曲，外固定器具很难直接固定骨折断端，不易限制断端移位，容易遗留畸形，但多不影响患肢功能。

二、诊断

1. 临床表现

伤后引起患侧上肢活动痛，疼痛局限于锁骨部或肩关节部，少数患者疼痛可累及上肢和手部。头部多向患侧倾斜，下颌偏向健侧，以松弛胸锁乳突肌的牵拉而减轻疼痛，并且常用健侧手掌托持患肘部，以减轻因上肢重量的牵拉而引起的疼痛。

小儿常不能准确叙述痛点和受伤经过，而易漏诊。每因家长怀抱姿势不当，动其上肢或活动头部而引起啼哭。如触诊锁骨有压痛，即应想到锁骨骨折。

检查：可见局部肿胀，锁骨上、下窝变浅或消失，甚至有皮下瘀斑，骨折处异常隆起，患肩下垂并向前内侧倾斜，骨折处压痛明显。完全骨折者可于皮下摸到移位的骨折端，有异常活动和骨擦感者，患侧上肢外展和上举活动受限。重叠移位者，从肩外侧至前中线的距离不等长，患侧较健侧可短 1～2cm。

合并锁骨下血管损伤时，患侧上肢的尺、桡动脉的搏动减弱或消失，患肢血液循环障碍；合并臂丛神经损伤者，患肢麻木，感觉及反射均减弱或消失。

X 线表现：多数在正位片即可显示骨折。如锁骨骨小梁、骨皮质中断或青枝骨折影；大多数横行骨折，有重叠或成角移位的影像；粉碎性骨折往往有分离移位的影像。根据肩锁、胸锁关节的间隙异常，可以判断有无关节、韧带和附着肌肉的损伤。

2. 诊断要点

（1）青枝骨折

1）儿童肩或肘部有外伤史。

2）患肩拒动，被动活动患肩可诱发疼痛或啼哭。

3）患侧锁骨可扪及局限性压痛或角状突起。

4）X 线摄片可见骨折部位向上成角或一侧皮质断裂。

（2）完全骨折

1）成人或儿童患侧有上肢外伤史。

2）骨折局部隆起畸形。

3）可扪及移位的骨折端，有异常活动和骨擦感。

4）X 线摄片可明确骨折类型及移位情况。

3. 鉴别诊断

锁骨外 1/3 骨折与肩锁关节脱位均有肩外侧肿胀、疼痛，两者须加以鉴别。肩锁关节脱位者用力将锁骨外端向下按之可复位，松手后可隆起。X 线片可见锁骨外端上移，关节间隙变窄。

三、治疗

1. 整复方法

（1）膝顶复位法　患者坐凳上，挺胸抬头，双手叉腰，拇指向前，助手在背后一足蹬于凳缘上，将膝部顶住患者背部正中，双手握其两肩外侧向背后徐徐拔伸，使患者挺胸，肩部后伸，以矫正骨折端重叠移位。术者立于患者前方，以两手拇、食、中指分别捏住骨折近端、远端，用提按手法矫正侧方移位。

（2）外侧牵引复位法　患者坐凳上，一助手立于健侧，双手绕患侧腋下抱住其身，术者以一手握持患侧上肢，提至与肩平，并向后上方拔伸牵引，另一手拇、食、中指捏住骨折端，用捺正手法使之复位，再将患肢徐徐放下，亦可由另一助手向后上方牵引患侧上肢，术者以两手拇、食、中指捺正复位。

（3）仰卧复位法 患者仰卧床上，肩胛区用软枕垫高，助手按住两侧肩部向后压，术者两手拇、食、中指在骨折端进行提按，使之复位。

（4）穿腋法 患者坐凳上，术者立于患侧，以同侧前臂伸入患者腋下，手腕背伸，手的内缘顶住肩胛骨外缘，使肩部后伸，前臂用力上提，同时用胸部顶住患肘而使患肘内收，利用杠杆作用，将骨折远端向外拔伸，以矫正重叠畸形，术者另一手拇指下按向上移位的骨折近端，使之复位。

2. 固定方法

（1）后"∞"字绷带固定 骨折整复后，局部用高低垫、大平垫固定，双侧腋下用大棉垫保护，再用宽绷带从伤肩经上背部绕向对侧腋下至健侧肩前部，并返回背部，绕过伤肢腋下至肩部，如此反复包扎至牢固，然后用宽胶布沿上述径路固定1遍，以增强作用。

（2）双圈固定法 骨折近端用高低垫、大平垫固定后，用两个棉圈套于两肩部，在棉圈的前后方用布带捆扎固定，前方稍松，后方要紧。患侧棉圈的前面要压住骨折近端。双圈的前方用1条布带固定，防止圈滑动；后方用2条布带固定，保持肩背伸。前方的布带拉住患侧圈前面，压紧骨折近端，斜向下止于健侧圈下部。后方的布带尽量靠下方固定，以增强固定力量。

3. 经皮穿针内固定

患者取仰卧位，头旋向健侧。行局部麻醉，常规消毒铺巾。在医学X线电视系统监视下，用两指捏住锁骨内侧段。在锁骨内侧段前面，使钢针穿过皮肤，并由锁骨内侧端骨隆起部穿入骨髓腔，手法整复骨折移位，使钢针穿过外侧段骨髓腔，尽量向外进针，使针前端穿过外侧段后面的皮质骨。针后端形成直角，截除多余段，残端埋入皮下。在锁骨内侧3～4cm区域，其下方有重要神经、血管束，为穿针危险区。在医学X线电视系统监视下，自锁骨内侧端骨隆起处向外穿针能安全避过此危险区。

4. 切开复位内固定

切开复位适应证：①合并血管、神经损伤者；②内侧骨折端移位穿入斜方肌等引起骨折断端间软组织嵌入者；③开放性骨折或多发性骨折；④骨折的严重移位非手术疗法不能改善者，尤其是年轻的妇女；⑤锁骨外侧段Ⅱ型不稳定骨折可选择性手术。

手术在直视下准确对位。用钢板螺钉固定或克氏针固定。

5. 练功活动

骨折复位后即可作手指、腕、肘关节屈伸活动和用力握拳活动，如屈肘挎篮、抓空增力等，以促进气血运行，防止患侧上肢肿胀。中期可作肩部后伸的扩胸运动。后期拆除外固定后，可逐渐作肩关节的各种活动，重点是肩外展和旋转运动。必要时可配合按摩，促进肩关节功能恢复。特别是对老年患者，在骨折固定期间，应鼓励其积极进行功能锻炼，防止并发肩周炎。

6. 预防与调护

1）骨折整复固定后，要经常检查外固定的松紧度。后"∞"字绷带、双圈固定后，如患肢有麻木、疼痛、皮肤苍白或发绀，桡动脉扪不清，则提示固定过紧，应及时松解，调整固定。如外固定松动，应及时加强固定。

2）经外固定的患者，日间可下地适当活动，睡时为仰卧位，两肩胛骨间垫以窄枕使两肩后伸。

3）骨折固定后即嘱病人作握拳、伸屈肘关节、双手叉腰、后伸肩部等活动。

四、特色治疗方法

1. 林如高运用中药治疗骨折经验

药物：当归尾 60g，川芎 30g，三七 30g，苏木 60g，酒大黄 300g，酒续断 90g，骨碎补 90g，醋煅自然铜 150g，泽泻 90g，茯苓 90g，枳壳 60g，桔梗 60g，酒防风 60g，白术 90g，血竭 30g，广木香 60g，五加皮 60g，杜仲 90g，白芷 60g，扁豆 60g，桃仁 60g，川红花 60g。

方法：上药共为细末，炼蜜为丸，每丸 9g，每日早晚各 1 丸，温开水或黄酒送服。

2. 石幼山运用中药治疗骨折经验

药物：当归尾、炙地鳖虫、制乳香、制没药、丹参、骨碎补、落得打、赤芍、王不留行籽、川芎、防风、制锦纹、制南星、小生地黄、桑枝、川续断、桃仁。

方法：上药共为细末，水泛为丸，如绿豆大。日服 6～9g，饭前开水吞服。

3. 刘柏龄运用中药治疗骨折经验

药物：当归 15g，地鳖虫 15g，丹参 15g，苏木 10g，桃仁 15g，泽兰 10g，制没药 10g，制乳香 10g，骨碎补 15g，桑枝 15g，煅自然铜 10g，川续断 20g，延胡索 15g，三七 10g。

方法：日 1 剂，水煎 2 次，取汁约 200ml。每次 100ml，每日 2 次。

五、现代研究进展

近年来，锁骨骨折的患者日益增多，且多见于青少年[1]。临床上治疗锁骨骨折方法很多，但疗效存在显著差异。非手术治疗对一些移位的锁骨骨折并不适用，而传统的克氏针内固定和切开复位钢板内固定，术后常出现肥厚性瘢痕和锁骨上神经损伤。Ahmed 等[2]的一项 Meta 分析表明，对于非手术治疗和手术治疗，患者的骨折愈合率、肩关节功能评分、再手术率及疼痛评分无明显差别，手术患者存在因为要取出内固定的二次手术可能，非手术患者同样存在因为骨折不愈合而二次手术的风险。Song 等[3]的研究表明，锁骨中段骨折的非手术治疗的效果与手术治疗相似，手术治疗适用于有早期功能锻炼及对于功能锻炼有较高需求的人。Lenza 等[4]的研究表明，对于锁骨中段骨折，在综合功能、疼痛及生活质量的结果方面，没有很好的证据表明手术治疗具有明显优势，主要体现在手术仅仅是对于外观有了轻微的改观，而针对一些负面结果，手术及保守治疗无区别，因此治疗方式的选择应该是综合手术及保守治疗的各种不良结果，手术治疗可能出现切口感染及切口裂开、内固定刺激等，保守治疗可能出现明显的骨折畸形愈合、肩关节僵硬等，治疗方式的选择一定是基于患者自身条件，对各种利害仔细权衡的结果。Napora 等[5]的研究表明，对于许多患者，初期选择保守治疗一定是有原因的，而且从治疗效果及并发症的角度来看，结果无明显差别，社会因素要比骨折本身的特点影响更大，对于锁骨骨折的治疗要综合患者的期待值及活动水平进行个体化选择，同时要考虑社会因素。

随着经济的发展和医学技术的进步，治疗的目的趋向于让患者更快地回归社会，术式更加微创化。微创治疗的代表弹性髓内钉的手术时间更短，手术适应证主要是简单的锁骨中段的 1/3 骨折，与钢板比较，其尾部的刺激症状较多。Ricci 等[6]的一项 Meta 分析表明，钢板与弹性髓内钉在治疗锁骨中段骨折的对比，在术后 1 年的时候无明显差别。弹性髓内钉尾帽的使用并没有减轻弹性钉使用的尾部刺激症状，因此建议不使用尾帽，髓内钉的适应证还是为简单的锁骨中段 1/3 骨折[7]。Eickhoff 及 Mukhtar 等[8-9]的研究表明，弹性髓内钉的手术时间更短，而且可以更早地移除内固定，当然弹性钉的术后不良反应也比较多，主要为钉尾的刺激，对于 B 型和 C 型的骨折，建议选用直径更为粗大的弹性钉，以获得更高的愈合率。

展望未来锁骨骨折的治疗将更趋向于个体化，微创化将更好地被广大患者所接受。

参 考 文 献

［1］王健，张德华，毛峰，等. 锁骨骨折治疗的新进展［J］. 生物骨科材料与临床研究，2021，18（4）：83-86，91.

［2］Ahmed A F，Salameh M，AlKhatib N，et al. Open reduction and internal fixation versus nonsurgical treatment in displaced midshaft clavicle fractures：a meta-analysis［J］. Journal of Orthopaedic Trauma，2018，32（7）：e276-e283.

［3］Song M H，Yun Y H，Kang K，et al. Nonoperative versus operative treatment for displaced midshaft clavicle fractures in adolescents：a comparative study［J］. Journal of Pediatric Orthopedics Part B，2019，28（1）：45-50.

［4］Lenza M，Buchbinder R，Johnston R V，et al. Surgical versus conservative interventions for treating fractures of the middle third of the clavicle［J］. The Cochrane Database of Systematic Reviews，2013（6）：CD009363.

［5］Napora J K，Grimberg D C，Childs B R，et al. Results and outcomes after midshaft clavicle fracture：matched pair analysis of operative versus nonoperative management［J］. Orthopedics，2018，41（5）：e689-e694.

［6］Ricci W M. In completely displaced midshaft fractures of the clavicle，plate fixation and elastic stable intramedullary nailing did not differ in function at one year［J］. Journal of Bone and Joint Surgery，2018，100（10）：883.

［7］Frima H，Hulsmans M H J，Houwert R M，et al. End cap versus no end cap in intramedullary nailing for displaced midshaft clavicle fractures：influence on implant-related irritation［J］. European Journal of Trauma and Emergency Surgery，2018，44（1）：119-124.

［8］Eickhoff A，Fischer M，Gebhard F，et al. Complications after intramedullary stabilization of clavicle fractures［J］. Der Unfallchirurg，2018，121（10）：810-816.

［9］Mukhtar I A，Yaghmour K M，Ahmed A F，et al. Flexible intramedullary nailing versus nonoperative treatment for paediatric displaced midshaft clavicle fractures［J］. Journal of Children's Orthopaedics，2018，12（2）：104-110.

第二节　肱骨外科颈骨折

　　肱骨外科颈位于解剖颈下 2～3cm 处，是松质骨与密质骨的交界部位，在结构上是薄弱点，故容易发生骨折。发病率以 20 岁以下的青少年最高，其次是 50 岁以上的老年人。

　　肱骨外科颈附近有大小结节间沟，沟内有肱二头肌长头腱走行。骨折后，如不能恢复结节间沟的平整，将影响肩关节功能。

一、病因病机

　　间接暴力较多，如跌倒时手掌或肘部着地，暴力传导至肱骨外科颈处引起骨折。直接暴力致伤者较少见，如肩外侧受钝器打击或撞击于硬物上所造成的骨折。

1. 损伤机制

　　间接暴力致伤，暴力沿前臂肱骨干传递至外科颈时，可转化为两种载荷，即压缩载荷或弯曲载荷。受伤时，如患肩处于中立位，则主要转化为压缩载荷，引起嵌插骨折；如患肩处于外展或内收位，则主要转化为弯曲载荷，骨折多有成角及一侧皮质挤压嵌插。

2. 骨折类型

（1）无移位骨折　如线形骨折、裂缝骨折，多见于儿童或老人，常由较轻微的暴力引起。嵌插骨折因多无其他移位，亦可视作无移位骨折。

（2）移位骨折

1）外展型骨折：骨折近端内收，远端外展，骨折处外侧皮质嵌插，形成向内成角。如有重叠移位，骨折远端多滑至近端的内侧，可伴有向前成角畸形。

2）内收型骨折：受伤时，患肩处于内收位。骨折近端外展，远端内收，向外成角，多有内侧皮质嵌插而外侧分离。如有重叠移位，骨折远端位于近端的外侧，可出现向前成角。

（3）肱骨外科颈骨折合并肩关节脱位　患肩外展位受伤时，若遭遇十分强大的致伤暴力，外科颈骨折后，残余暴力尚可推挤肱骨头，冲破关节囊而造成肩关节前脱位，肱骨头多位于骨折端的内侧，且关节面向内下。

3. 骨折特点

1）有线形骨折或裂缝骨折。

2）容易嵌插，有助于骨折的稳定和愈合。

3）容易成角，如向内、向外、向前成角。成角移位除影响肱骨的负重力线外，尚可影响结节间沟的平整，进而影响肩关节功能。

二、诊断

1. 临床表现

伤后肩部疼痛，肿胀，患肢不能抬举，上臂内侧、腋下甚至前臂可见瘀斑。大结节下方有明显压痛，肱骨外科颈部有环形压痛和纵向叩击痛。移位骨折可出现畸形、骨擦感和异常活动。合并肩关节脱位者，肩峰下凹陷，腋下可扪及肱骨头，弹性固定不典型，搭肩试验可为阴性。

X 线表现：正位片可显示骨折部位、骨折类型、有无向内或向外的成角，以及侧方移位。穿胸侧位片可显示有无向前或向后的侧方移位及成角。

2. 诊断要点

（1）无移位骨折

1）患者多为儿童或老年人，致伤暴力较轻微。

2）患肩疼痛，活动受限。有肿胀、瘀斑，畸形可不明显，但外科颈处可查得确切压痛。

3）叩击患侧肘部，肱骨外科颈处出现疼痛。

4）握患肘，内旋或外旋上臂，肱骨外科颈处出现疼痛。

5）X 线摄片，外科颈处可见裂缝骨折、线形骨折或嵌插骨折。

（2）移位骨折

1）多见于青壮年，致伤暴力较强大。

2）患肩疼痛较剧，肿胀严重，活动明显受限。

3）骨折处可扪及凹陷或突起，重叠移位者可扪及骨擦感及异常活动。

4）X 线摄片，正位片显示，外展型骨折向内成角，外侧皮质嵌插，内侧皮质分离。或远端重叠于近端内侧。内收型骨折向外成角，内侧皮质嵌插，外侧皮质分离，或者远端重叠于近折端外侧。穿胸侧位片可显示骨折向前成角及有无侧方移位。

3. 鉴别诊断

肱骨外科颈无移位骨折应与肩关节扭、挫伤相鉴别；合并肩关节脱位的外科颈骨折应与单纯肩关节脱位相鉴别。肩部正侧位 X 线摄片可帮助鉴别。

三、治疗

1. 整复方法

（1）外展型骨折　患者取坐位或仰卧位，患肘屈曲 90°，前臂处于中立位。一助手用布单绕过腋窝拉向健肩作固定，另一助手握患肘作顺势牵引。术者双手环抱骨折部，两拇指按于骨折近端的外侧，其余四指置于远端内侧，协同用力，提按折端，此时远端助手在牵引下内收上臂至肘部达胸前，即可复位。

（2）内收型骨折　患者体位及远近端助手位置同外展型骨折。术者双拇指按压骨折部向内侧，其余各指环抱骨折远端使其外展，远端助手在牵引下外展上臂，使其复位。如骨折有向前成角移位，术者双手拇指置骨折远端后侧向前推，其余各指环抱角顶处向后挤按，远端助手在牵引下抬举上臂上举过头顶，使向前成角畸形矫正。

（3）肱骨外科颈骨折合并肩关节脱位　患者仰卧，患肩外展 90°。近端助手用布单绕过腋下拉向健肩作固定，远端助手握持患肢肘部作顺势牵引。术者双拇指按住肩峰，其余四指从患侧腋部的前、后侧伸入腋窝，向外上方顶挤肱骨头。远端助手在牵引下顺、逆时针方向转动上臂，并逐渐内收患肢。至出现入臼声后，术者双手固定骨折部，远端助手沿纵轴方向向近侧端推顶，使骨折嵌插。

2. 固定方法

采用超肩关节小夹板固定。在助手维持牵引下，术者先用绷带包扎上臂，然后依次放置内外侧及前后侧夹板。外展型骨折，内侧板的蘑菇头顶住腋窝部；内收型骨折，蘑菇头置于肱骨内上髁的上部。有向前成角畸形者，在前侧夹板相当于成角处放一平垫。内收型骨折，在外侧夹板相当于成角处放一平垫。先用三条布带将骨干部夹板捆紧，再用长布带穿过前、外、后侧夹板顶部的布带环，作环状结扎，然后将布带绕至健侧腋下，垫上棉垫后打结。夹板固定后，用布带或三角巾将伤肢悬吊于胸前。

3. 推拿手法

无移位骨折，1 周后局部可使用轻手法推拿，如揉法、拿法、分筋、理筋等，2 周后可逐步使用运摇关节的手法。移位骨折 3 周后，调整夹板时可采用轻手法推拿，4～5 周后，逐步使用摇肩、扳肩手法，以促进肩关节功能恢复。

4. 外固定器疗法

双爪固定器复位固定：爪固定器由双爪、固定座、螺旋杆、微调螺母杆、固定螺母组成。双爪角度可通过穿针的方向进行调整，其内有供近折端穿放钢针的针孔和固定螺母。调节杆下端也有供折端穿放钢针的针孔，调节螺旋杆可起到牵引及加压固定的作用。

应用方法：肱骨外科颈骨折及肱骨解剖颈骨折，手法复位成功后，在无菌操作下，于肱骨上段的前外侧和后外侧，朝肱骨头方向各打入 1 枚骨圆针，在肱骨下段外侧与肱骨垂直打入 1 枚骨圆针。调整双爪角度，安装固定器，如骨折端稍有错位，还可进行调整，拧动螺旋杆，至适宜长度为止。针用酒精纱布保护，术后当天即可作肩关节功能锻炼。6 周后拆除外固定。

5. 经皮撬拨复位钢针内固定

Szyazkowitz、Jaberg 等认为闭合整复骨折不稳定，可应用克氏针经皮内固定。Bombart 治疗肱骨上端严重移位骨折、粉碎性骨折或骨骺分离用钢针经皮内固定。Neel 认为此法尤其适于老年人骨折，不能用接骨板等内固定或合并胸部损伤的患者。经皮撬拨复位和内固定适应证：①年轻骨折患者，外科颈骨折成角达 30°，肱骨远端向内移位，或大结节骨折向上移位达 5mm

等手法整复无效者。②手法整复骨折不稳定。③老年患者或多发性损伤，估计患者全身情况不宜作切开复位和内固定手术，但尚能承受操作创伤较轻的经皮手术。

6. 切开复位内固定

适应证：①开放性肱骨上端骨折；②肱骨上端骨折合并血管神经损伤；③有日常生活能力的骨折患者，用手法整复骨折无效，或移位的关节内骨折；④肱骨头骨折，关节面损伤几乎50%，或粉碎性骨折；⑤外科颈骨折骨不连伴疼痛和关节功能障碍；⑥多发性损伤是手术的相对适应证。

手术在直视下准确对位，用钢板螺钉固定或髓内钉固定。

7. 练功活动

早期复位固定后，作抓空增力、上翘下钩、左右摆掌、屈肘挎篮等活动。至中期仍可继续作上述各式动作，但应逐渐加大运动量。骨折愈合，拆除外固定后，作肩肘屈伸、双手托天等活动。但须注意，骨折在2～3周内，外展型应限制肩关节作外展活动，内收型应限制肩部作内收活动。

8. 预防与调护

1）骨折整复固定后，第一周每日检查一次小夹板松紧度，以后每2～3天检查一次，防止夹板压迫腋窝部血管神经和夹板位置移动。

2）仰卧时，患侧上肢下面垫枕，以避免患肩前屈或后伸。

3）复位固定后，即可开始作握拳及腕、肘关节的伸屈活动；2周后，肩部可作轻微的功能锻炼，如耸肩，小幅度外展、内收、前屈肩部等。

四、特色治疗方法

1. 林如高运用中药治疗骨折经验

药物：制乳香60g，制没药60g，血竭180g，煅礞石90g，醋煅自然铜120g，煅虎骨60g，煅狗骨90g，麝香3g，酒炒地鳖虫30g，肉桂15g，煅硼砂150g，三七90g，木香60g，骨碎补90g。

方法：上药共为细末，炼蜜为丸，每丸9g，每日1丸，温开水或黄酒送服。

2. 王子平运用中药治疗骨折经验

药物：当归尾12g，赤芍10g，白芍10g，生地黄15g，红花6g，地鳖虫6g，骨碎补12g，煅自然铜12g，续断12g，落得打10g，乳香6g，没药6g。

方法：日1剂，水煎2次，取汁约200ml。每次100ml，每日2次。

3. 刘柏龄手法复位与夹板固定经验

术者两拇指压住骨折部向内推，其他四指使远端外展，助手在牵引下将上臂外展即可复位。如成角畸形过大，还可继续将上臂上举过头顶；此时术者立于患者前外侧，用两拇指推挤远端，其他四指挤按成角突出处，如有骨擦感，断端相互抵触，则表示成角畸形矫正。在助手维持牵引下，将棉垫3个放于骨折部的周围，短夹板放在内侧，大头垫应放在肱骨内上髁的上部，3块长夹板分别放在上臂前、后、外侧，用3条绑带将夹板捆紧，然后用长布带绕过对侧腋下用棉花垫好打结，保持固定6周。

五、现代研究进展

肱骨外科颈骨折是临床骨科常见骨折类型，肱骨外科颈为松、密质骨相邻部位，位于肱骨干与肱骨大小结节下缘交界处，极易发生骨折[1]。

肱骨外科颈骨折60岁以上的患者约占70%，根据Neer分型，NeerⅠ型大多采用保守治疗，其中两部分、三部分、四部分骨折均需进行手术治疗，但患者术后疼痛剧烈，为术后的康复带来困难。近年葛鸿庆等[2]应用浮针疗法针对肱骨外科颈骨折术后疼痛进行了研究。以电针组作为对比，结果显示浮针疗法有助于肱骨外科颈骨折术后肩关节功能康复，且其疗效优于常规电针疗法。Zingg等[3]针对收治的31例老年性肱骨外科颈骨折患者，采用经皮克氏针固定治疗，达80.6%优良率，认为老年肱骨外科颈骨折采用经皮固定治疗，属于一项有价值的手段，具有康复期短、并发症少等优点。邹义源等[4]对比了Phlios锁定钢板与Multiloc髓内钉Neer二部分肱骨外科颈骨折的治疗，术后进行大于1年时间的随访，采用Phlios钢板组10例和采用Multiloc髓内钉组11例在患者的术中和术后一般指标、目测类比评分、Neer肩关节功能评分及Constant肩关节功能评分等相关观察指标中无明显差异，二者均能在修复肱骨近端骨折中取得良好的疗效，都不失为治疗Neer二部分肱骨外科颈骨折的好方法。董永东等[5]应用正骨手法配合万向锁定板肩外侧小切口治疗老年肱骨外科颈骨折40例，其中NeerⅡ型15例，NeerⅢ型22例，NeerⅣ型3例；所有患者均获得随访，随访时间4~36个月，均于6~12周愈合，按照Neer百分制评定标准评定，优20例，良18例，差2例，优良率为95%，说明正骨手法配合万向锁定板小切口治疗老年肱骨外科颈骨折这种方式值得推广。

肱骨外科颈骨折合并肩关节脱位是一种较严重的损伤，属于肱骨近端骨折Neer分类的Ⅵ型，由于伤后出现骨不连和神经损伤的概率极高，目前多采取一期手术内固定或是肱骨头置换，郑晓勇等[6]对此两种方法进行了回顾性的分析，随机选取39例肱骨外科颈骨折合并肩关节脱位的患者，其中行关节置换者9例，切开复位内固定30例。结果显示本组患者切开复位内固定组与一期行肱骨头置换组比较，肩关节功能评分及并发症方面差异均无统计学意义，而且均取得了比较满意的疗效。郑晓勇认为，只要适应证选择合适，切开复位内固定和一期行肱骨头置换均可获得满意的疗效，其综合文献报道，年龄可能是适应证选择的主要参考标准，但不是唯一标准，具体的适应证选择有待进一步的研究证实。

参 考 文 献

[1] 齐志远. 探讨中西医结合治疗肱骨外科颈骨折的临床疗效分析 [J]. 世界最新医学信息文摘（电子版），2014，14（9）：154，152.

[2] 葛鸿庆，白有翼，唐彬彬，等. 浮针疗法促进肱骨外科颈骨折患者术后功能康复：随机对照研究 [J]. 中国针灸，2019，39（5）：473-476.

[3] Zingg W，Pittet D. Central-line bundles need a multimodal implementation strategy [J]. The Lancet Infectious Diseases，2016，16（6）：631-632.

[4] 邹义源，向明，陈杭，等. Neer二部分肱骨外科颈骨折微创治疗：Phlios钢板与Multiloc髓内钉对比 [J]. 中国组织工程研究，2018，22（19）：2981-2987.

[5] 董永东，韩振学，魏志腾，等. 正骨手法配合万向锁定板肩外侧小切口治疗老年肱骨外科颈骨折40例 [J]. 中国矫形外科杂志，2017，25（8）：763-765.

[6] 郑晓勇，任昕宇，赵东升，等. 肱骨外科颈骨折合并肩关节脱位的手术治疗 [J]. 中国矫形外科杂志，2013，21（24）：2471-2474.

第三节　肱骨干骨折

肱骨古称臑骨或胳膊骨。肱骨干骨折是指肱骨外科颈下至肱骨髁上 2cm 之间的骨折。骨折好发于肱骨干的中段,下段次之,上段较少,30 岁以下成年人较多见。

肱骨干上部粗,中 1/3 细,下 1/3 扁平。肱骨干中段后侧有桡神经紧贴骨干走行,故中下 1/3 骨折易合并桡神经损伤。肱骨干前侧有肱二头肌、肱肌、喙肱肌,后侧有肱三头肌。骨干上 1/3 的外侧有三角肌抵止,三角肌的牵拉常造成骨折端向外上方移位。营养动脉自中段进入肱骨内,故中下段骨折常因营养动脉受损伤而影响骨折愈合。

一、病因病机

1. 病因

(1) 直接暴力　如打击伤、挤压伤等,常造成中上部骨折,多为横行骨折或粉碎性骨折,有时发生多段骨折或开放性骨折。

(2) 传达暴力　跌倒时手或肘部触地,外力传递至肱骨而致骨折。骨折多位于肱骨干中下 1/3,骨折线呈斜行或螺旋形。

(3) 扭转暴力　投掷手榴弹或掰手腕时用力不当,肌肉强烈收缩,使肱骨干受到扭转载荷而发生骨折,常为螺旋形骨折,多位于肱骨干中下 1/3 交界处。

2. 损伤机制

传达暴力致伤,外力经尺骨鹰嘴传递至肱骨滑车,形成偏离肱骨中轴的偏心载荷,与躯干向前或向后倾倒的应力构成扭转载荷,在肱骨干下 1/3 的扁平部形成应力集中,引起斜行骨折或螺旋形骨折。

3. 骨折类型

(1) 上 1/3 骨折　骨折线在三角肌止点以上。远端受三角肌牵拉向外上方移位,近端向前内侧移位。

(2) 中 1/3 骨折　骨折线在三角肌止点以下。近端受三角肌和肱肌牵拉,向外、向前移位,远端向内上方移位。

(3) 下 1/3 骨折　多为长斜行骨折或螺旋形骨折。因患肢前臂多靠在胸前,可引起远端内旋移位。中、下 1/3 骨折易形成粉碎性骨折。

4. 骨折特点

1) 中 1/3 骨折容易发生桡神经损伤,整复固定时应注意预防。

2) 中、下 1/3 骨折容易形成断端分离,尤其是横行骨折、粉碎性骨折时。

3) 中、下 1/3 骨折容易发生愈合障碍,因断端分离或滋养血管受损而引起。

二、诊断

1. 临床表现

肱骨干骨折,局部多有明显的肿胀、疼痛和功能障碍。绝大多数骨折有移位,患侧上臂出现短缩或成角畸形,触之有异常活动及骨擦音。检查时应注意有无桡神经损伤的表现。

X 线表现:显示骨折部位及断端移位情况。

2. 诊断要点

（1）骨折

1）有明显的短缩或成角畸形，有骨擦音、异常活动等骨折体征。

2）X线摄片，上1/3骨折，近折段向内上方移位，远折段向外上方移位；中1/3骨折，近折段向外上方移位，远折段向内上方移位。

（2）桡神经损伤

1）手背第1～2掌骨间皮肤感觉丧失。

2）腕下垂畸形。

3）拇指背伸力丧失及伸掌指关节功能障碍。

（3）断端分离

1）骨传导音消失。

2）X线摄片可证实。

3. 鉴别诊断

本病应注意与骨囊肿、骨纤维异常增殖症所致的病理性骨折鉴别。

三、治疗

1. 整复方法

（1）上1/3骨折　患者取坐位或仰卧位。近端助手用布带绕过患侧腋窝向上牵引，远端助手握患侧前臂及肘部，在中立位行对抗牵引，纠正重叠移位。术者双手拇指置于骨折远断端外侧，其余四指置近端内侧，对向用力，拇指按远折端向内、四指提近折段向外，以矫正侧方移位。

（2）中1/3骨折　患者体位及助手牵引部位同上1/3骨折。骨折远、近端助手持续牵引1～2分钟，矫正短缩移位。术者双手拇指置于骨折近端外侧，其余四指置于骨折远端内侧，对向用力，拇指按近折段向内，其余四指提远折段向外，使侧方移位得以矫正。

（3）下1/3骨折　多为斜行骨折或螺旋形骨折，整复时，助手微用力牵引，矫正过多的重叠移位及成角畸形。术者双手分别置于骨折部位的前后侧或内外侧，十指交叉，双手掌用力合挤，矫正残余成角移位，并使骨折面紧密接触。

2. 固定方法

（1）固定范围　肱骨干上1/3骨折用超肩关节夹板固定，前、后、外侧夹板超肩关节，用宽胶布将前后侧夹板拉紧固定后，再将外侧板固定于胶布上。中1/3骨折用局部夹板固定。下1/3骨折用超肘关节夹板固定，内、外、后侧夹板超肘关节，用宽胶布将内外侧夹板拉紧固定后，再将后侧板固定于胶布上。固定后肘关节屈曲90°，前臂用中立位托板悬吊于胸前。

（2）纸压垫放置　根据原始移位及成角方向而定。有侧方移位者，采用两点对挤法放置固定垫，即将平垫分别放置于骨折远、近折端的移位侧。有成角移位者，采用三点挤压法放置固定垫，即角顶处放一平垫，对侧夹板的远近端各放一平垫。

（3）小夹板加外展架固定　外展架能将伤肢支撑于肩关节外展90°、肘关节屈曲90°的位置，消除骨折远端肢体重力的牵拉，避免断端间发生分离。骨折整复、小夹板固定后，将外展架放在患侧，用绷带固定于胸廓侧方，再将伤肢置于外展架上，绷带固定肩、肘、腕关节于功能位置。如果骨折端向内成角，外展架要适当内收位放置。固定后即刻作握拳、上臂肌肉舒缩活动。

（4）弹力带加小夹板固定　骨折经手法复位，小夹板固定后，将肘关节置90°屈曲位，再沿肱骨纵轴方向安放弹力带圈，上压肩峰端，下压鹰嘴部，使分离的两骨折端产生对向挤压；

固定期间，调节弹力带的张力，可使骨折间隙缩小到最低限度，使分离的骨折端紧密接触或互相嵌插，为骨折早日愈合创造条件。

3. 推拿手法

肱骨干上 1/3 骨折或下 1/3 骨折，小夹板超关节固定，容易出现固定部位关节功能障碍。在解除夹板固定后，可采用掖法、扳法、揉法、拿法、分筋手法等舒筋活络，并配合摇法、板法，滑利关节，促进功能恢复。

4. 牵引疗法

（1）骨牵引　伴有严重创伤、胸腹部损伤或颅脑外伤，需要卧床治疗或肱骨上段不稳定骨折，都可采用尺骨鹰嘴牵引，以矫正重叠、旋转和成角移位，待 3～4 周后，如全身情况稳定，可改用肩人字石膏固定。

（2）皮牵引　适用于小儿肱骨干骨折，经手法复位难以取得良好效果者。

5. 经皮穿针内固定

其适应证为斜行、螺旋形、蝶形等不稳定骨折以及多段骨折手法整复失败者。臂丛神经阻滞麻醉，整个操作在带影像 X 线检查床上进行。常规消毒铺巾，术者穿手术衣。对肱骨中、上段骨折可经折端穿针固定或经大结节穿针固定。对肱骨下段骨折可经鹰嘴窝穿针固定或经骨折端穿针固定。固定后，可将针尾 0.5cm 处弯曲成 90° 埋于皮下。无菌包扎后，外附小夹板固定，屈肘于功能位。颈腕带悬吊。

6. 切开复位内固定

适应证：①闭合性骨折，因骨折端嵌入软组织，或手法复位达不到功能复位的要求，或肱骨有多段骨折者；②开放性骨折，伤后时间在 8 小时以内，经过彻底清创术，保证不会发生感染者；③同一肢体有多处骨折和关节损伤者，如合并肩关节或肘关节脱位，或同侧前臂骨折者；④肱骨骨折合并血管损伤或桡神经损伤，需手术探查处理者。手术在直视下准确对位。用钢板螺钉固定或髓内钉固定。

7. 练功活动

（1）早期（纤维骨痂连接期）　患肢上臂肌肉用力作主动收缩活动，名易筋功（即伸屈两组肌肉同时收缩和放松，肩肘关节不动），以加强两骨折端在纵轴上的挤压力。此外还应作抓空增力、五指起落、上翘下钩、旋肘扭腕、拧拳反掌等术式。忌作上臂任何旋转活动，以免骨折发生移位。

（2）中期（纤维骨痂连接至临床愈合）　除继续进行早期的功能锻炼外逐渐作肩肘关节活动，名活节功，如提肩屈肘、屈肘旋肩、双手托天、屈肘挎篮等。以不使骨折处感到疼痛为度，以免"惊动损处"。

（3）后期（临床愈合后）　继续早、中期的功能锻炼，加作举臂摆肩、壮士背剑、大云手，此法可使肩、肘、腰、腿、颈部均得到锻炼。另可作壮骨功：即患者站于桌旁，屈肘，将患肢肘部（或前臂近段）顶于桌上，沿上臂纵轴轻轻顶触，用力程度以不使骨折处产生疼痛为度，产生两骨折端纵轴加压，有促进骨痂生长的作用。

8. 预防与调护

1）骨折固定后，鼓励病人用力握拳，促进前臂肿胀消退。3 周后，可在用力握拳下做肘关节的主动伸屈锻炼。

2）骨折整复后 3 周内，隔日检查骨传导 1 次，如发现有分离移位，可用触顶手法使断端紧密接触，并用宽胶布围绕肩部及肘部作环状固定，以防断端再分离。以后每周检查骨传导 1 次，至临床愈合时止。

3）桡神经损伤，可观察 2～3 个月，观察期间应进行积极治疗，如推拿、熏洗、直流电刺激等，无恢复迹象者，可行神经探查术。

4）陈旧性骨折，虽有重叠愈合而无过大的成角、旋转畸形，不需再处理。

四、特色治疗方法

刘柏龄教授运用中药治疗骨折经验

药物：煅自然铜 10g，川续断 20g，延胡索 15g，红花 20g，三七 10g，紫荆皮 15g，刘寄奴 15g，苏木 10g，桃仁 15g，泽兰 10g，制没药 10g，制乳香 10g，骨碎补 15g，甘草 10g。

方法：日 1 剂，水煎 2 次，取汁约 200ml。每次 100ml，每日 2 次。

中药熏洗方：

药物：红花 20g，伸筋草 30g，透骨草 30g，桂枝 20g，桑枝 20g，刘寄奴 20g，牛膝 20g。

方法：以上药物熏蒸，30 分钟 1 次，每日 2 次。然后将中药渣制作成药垫（20cm×20 cm），蘸取中药药液对骨折部位进行擦洗，30 分钟 1 次，每日 2 次，持续 1 个月。

手法复位：患者取坐位，一助手用布带通过腋窝向上，另一助手握持前臂在中立位向下沿上臂纵轴对抗拔伸，术者两拇指抵住骨折远端外侧，其余四指环抱近端内侧，将近端托起向外，使断端向外成角，继之拇指由外推远端向内而复位。复位后于骨折近端之前、外侧各置一棉纱平垫，骨折远端后内侧亦置一棉纱平垫，用肱骨干超肩夹板固定，固定后肘关节屈曲 90°，以木托板将前臂置于中立位，患肢悬吊在胸前。

五、现代研究进展

肱骨干骨折是临床上常见的长管状骨骨折，约占全身骨折的 1.3%。治疗方法主要分为手术治疗和保守治疗。

Swellengrebel 等[1] 对 75 例采用非手术治疗的肱骨干远端骨折患者进行了随访，接受功能性支具固定治疗的 51 例患者获得了平均 7 个月的随访，接受肘上石膏固定治疗的 24 例患者获得了平均 4 个月的随访；结果发现所有患者骨折均愈合，肘关节屈曲度功能性支具组平均为 130°、石膏组平均为 127°，肘关节内翻角支具组平均为 9°、石膏组平均为 7°；认为这两种非手术方法治疗成人肱骨干骨折都是有效的。

肱骨干骨折的手术治疗，近年来主要的术式有髓内钉内固定和切开复位钢板内固定，以及近几年发展起来的微创钢板内固定技术等。不少学者对这些术式进行了对比性临床研究。李丹等[2] 对髓内钉与钢板治疗肱骨干骨折的疗效及安全性进行了比较。这两种术式各有其优势。髓内钉固定，创口小，对于闭合性肱骨干骨折不用骨折处进行广泛切开剥离骨膜，对骨折处局部的血运破坏小。但不论是顺行髓内钉固定还是逆行髓内钉固定，在理论上都可能会影响术后的关节功能，并且髓内钉为相对坚强固定，骨折部微动，易造成骨不连。传统的切开钢板内固定，则需要广泛切开剥离骨膜，可能增加感染的风险，但是钢板内固定为可视下复位且固定后力学稳定性更强，患者可更早进行功能锻炼。李丹等的研究结果显示，在术后功能评价方面，钢板组优于髓内钉组，延迟愈合率方面，钢板组 17 例中 3 例延迟愈合，髓内钉组 25 例中出现 10 例。但在术后并发症方面，数据显示髓内钉组无桡神经损伤，无感染。钢板组桡神经一过性损伤 1 例，感染 1 例。两组均无骨不连及内固定失效发生。王晓旭等[3] 也对两种术式治疗肱骨干骨折的疗效进行了系统评价，认为髓内钉固定组骨折愈合时间不长于钢板内固定组，并且在手术时间和术中出血量方面均少于钢板组。当肱骨干骨折位于肱骨中下 1/3 时，多伴有桡神经损伤。冯锁立[4]对比了锁定加压钢板（LCP）与弹性髓内钉（ESIN）内固定术治疗桡神经损伤的治疗效果，对比结果显示弹性髓内钉组患者的肩关节功能及桡神经损伤的恢复情况均优于锁定加压钢板组。综上所述，治疗新鲜的肱骨干骨折时，与髓内钉组相比，锁定加压钢板组具有更高的总体优良率及较低的延迟愈合率。当肱骨干骨折合并桡神经损伤时，弹性髓内钉内固定相对锁定加压钢板更具有优势。

近年来发展的微创钢板内固定术（MIPO）创伤小，术后并发症少，但术中复位难度大。王伟等[5]对微创组内固定术与传统手术治疗成人肱骨骨折进行了 Meta 分析，结果显示，MIPO 技术能降低医源性神经损伤的发生率，而在骨折愈合率、感染等方面无明显差异。李朋等[6]临床研究显示微创经皮钢板内固定术（MIPPO）结合锁定加压钢板治疗肱骨干骨折也能取得满意的临床疗效，可作为治疗肱骨骨折的理想选择。王贤等[7]回顾性分析采用微创螺旋钢板内固定技术治疗的 16 例肱骨干近段骨折患者临床资料，分析结果显示微创螺旋钢板内固定技术可以获得临床满意疗效，也是一种安全有效的肱骨微创内固定技术，尤其适用于肱骨干近段骨折。

肱骨干骨折术后发生萎缩性骨不连仍是目前临床治疗中的一个难题，吴敏等[8]采用锁定加压钢板联合皮质外骨桥技术治疗肱骨干骨折术后萎缩性骨不连，结果显示既能够增加骨断端稳定性，又能实现良好的成骨和重建作用，促进骨折愈合。但是此方式未与传统手术方式对照，以证实是否能显著提高愈合率及缩短愈合时间，亦有待临床进一步比较研究。

对于肱骨干骨折手术治疗和非手术治疗的选择，近年来一直饱受争议。李亚伟等[9]对此两种治疗方法的各项结局指标和并发症进行荟萃分析，其中包括 2218 例患者，其中手术组 1278 例，非手术组 940 例。得出结论，认为非手术治疗骨不连的发生率更高，但手术治疗后出现继发性桡神经损伤者明显增多。张伯松等[10]也对比了两者的临床疗效，选取了具有完整随访资料的患者 252 例，根据治疗方法的不同将患者分为保守治疗组和手术内固定组，其中保守治疗组 76 例使用石膏或小夹板固定骨折，手术内固定组 176 例使用切开复位钢板或髓内针固定骨折。对比发现，保守治疗组中部分病例为骨折粉碎严重、无法行有效内固定的患者，经保守治疗也获得良好疗效，说明即使是严重的粉碎性骨折，采用石膏或夹板固定仍是一种简单、有效的治疗方法。结果显示肱骨干骨折保守治疗与手术治疗的疗效相当，但并发症少。两位学者都得出了保守治疗和手术治疗的疗效并没有大的差别。相对于手术治疗保守治疗肱骨干骨折最接近骨折的自然愈合过程，对骨折愈合的人为干扰最小，最有利于骨折的愈合，并且如若考虑到经济与美观等其他因素，保守治疗优势明显，故推荐保守治疗作为治疗肱骨干骨折的首选方法。

参 考 文 献

[1] Swellengrebel H J, Saper D, Yi P, et al. Nonoperative treatment of closed extra-articular distal humeral shaft fractures in adults: a comparison of functional bracing and above-elbow casting [J]. Am J Orthop (Belle Mead NJ), 2018, 47 (5).

[2] 李丹，王刚，谷贵山，等. 髓内钉与钢板治疗肱骨干骨折患者的疗效及安全性比较 [J]. 吉林大学学报（医学版），2011, 37 (2): 342-344.

[3] 王晓旭，刘珏. 钢板内固定和髓内钉固定治疗肱骨干骨折的系统评价 [J]. 中国矫形外科杂志，2011, 19 (12): 974-977.

[4] 冯锁立. 两组方法治疗肱骨干骨折合并桡神经损伤疗效比较 [J]. 重庆医学，2016, 45 (18): 2558-2561.

[5] 王伟，陈永佳，沈磊，等. 微创钢板内固定与传统手术治疗成人肱骨干骨折的系统评价 [J]. 中国组织工程研究，2018, 22 (35): 5715-5723.

[6] 李朋，杜传林，杨广友，等. MIPPO 技术结合锁定加压钢板治疗肱骨干骨折的临床疗效分析 [J]. 解放军医学杂志，2016，41（12）：1037-1040.

[7] 王贤，尹东，梁斌，等. 螺旋钢板微创内固定治疗肱骨干近段骨折的临床疗效 [J]. 中国修复重建外科杂志，2016，30（7）：799-803.

[8] 吴敏，官建中，肖玉周，等. 钢板联合皮质外骨桥技术治疗肱骨干骨折术后萎缩性骨不连 [J]. 中国修复重建外科杂志，2017，31（1）：1-4.

[9] 李亚伟，杨求勇，张静，等. 肱骨干骨折手术与非手术治疗的荟萃分析 [J]. 中国矫形外科杂志，2021，29（16）：1481-1486.

[10] 张伯松，李文毅，刘兴华，等. 肱骨干骨折手术与非手术治疗的比较 [J]. 北京大学学报（医学版），2017，49（5）：851-854.

第四节 肱骨髁上骨折

肱骨髁上骨折，又名臑骨下端骨折，好发于 10 岁以下儿童，5～8 岁尤为多见。

肱骨髁上部是密质骨和松质骨交界处，前有冠状窝，后有鹰嘴窝，该处仅为一层极薄的骨片，是结构上的薄弱点。肱骨内、外两髁稍前屈，与肱骨纵轴形成 30°～50°前倾角，影响力的传递，容易形成应力集中而诱发骨折。前臂伸直，完全旋后时，前臂与上臂纵轴形成 10°～15°外翻的携带角。骨折后，携带角改变，可形成肘内翻或外翻畸形。

一、病因病机

1.病因

本病多为间接暴力所致，如攀高跌下或奔跑滑跌所引起的骨折。受伤时，因肘关节的体位不同，可造成不同类型的髁上骨折。

2.损伤机制

滑跌时上肢伸出，手部着地，肘关节多处于伸直位或半伸直位。地面的反作用力与身体的重力在肱骨髁上处形成弯曲载荷，引起骨折。地面的反作用力推肱骨髁向后方，身体的重力推肱骨干向前方，形成伸直型骨折，占髁上骨折的 90%以上。因由前臂传递至肘部的暴力多沿尺骨释放，故骨折远端容易偏向尺侧，反之，则偏向桡侧。伸直型骨折的近段移位严重时，可损伤肘窝的血管或神经。

跌倒时如肘部着地，肘关节处于屈曲位，暴力经鹰嘴向上传递，于前倾角处形成弯曲载荷，引起骨折，并推骨折远端向前方，身体的重力推骨折近段向后，形成屈曲型骨折。

3.骨折类型

（1）无移位型 发生于致伤暴力较轻微时。骨折后，因无残余暴力，故无明显移位，如裂缝骨折、线形骨折。有时，这型骨折可使前倾角增大或减小。

（2）伸直型 骨折线多由前下方斜向后上方，骨折远端移向后上方，骨折近段移向前下方。根据有无尺、桡侧方移位，又可分为尺偏型或桡偏型。

1）尺偏型：骨折远端向尺侧移位，此型占多数。尺侧骨质多有嵌压塌陷，不稳定，复位后骨折远端容易向尺侧再移位。即使达到解剖对位，也因骨骺受损而影响内髁发育，故此型骨折肘内翻的发生率最高。

2）桡偏型：骨折远端向桡侧移位，此型较少，桡侧骨质多因挤压而塌陷，整复时，不必强求解剖对位，一般不会产生严重的肘外翻。如矫正过度，反而有引起肘内翻的可能。

（3）屈曲型　骨折线多由后下方斜向前上方，骨折远端向前上方移位，骨折近端向后下方移位。

4. 骨折特点

1）有无移位型骨折，应防止漏诊。

2）骨折远端容易向尺侧移位，若不彻底矫正，容易产生肘内翻畸形。

二、诊断

1. 临床表现

患者多为儿童，外伤后肘部肿胀，疼痛，功能障碍。肿胀严重者皮肤发亮或有水疱形成，并可出现皮下瘀血瘀斑。无移位骨折在肱骨髁上处有环形压痛。伸直型骨折肘关节呈半屈曲位，肘部向后突出如靴状畸形，在肘窝可扪及突出的骨折近端。

肘关节正、侧位 X 线片可显示骨折类型及移位情况。

另外，还应该检查桡动脉的搏动，腕和手的感觉、活动、皮肤温度及颜色，以便确定是否合并血管或神经损伤。

2. 诊断要点

（1）无移位骨折　儿童有肘部外伤史；肘部疼痛，关节活动障碍；肱骨内外上髁处及肘关节后方压痛；X 线摄片：肘关节正位片可见髁上部线状裂纹或一侧骨皮质皱褶，侧位像可见前倾角增大或变小。

（2）移位骨折　儿童有肘部外伤史；肘部疼痛较剧，关节肿胀及功能障碍严重；肱骨髁上部可查得异常活动和骨擦音；伸直型骨折肘部呈靴状畸形，但肘三角正常。X 线摄片：伸直型骨折远端向后上方及尺侧或桡侧移位，有时伴有远端向前旋转移位；屈曲型骨折远端向前上方及尺侧或桡侧移位。

（3）并发症及后遗症的诊断

1）肱动脉损伤：伤肢剧痛、麻木；手部皮肤苍白、发凉；桡动脉搏动减弱或消失。

2）正中神经损伤：桡侧 3 个半手指皮肤的感觉减退或消失；拇指对掌肌力减弱或消失。

3）肘内翻：肘部外旋畸形。X 线摄片测量，携带角小于 10°。

3. 鉴别诊断

无移位骨折应与肘关节扭、挫伤相鉴别；移位骨折须与肘关节后脱位、肱骨远端全骺分离相鉴别。

三、治疗

1. 整复方法

（1）伸直型骨折

1）牵引：患肘半伸直，前臂旋后位。近端助手握持上臂上部，远端助手握持腕部，作对抗牵引，矫正旋转移位。

2）挤按：矫正骨折远端的尺侧或桡侧侧方移位。松弛位下进行。术者双手分别置于骨折远近端，对向挤按，矫正侧方移位。

3）推顶屈肘：矫正重叠及掌背侧侧方移位。术者双拇指推骨折远端向前，其余四指环抱近端向后按压，远端助手持续牵引下屈肘至 90°位，以矫正掌背侧的侧方移位。

（2）屈曲型骨折

1）牵引：肘关节屈曲位牵引。牵引部位同伸直型骨折。

2）挤按：矫正侧方移位。术者双手分别挤近端，按远端，矫正尺侧或桡侧的侧方移位。尺侧的侧方移位必须彻底矫正，并形成少许桡侧移位最佳。对桡侧的侧方移位，不必完全矫正。这样，有利于预防肘内翻。

3）推挤伸肘：术者双手拇指推骨折近端向前，双手四指环抱骨折远端向后挤压，远端助手牵引下配合伸直肘关节，以矫正重叠及前后侧方移位。

2. 固定方法

（1）固定位置　伸直型骨折固定于屈肘 90°位。屈曲型骨折固定于伸肘位，1 周后改为功能位固定。

（2）固定时间　固定 2～3 周。

（3）固定要点

1）压垫：伸直型骨折，梯形垫置于肘后，平垫分别置于远近端的尺、桡侧，矫正远端向尺侧的残余移位。

2）夹板：尺、桡侧板，后侧板超肘关节，固定完毕后，以胶布将 3 块夹板拉紧，并用绷带将肘部作"8"字固定。

3）小夹板固定后，患肢用三角巾悬吊于胸前。

3. 推拿手法

肱骨髁上移位骨折，解除小夹板外固定后，如有肘关节功能障碍者，可采用拿法、揉法、分筋、理筋、摇肘、扳肘等手法治疗。

4. 牵引疗法

对新鲜的有严重移位的骨折，因肿胀严重、疼痛剧烈或合并有血管、神经损伤，不宜立即进行手法整复者；或经临时固定，抬高患肢等治疗后，局部情况仍不宜施行手法复位者；或低位不稳定的肱骨髁上骨折，经手法复位失败者；或陈旧性骨折畸形愈合，经手法折骨术后，不宜立即进行复位者，均为牵引的适应证。

（1）尺骨鹰嘴牵引　由助手维持肘关节略小于 90°位置，将肩关节前屈 90°，前臂与床面平行，消毒皮肤并铺巾，从内侧向外侧打入克氏针，行患肢尺骨鹰嘴持续牵引。2～3 天时肿胀可大部分消退，作 X 线检查，若骨折复位即可行小夹板外固定或上肢石膏外展架固定。

（2）巾钳牵引　适用于幼儿（3～5 岁）的肱骨髁上骨折，即用大号布巾钳咬住尺骨鹰嘴部进行牵引。在牵引 3～5 天肿胀消退后，拍 X 线片，如对位良好，可用小夹板固定；如对位欠佳，应行手法整复，再用小夹板外固定。

（3）伸直皮牵引　是一种安全有效的方法，适用于远侧骨折片小、整复后不易固定的不稳定骨折，以及肿胀较轻、手法复位失败者，将胶布固定于前臂伸直位，在轴心线正常下牵引，牵引重量 1～2kg，保证血液供应。一般牵引 6～10 天，待骨折发生纤维粘连后，可改用小夹板或石膏继续固定 2～3 周。

5. 经皮穿针内固定

适应证为尺偏型或桡偏型不稳定骨折；禁忌证为合并血管神经损伤者，以及肿胀严重，有前臂高压症者。手术操作在带影像 X 线监视下进行，常规无菌操作。

6. 切开复位内固定

适应证：①手法复位失败者；②软组织损伤严重的开放性骨折者；③同侧肢体有多发性损伤者；④对位不良的陈旧性骨折，手法已不能整复者；⑤骨缺损或伴有血管、神经损伤者及骨折延迟愈合或不愈合者。

手术在直视下准确对位。用钢板螺钉固定。

7. 练功活动

肱骨髁上骨折一经整复与小夹板固定，即可进行功能锻炼。早期做易筋功，即在肘、肩关节不活动的情况下，作上臂、前臂肌肉舒张、收缩活动。此外，加作活动手指的"抓空增力"、"五指起落"，腕关节的"上翘下钩"、"左右摆掌"及耸肩运动，在7～10天内不做肘关节的伸屈活动。中期（2周后）做上述各种练功术式，但需逐步加大运动量。此外，再加做肘关节的伸屈活动和前臂的旋转活动。如为上臂超肘夹板固定，可截除前后夹板的肘关节以下部分，便于练功。须注意，屈曲型骨折肘关节不能做过度屈曲活动，伸展型骨折不能做肘关节过度伸展活动，防止骨折端承受不利的活动力。后期骨折愈合后，拆除夹板，除做上述各练功术式外，再加做"肩肘屈伸"、"双手托天"、"举臂摸肩"、"壮士背剑"、"大云手"及"反转手"等练功术式。三期功能锻炼均须循序渐进，不可强力为之，活动时以骨折处不产生疼痛为度。

8. 预防与调护

1）骨折整复固定后，应密切观察患肢血液循环情况。注意观察患手肿胀情况，有无疼痛及麻胀感，皮肤颜色及温度变化等。若有血液循环障碍，应针对原因进行处理并及时调整夹板固定松紧度。

2）固定后，即可开始患手握拳及腕关节屈伸的功能锻炼。2周后，可去掉"8"字绷带，保留小夹板，患肘可行小范围的主动屈伸锻炼。

四、特色治疗方法

1. 施维智运用中药治疗骨折经验

药物：当归9g，川芎4.5g，川续断9g，鸡血藤9g，陈皮4.5g，桑枝15g，赤芍6g，红花4.5g，松节9g，枳壳4.5g，伸筋草4.5g，接骨木9g，骨碎补4.5g。

方法：日1剂，水煎2次，取汁约200ml。每次100ml，每日2次。

2. 刘柏龄运用中药治疗骨折经验

药物：姜黄15g，三七10g，当归15g，地鳖虫15g，丹参15g，苏木10g，桃仁15g，泽兰10g，制没药10g，制乳香10g，骨碎补15g，煅自然铜10g，川续断20g，延胡索15g，甘草10g。

方法：日1剂，水煎2次，取汁约200ml。每次100ml，每日2次。

3. 孟宪杰传统手法复位

先顺势对抗牵引缓缓用力进行牵引，术者双手合抱骨折端，先用双手跟部合掌挤压，纠正侧方移位，牵引远端助手一定要把前臂置于旋前位进行牵引。术者双手拇指推骨折远端向前，余指环抱骨折近端向后拉，远端助手缓缓屈曲肘关节，透视下骨折达解剖复位，用超肘夹板将肘关节固定于屈曲60°位，并于远端内侧及近端外侧加塔形垫。整复固定后手指血液循环活动良好，嘱其加强手指屈伸功能锻炼，及时调整夹板松紧度，1周后复查。

五、现代研究进展

肱骨髁上骨折多见于儿童，5～13岁的儿童由于鹰嘴窝骨质薄弱，肘部韧带松弛，患儿跌倒或撞击肘部时极易发生骨折，骨折近端向后移位的同时大多数伴有尺偏，发生伸直尺偏型髁上骨折，此类骨折最常见，移位方向极易发生桡神经的损伤，多数伴有肘内翻[1-2]。当偏向桡侧时，出现伸直桡偏型骨折，容易损伤肱动脉，出现肘部血肿[3]。

Gartland 分型[4] 是目前国际通用的分型，依据骨折移位程度分为 3 型，Ⅰ型：骨折无移位；Ⅱ型：骨折远端后倾，或同时有横向移位，后侧骨皮质仍有接触；Ⅲ型：骨折断端完全移位，骨皮质无接触。Wilkins 等[4] 对于 Gartland Ⅱ型骨折依据有无旋转提出两亚型：①青枝骨折伴向前成角；②青枝骨折伴向前成角及旋转。Leitch[5] 把多方向极度不稳定的肱骨髁上骨折定义为 Gartland Ⅳ型骨折，治疗上需要特殊的经皮内固定技术或者切开复位内固定术，以减少肘内翻畸形及再次手术的概率。

Gartland Ⅰ型骨折的治疗采用闭合复位后小夹板固定即可取得满意疗效，但是对于Ⅱ型或者Ⅲ型患者，由于骨折较严重，单纯的小夹板固定不能稳定骨折。切开复位内固定虽然能更好地复位骨折形态，但是创伤大，而且由于患儿活动范围大导致术后出现伤口感染、出血、关节周围钙化，并发症很多，不是很实用。许益文等[6] 指出，闭合复位经皮克氏针内固定治疗对患儿伤害小，且能显著恢复肘关节功能，利用 Flynn 肘功能评分进行评价，总优良率达到 88.9%。王林涛等[7] 通过对儿童伸直尺偏型肱骨髁上骨折 86 例分析，得出闭合复位经皮克氏针内固定治疗儿童肱骨髁上骨折是一种有效的方法。周炎等[8] 回顾性分析手法复位石膏外固定、经皮微创克氏针固定及开放复位克氏针内固定治疗儿童肱骨髁上骨折 68 例，也认为经皮微创克氏针固定这种治疗方法要优于手法复位石膏外固定及开放复位克氏针内固定。Gartland Ⅲ型肱骨髁上骨折为不稳定骨折，关于手术入路，徐兵等[9] 认为内外双侧入路交叉克氏针固定治疗 Gartland Ⅲ型肱骨髁上骨折患儿较后入路关节功能恢复较快，并发症少，应作为首选手术入路。Gartland Ⅲ型肱骨髁上骨折复位尤为困难，刘岩等[10] 通过旋前屈肘手法复位联合闭合穿针治疗儿童 Gartland Ⅲ型尺偏型肱骨髁上骨折，临床效果较好，值得临床借鉴。

参 考 文 献

[1] Zardad M S, Shah S A, Younas M, et al. Supracondylar fracture of humerus in children treated with closed reduction and percutaneous cross pinning VS lateral pinning [J]. Journal of the Liaquat University of Medical and Health Sciences，2021，15（5）：1190-1192.

[2] 丁磊. 儿童肱骨髁上骨折闭合及开放复位内固定的治疗分析[J]. 中国临床研究，2014，27（10）：1231-1233.

[3] 罗冬冬，张智勇，刘彩娥，等. 急诊闭合复位外侧经皮穿针固定治疗儿童 Gartland Ⅱ型及Ⅲ型肱骨髁上骨折 [J]. 中国骨与关节损伤杂志，2014，29（7）：723-724.

[4] Morrissy R T, Wilkins K E. Deformity following distal humeral fracture in childhood [J]. The Journal of Bone and Joint Surgery American Volume，1984，66（4）：557-562.

[5] Leitch K K, Kay R M, Femino J D, et al. Treatment of multidirectionally unstable supracondylar humeral fractures in children. A modified Gartland type-IV fracture[J]. The Journal of Bone and Joint Surgery American Volume，2006，88（5）：980-985.

[6] 许益文，郑勇，白祥军，等. 手法复位经皮克氏针固定治疗儿童肱骨髁上骨折的疗效观察 [J]. 中国骨伤，2015，28（6）：521-523.

[7] 王林涛，董震，李伟，等. 闭合复位经皮克氏针内固定治疗儿童伸直尺偏型肱骨髁上骨折 86 例分析 [J]. 中国矫形外科杂志，2017，25（20）：1912-1914.

[8] 周炎，瞿兴崇，方祖怡，等. 儿童肱骨髁上骨折三种治疗方法比较 [J]. 中国矫形外科杂志，2011，19（4）：337-338.

[9] 徐兵，吴飞鹏，马红兵，等. 不同手术入路克氏针固定治疗小儿 Gartland Ⅲ型肱骨髁上骨折 [J]. 中国矫形外科杂志，2016，24（6）：567-569.

[10] 刘岩, 张中礼, 杨文斌, 等. 旋前屈肘手法复位联合闭合穿针治疗儿童 Gartland Ⅲ型尺偏型肱骨髁上骨折效果观察 [J]. 山东医药, 2016, 56 (24): 70-72.

第五节　肱骨外髁骨折

肱骨外髁骨折多发生于 5～10 岁的儿童, 比肱骨内髁骨折多见。外髁骨折块常包括肱骨外上髁、肱骨小头骨骺及滑车的一部分, 偶有单纯肱骨小头骨骺分离者。

一、病因病机

本病多由间接暴力引起, 受伤时手部着地, 暴力传递至肱骨外髁处引起骨折。

1. 骨折机制

如肘关节处于过度外展位受伤, 则桡骨头可撞击肱骨外髁引起骨折。若肘关节处于内收位受伤, 则附着于肱骨外髁的前臂伸肌群强烈收缩, 引起外髁撕脱骨折。

2. 骨折类型

(1) 无移位型　骨折无移位, 仅有骨裂缝。

(2) 侧方移位型　骨折块向外侧、前侧或后侧移位。

(3) 翻转移位型　受前臂伸肌群的牵拉, 骨折块向外、前、下方移位, 并可发生纵轴和横轴上的旋转, 移位可达 90°～180°。

3. 骨折特点

1) 单纯肱骨小头骨骺分离容易漏诊。

2) 肱骨外髁骨折属关节内骨折, 整复应力争达到解剖对位, 否则容易诱发肘外翻畸形或创伤性关节炎。

3) 如伸肌附着处撕脱, 骨折块游离, 可并发肱骨头缺血坏死。

二、诊断

1. 临床表现

患侧肘部肿胀, 肘关节呈微屈位, 活动功能严重障碍, 疼痛。肘部后外侧可查得压痛, 骨折块有移位时, 可扪及突出的骨块或有骨擦感。

2. 诊断要点

1) 5～10 岁儿童好发, 有肘部外伤史。

2) 肘部肿胀、疼痛、功能障碍, 可查得压痛或有骨擦感。

3) X 线摄片可明确诊断及骨折类型。无移位骨折在肱骨外髁干骺端可显示骨折线; 侧方移位骨折可见骨折块外移; 翻转移位骨折, 肱骨小头骨骺失去正常的外形。正常时, 肱骨小头骨骺在 X 线正位片呈三角形, 有纵轴翻转移位时, 该骨骺变为圆形; 在 X 线侧位片上, 正常骨骺呈圆形, 骨折块翻转移位后改变为三角形。另外, 还可见干骺端骨折片位于骨化中心外侧或下面。

3. 鉴别诊断

本病应注意与桡骨头骨折及桡骨上端骨骺分离相鉴别。

三、治疗

1. 整复方法

肱骨外髁翻转移位骨折，需在麻醉下整复，根据骨折块移位情况，选择下述整复方法。

（1）屈肘推挤法 以右侧骨折为例。助手握持患肢上臂固定。术者立于患者外侧，右手握持患肢腕部，使肘关节屈曲45°，前臂旋后；左手置于患肘外侧，将肘内翻，加大肘关节外侧间隙，并背伸腕关节使伸肌群松弛。术者左手食、中指扣住骨折块的滑车端，拇指压住外上髁端，先将骨折块向后平行推挤，再将骨折块滑车端向内后下方推挤，同时将外上髁端向外上方推挤，以矫正旋转移位。然后拇指将骨折块向内挤压，并将肘关节伸屈、内收、外展，以矫正残余移位。若触摸肱骨外髁骨嵴平整，压住骨折块伸屈肘关节活动良好，且无响声，则提示复位成功。

（2）摇晃牵抖法 以右侧为例。麻醉后，患肢外展。助手握持患肢上臂固定，术者左手拇指从肘外侧挤压骨折块，使其向关节间隙移动，其余四指托住患肘；右手握持患者腕部，作肘关节的屈伸收展活动与牵抖动作，动作要协调，如出现清脆响声，即提示骨折块复位。

2. 固定方法

（1）伸肘位固定 适用于骨折块向掌桡侧移位的肱骨外髁骨折。肘关节伸直，前臂旋后位固定。夹板从上臂中上段至前臂中下段，分别置于掌、背、尺、桡侧，压垫置于肱骨外髁处，4条布带缚扎。2周后改屈肘90°位固定1周。

（2）屈肘位固定 适用于骨折块向背桡侧移位的肱骨外髁骨折。肘关节屈曲90°，前臂旋后位固定。纸压垫置于外髁部，夹板固定方法同伸直型肱骨髁上骨折，固定时间2～3周。

3. 推拿手法

骨折整复固定后，可在上臂、前臂、手部使用拿法、揉法、理筋等手法，散瘀消肿，行气止痛。2周后，可在肘部使用揉法、分筋、摇法等，以舒筋活络、滑利关节。

4. 钢针撬拨复位术

肱骨外髁骨折手法复位研究虽取得许多进展，但仍不能非常满意地解决临床上的所有问题。如遇到关节囊或骨膜嵌夹时，闭合手法往往鞭长莫及。因此，一些学者采用半浸入式的钢针撬拨复位术：局部麻醉，无菌操作。伸直位牵引并使肘内翻，透视下用细钢针自肘外侧刺入顶住骨折端内侧向下内推顶，然后自下外方向上后内稍用力推压骨折块使之复位。复位成功后，若骨折块稳定，可用超肘夹板固定，否则可用细克氏针交叉固定。

5. 切开复位内固定

适应证为：①7～10天以上的病例，失去手法复位时机者；②骨折块的锐端刺入软组织，手法不能解脱者；③开放性骨折，在清创时，随之作复位和内固定者；④某些陈旧性移位骨折。臂丛麻醉或全身麻醉。取仰卧位，将患肢前臂置于胸前。用上臂气囊止血带止血。

6. 练功活动

分三期进行功能锻炼。练功方法和姿势参见肱骨髁上骨折。但需注意1周内不能作前臂旋转、用力握拳及伸屈肘关节的活动，1周后逐渐增加指、掌、腕等关节范围，3周后开始逐渐作肘关节伸屈及前臂旋转活动。后期可配合中药熏洗或治疗，促进功能恢复。

7. 预防与调护

1）术后1周，应摄X线片复查，如有移位，须及时矫正。

2）复位固定后，可作手指屈伸的功能锻炼；2周后，可作腕关节的屈伸及前臂旋转锻炼；3周后，作肘关节的屈伸锻炼。

四、特色治疗方法

1. 刘柏龄运用中药治疗骨折经验

药物：当归 15g，赤芍 15g，丹参 15g，苏木 10g，桃仁 15g，泽兰 10g，制没药 10g，制乳香 10g，骨碎补 15g，桑枝 15g，煅自然铜 10g，川续断 20g，延胡索 15g，甘草 10g。

方法：日 1 剂，水煎 2 次，取汁约 200ml。每次 100ml，每日 2 次。

2. 赵竹泉运用中药治疗骨折经验

药物：当归 12g，赤芍 9g，紫荆藤 9g，川芎 6g，乳香 6g，没药 6g，落得打 6g，苏木 5g，红花 5g，陈皮 5g，三七 3g。

方法：日 1 剂，水煎 2 次，取汁约 200ml。每次 100ml，每日 2 次。

3. "吊臂屈肘"锻炼方法

用颈腕带将伤肢的前臂悬吊于胸前，用力握拳，使前臂的肌肉紧张，接着屈曲肘关节，然后伸展至颈腕带容许的范围，每回锻炼 20～40 次，亦可用健肢托住伤肢腕关节，进行肘关节的屈曲锻炼。此动作有改善上肢血液循环，防止肘关节粘连和肌肉挛缩的作用。适用于上肢各部位骨折的锻炼。

五、现代研究进展

肱骨外髁骨折是肘部常见骨折，约占肱骨远端骨折的 16.9%[1]。少数伴有肘关节脱位、桡骨颈骨折、尺骨鹰嘴骨折。骨折线自肱骨远端干骺端后侧向前下方经骺板、骨骺进入关节，为 Salter-Harris IV型骨折。前臂伸肌及旋后肌牵拉骨折块向外下移位。

对于新鲜骨折，一般移位小于 2mm 的新鲜骨折，可采用石膏固定或闭合复位、经皮克氏针内固定术。超过 2mm 需行切开复位克氏针内固定术。拖延治疗和误诊将变成陈旧性骨折，其治疗效果较差，并可出现严重并发症，造成终身残疾。由于儿童肘关节软骨未钙化，X 线片未能显影，因此对于肘部外侧肿胀压痛，X 线片有小骨块应考虑肱骨外髁骨折的可能，如诊断不明确，可做 MRI 或肘关节造影检查，以免误诊造成严重后果。

对于陈旧性肱骨外髁骨折的治疗，治疗方法主要包括克氏针固定、可吸收螺钉固定、空心钉内固定等[2]。

李明静等[3]采用切开复位克氏针内固定及植骨术治疗儿童陈旧性肱骨外髁骨折，可达到稳定固定，并发症少，是较为理想的方法。周庆和等[4]对于骨折 2 周至 1 个月的患儿，因损伤时间相对不长，手术时肱骨外髁骨折解剖结构清晰，可精准复位，所以采用 3 根克氏针交叉固定，术后随访未出现移位与骨不连。对于骨折 1 个月以上的患儿，由于骨折周围瘢痕形成，很难解剖复位，且复位后骨折很难愈合，故采用克氏针加空心钉固定。空心钉有螺纹，固定较克氏针牢固，但穿过骨骺可损伤骨骺，一般仅用于陈旧性骨折。

空心钉治疗肱骨外髁骨折的例子不多，吴泉州等[5]报道空心钉治疗儿童陈旧性骨折效果良好。易新成等[6]报道用 1 枚空心钉加 2 枚克氏针固定治疗儿童陈旧性肱骨外髁骨折获得满意效果。Shabir 等[7]采用克氏针交叉固定取得了较好的疗效。关于可吸收材料在肱骨外髁骨折的应用，李谋林等[8]报道了 12 例采用可吸收螺钉固定取得满意的效果，他们认为可吸收螺钉固定可避免二次手术，固定坚实且对骺板无明显损伤。

陈星光[9]等进行了可吸收材料及克氏针内固定治疗儿童肱骨外髁骨折疗效的 Meta 分析，经过筛选，共纳入 7 篇文献，涉及 449 例儿童肱骨外髁骨折患者，结果表明与克氏针内固定治疗相比，可吸收材料内固定治疗儿童肱骨外髁骨折的效果并不差，而且预防不良事件及术后感染方面的效果更好。蔡文全等[10]也得出了与陈星光类似的结论，采用可吸收螺钉内固定，并发症显著下降，并未出现理论上存在的可吸收螺钉损伤骺板引起的并发症。

肱骨外髁拖延治疗等原因容易造成骨不连的概率较高，发生时多伴有肘外翻畸形及尺神经炎。徐留海等[11]将肱骨外髁骨不连、肘外翻畸形及尺神经炎称为肱骨外髁骨折后的三联征，并且提出了分期治疗，首先解决病痛，改善功能，二期行肱骨远端截骨矫形，改善外观，满足不同患者的需求。苏琦等[12]认为对于肱骨外髁骨折后骨不连并肘外翻畸形，通过肱骨髁上内侧闭合楔形截骨能有效纠正肘外翻畸形、改善尺神经炎症状。肱骨外髁复位截骨块植骨内固定能有效稳定骨折端，促进愈合，并获得较好疗效。

参 考 文 献

[1] 刘传合，洪建国，尚云晓，等. 第三次中国城市儿童哮喘流行病学调查[J].中华儿科杂志，2013，51（10）：729-735.

[2] 冉峰华，丁晓飞. 陈旧性肱骨外髁骨折治疗进展[J]. 中国骨与关节损伤杂志，2015，30（5）：557-559.

[3] 李明静，李凡，徐剑，等. 克氏针内固定及植骨术治疗儿童陈旧性肱骨外髁骨折[J]. 中华手外科杂志，2018，34（1）：17-18.

[4] 周庆和，刘远忠，陈伟东. 不同类型儿童肱骨外髁骨折的疗效分析及并发症[J]. 广东医学，2017，38（S1）：126-127，130.

[5] 吴泉州，王晓林，郑荣宗，等. 空心钉治疗儿童陈旧性肱骨外髁骨折[J]. 临床骨科杂志，2011，14（3）：277-278.

[6] 易新成，鲍琨，陈博昌. 空心钉克氏针内固定治疗儿童陈旧性肱骨外髁骨折近期疗效观察[J]. 临床小儿外科杂志，2014，13（3）：180-184.

[7] Shabir A D, Tahir A D, Sharief A W, et al. Delayed operative management of fractures of the lateral condyle of the humerus in children [J]. Malaysian Orthopaedic Journal，2015，9（1）：18-22.

[8] 李谋林，何爱咏，李欣. 切开内固定治疗儿童肱骨外髁陈旧性骨折[J]. 中国现代手术学杂志，2007，11（4）：308-310.

[9] 陈星光，陆敏华，陆琳，等. 可吸收材料及克氏针内固定治疗儿童肱骨外髁骨折疗效的Meta分析[J]. 中国组织工程研究，2018，22（14）：2290-2296.

[10] 蔡文全，覃佳强，南国新，等. 可吸收螺钉在小儿肱骨外髁骨折中的应用[J]. 重庆医科大学学报，2014，39（8）：1164-1166.

[11] 徐留海，周游，唐康来. 肱骨外髁骨折骨不连三联征的分期治疗[J]. 中国矫形外科杂志，2016，24（14）：1328-1330.

[12] 苏琦，陈芒，周敏，等. 肱骨外髁骨折后骨不连并肘外翻畸形的手术治疗[J]. 中国修复重建外科杂志，2014，28（4）：406-409.

第六节 肱骨内上髁骨折

肱骨内上髁是位于肱骨下端内侧的一骨性突起，为前臂屈肌群和旋前圆肌的附着点，参与肘关节的屈曲和旋前活动。内上髁的后方有尺神经沟，尺神经紧贴其沟通过。肱骨内上髁骨折时，有可能损伤尺神经。肱骨内上髁骨折的患者多为6～17岁的青少年。

一、病因病机

1. 病因

（1）间接暴力　跌倒时由于患肢肘关节处于伸直、过度外展位，使肘部内侧受到外翻应力，同时前臂屈肌群急骤收缩，将其附着的内上髁撕脱，骨折块被拉向前下方，甚至产生旋转。当内上髁骨骺未与肱骨干融合前，在暴力作用下，易发生骨骺分离。

（2）肌肉牵拉暴力　投掷时动作错误，用力过猛，使尺侧屈腕肌群强力收缩，而将肱骨内上髁撕脱。

（3）直接暴力　较少见。因直接暴力打击或硬物撞击于肱骨内上髁处而造成骨折，儿童或成人皆可发生。

2. 损伤机制

间接暴力和肌肉牵拉暴力，都可造成前臂屈肌群强力收缩而将肱骨内上髁撕脱，肌肉牵拉的力量，还可引起骨折块旋转移位。肘关节负压大时，尚可将骨折块吸入关节腔内。间接暴力强大时，除引起肱骨内上髁骨折外，还可发生肘关节脱位，使骨折块与肘关节一起移向桡侧。

直接暴力造成内上髁骨折后，残余暴力可使骨折向掌侧或背侧移位，前臂屈肌群的牵拉使骨折块产生旋转移位。

3. 骨折类型

根据骨折块移位程度，内上髁骨折可分为四型。

（1）第一型　裂缝骨折或仅有轻度移位，因其部分骨膜尚未完全断离。

（2）第二型　骨折块有分离和旋转移位，但骨折块仍位于肘关节的水平面以上。

（3）第三型　由于肘关节受强大的外翻暴力，使肘关节的内侧关节囊等软组织广泛撕裂，肘关节腔内侧间隙张开，使撕脱的内上髁被带进其内，并有旋转移位，且被肱骨滑车和尺骨半月切迹关节面紧紧夹住。

（4）第四型　骨折块有旋转移位的同时合并肘关节向桡侧脱位，骨折块的骨折面朝向滑车。此类骨折常被忽略，而被误认为单纯的肘关节脱位，仅采用一般的肘关节脱位整复手法，致使骨折块嵌入尺骨鹰嘴和肱骨滑车之间，转为第三型骨折。这类骨折多伴有尺侧副韧带断裂。

4. 骨折特点

1）儿童内上髁骨折容易漏诊，因6岁前骨骺尚未出现，X线检查无法显示骨折块移位。

2）容易合并尺神经损伤。早期，骨折移位可牵拉或挤压尺神经；后期，骨痂可包埋、压迫、刺激尺神经而引起损伤。

二、诊断

1. 临床表现

肱骨内上髁骨折，肘关节呈半屈伸位，肘部内侧肿胀、疼痛，有明显压痛和青紫瘀斑，肘关节伸屈活动功能障碍。有分离移位时，可触及活动的骨折块及有骨擦感。肘关节正、侧位 X线片可明确骨折类型和移位方向。第三、四型骨折应注意检查有无尺神经损伤。

2. 诊断要点

1）有明显的外伤史。

2）患肢肘关节内侧肿胀、疼痛，压痛明显，皮下瘀斑，肘关节呈半屈伸位，抗阻力屈腕试验阳性。分离移位时在肘关节内侧扣及活动的骨折块和锐利的骨折部。第一、二型骨折时，仅有肘内侧牵拉性疼痛，关节活动轻度障碍。第三型骨折时肘关节屈伸明显障碍。第四型骨折时肘关节明显畸形，肿胀较严重，肘后三角关系异常，有弹性固定。第三、四型骨折可合并尺神经损伤，而出现前臂和手的尺侧麻木，感觉迟钝。晚期因骨痂压迫或尺神经沟粗糙，亦有可能损伤尺神经。第四型骨折，肘关节可自行复位，而造成诊断上的困难，应特别注意。

3）X线检查，肘关节正侧位X线片显示，第一型骨折，无移位；第二型骨折，骨折块旋转移位小于90°；第三型骨折，骨折块进入肱尺关节；第四型骨折，骨折块旋转移位并伴肘关节向桡侧完全脱位。6岁以下的儿童骨骺尚未出现，X线检查多为阴性，只要临床表现符合即可诊断。如儿童超过6岁，而在正位X线片看不到内上髁，则可能在关节内，必要时摄健侧X线片对比。在侧位X线片上，一般看不清内上髁，如能看到则在关节内。

3. 鉴别诊断

肱骨内上髁骨折应注意与肱骨内髁骨折相鉴别。二者均为间接暴力所致，亦均可导致肘关节半脱位或全脱位和尺神经损伤，症状也都局限于肘内侧。但内髁骨折不是撕脱骨折，骨折块较大，由于肌肉的牵拉，多向上、内、后方移位，伤后肘后三角不改变。X线检查可分辨清楚。

三、治疗

1. 整复方法

第二型骨折手法整复时，肘屈曲45°，前臂处于中立位，术者以拇指、食指固定骨折块，拇指自下方向上方推挤，使骨折块复位。

第三型骨折手法整复时，远近端助手拔伸牵引，肘关节伸直，前臂旋后外展位。先强力外翻患肘，使肘关节内侧间隙加大，术者拇指在肘关节内侧触及骨折块边缘后，再嘱助手骤然强力背伸患肢手指及腕关节，利用前臂屈肌紧张，将关节间隙内的骨折块拉出。必要时，可提拿屈肌群起点部，促使骨折块从关节间隙弹出，再按第二型骨折进行手法整复。

第四型骨折手法整复时，患肘关节伸直，前臂处于旋后位，助手分别握住患肢远、近端，强力内收前臂，使肘关节内侧间隙变窄，防止骨折块嵌入关节腔内。术者一手推挤肱骨下端向外，另一手推挤桡、尺骨上端向内，将骨折块推挤出关节，同时整复肘关节侧方脱位。随着关节脱位的复位，骨折块亦同时得到复位。仍有移位者，可在持续牵引下屈曲肘关节至90°，再按第二型骨折进行整复。

2. 固定方法

1）固定范围：小夹板超肘关节固定。

2）固定位置：肘关节屈曲90°，前臂中立位，三角巾悬吊上肢于胸前。

3）固定要点：外侧板置塔形垫，内侧板用一半月形合骨垫，缺口朝向后上方，压住骨折块，使其不再向前下方移位。固定时间3～4周。

3. 推拿手法

骨折中期，可在肘部周围使用拿法、揉法、分筋、理筋手法，舒筋活络，消散瘀滞。骨折后期，应辅以摇肘、扳肘方法，促进肘关节功能恢复。

4. 经皮穿针内固定

局部或神经阻滞麻醉。病人仰卧，肩外展。患肢自上臂中段至前臂中段消毒铺巾。医学X线电视系统监视下施术。如为第一型、第二型骨折，前臂置于旋前肘关节屈曲90°位，使前臂屈肌松弛，术者用一手拇、食指将肘内侧皮肤向远端拉动，将骨片上推并固定之，然后用另一手将钢针插入骨片内，并向上提，使之完全复位。透视检查，如对位满意，则用槌子击入或用手摇钻钻入近折端固定。如为第三型骨折，骨折片嵌于关节间隙中，则需先从肘前尺侧插入钢针，将骨片向尺侧挑动，同时使前臂置于伸直旋后外展位，以扩大关节间隙和利于屈肌牵拉作用，协助钢针将骨片挑出关节间隙，成为第二型骨折，再按上述步骤进行复位固定。剪去多余钢针，末端埋入皮下，或留置皮外，外加石膏托固定于屈肘 90°，前臂处于中立位。3～4 周进行功能锻炼，骨折愈合后拔钢针。

5. 切开复位内固定

适应证：①经闭合复位失败者的第三型或第四型骨折；②合并尺神经损伤、应予手术复位及神经探查者；③陈旧性损伤有尺神经症状者。

6. 练功活动

按早、中、晚三期作功能锻炼。锻炼方法和姿势参见肱骨髁上骨折。须注意：整复后即可作肩关节功能锻炼，1 周内只可作不用力的屈伸手指活动，2 周内可逐渐加强手指屈伸活动，并开始作腕关节屈伸活动，忌用力握拳及做前臂旋转动作。3～4 周后拆除小夹板继续进行肩、肘、腕各关节的功能锻炼。

7. 预防与调护

1）骨折固定后 1 周内，应注意保持固定强度，防止骨折块移位。

2）早期应适当控制患肢屈腕及握拳活动，避免屈肌牵拉骨折块，引起移位。

3）第四型骨折容易遗留肘关节功能障碍，应及时配合推拿治疗及功能锻炼。

四、特色治疗方法

1. 伤科通脉散（胶囊）

药物：麝香 6g，冰片 6g，熊胆 1g，儿茶 12g，三七 12g，延胡索 12g，郁金 12g，乳香 12g，没药 12g，天麻 12g，当归 20g，血竭 15g，五灵脂 15g，琥珀 3g。

方法：上药共为细末，制成胶囊，每次服 0.5g，温开水冲服，每日 3 次，孕妇忌服。

2. 许巨庚运用中药治疗骨折经验

药物：丹参 120g，三七 90g，制乳香 30g，制没药 30g，地鳖虫 30g，红花 60g，自然铜 30g，酒炒大黄 30g，骨碎补 60g，无名异 60g，冰片 3g，血竭 60g，朱砂 6g。

方法：上药除血竭、朱砂外，共研细末，炼蜜为丸，以血竭、朱砂（另研细末）为衣，每丸重 1g。每天服 3 次，每次 1 粒，温开水送服。

3. 刘柏龄手法复位与夹板固定经验

患者坐位，骨折手法复位时，在拔伸牵引下，伸直肘关节，前臂旋后、外展，造成肘外翻，使肘关节的内侧间隙增宽，术者拇指在肘关节内侧触到骨折块的边缘时，助手即刻背伸患肢手指及腕关节，使前臂屈肌群紧张，将关节内的骨折块拉出，在屈肘 90°～100°前臂中立位，再在以拇、食指固定骨折片，拇指自下方向上方推挤，使其复位。对位满意后，在骨折块的前内下方放一固定垫，再用夹板超肘关节固定于屈肘 90°位，固定 3 周。

五、现代研究进展

肱骨内上髁骨折是肘部损伤中最常见的一种，约占肘关节骨折的 10%，仅次于肱骨髁上骨折与肱骨外髁骨折，占肘部损伤的第三位。发生肱骨内上髁撕脱骨折时肘关节内侧组织如侧副韧带、关节囊、内上髁和尺神经等均可能损伤。肘关节内侧肿胀，疼痛，局部皮下可见瘀血。压痛局限于肘内侧。有时可触及骨擦感，肘关节伸屈和旋转功能受限。

无移位的肱骨内上髁骨折，无须复位，仅用长臂石膏托或超关节小夹板固定 3～4 周，拆除石膏或夹板后进行功能锻炼。二型以上骨折应先利用手法复位，失败者再手术。

手术治疗以克氏针内固定为主。切开复位克氏针内固定适合所有 Kilfoyle Ⅱ型和Ⅲ型骨折，可在直视下达到解剖复位，但可损伤或干扰内髁骨骺的血运，易出现"鱼尾样畸形"和骨不连等严重并发症[1]。且经皮克氏针内固定治疗肱骨髁上骨折出现医源性尺神经损伤的报道较多，为了减少医源性尺神经损伤，可在肱骨内上髁处切作小切口，在直视下置入克氏针以保护尺神经[2]。闭合手法复位克氏针内固定可避免切开，保护了肱骨内髁及滑车的血供，并发症少，内固定牢靠，不易出现骨折再移位。因此，对于 Kilfoyle Ⅱ、Ⅲ型骨折的治疗首选闭合手法复位克氏针内固定[3]。目前随着超声技术的发展，更多的学者使用超声引导闭合复位克氏针内固定治疗儿童肘关节骨折，极大地增加了骨折闭合复位的成功率[4]。

中药治疗在内固定术后也具有一定的疗效。万亿等[5]使用活血散瘀洗剂、软筋化坚洗剂对肱骨内上髁骨折进行治疗，其 VAS 评分、肘关节活动度、消肿指数及红细胞沉降率、C 反应蛋白及肿瘤坏死因子水平皆有明显改善。杨安庆[6]在行切开复位内固定术后，配合血府逐瘀汤治疗，观察发现患者总有效率、并发症发生率及 BMP-2、IGF-1 水平皆优于单纯手术治疗。

参 考 文 献

[1] Fernandez F F, Vatlach S, Wirth T, et al. Medial humeral condyle fracture in childhood: a rare but often overlooked injury [J]. European Journal of Trauma and Emergency Surgery, 2019: 757-761.
[2] 郑华江, 赵华国, 曹进, 等. 内侧小切口复位与闭合复位克氏针交叉内固定治疗儿童 Gartland Ⅲ型肱骨髁上骨折的疗效比较 [J]. 中国骨与关节损伤杂志, 2019, 34 (11): 1199-1201.
[3] 袁思, 李战春, 吕帅杰, 等. 超声引导闭合复位克氏针内固定治疗儿童 Kilfoyle Ⅱ、Ⅲ型肱骨内髁骨折 [J]. 中国骨伤, 2021, 34 (5): 437-441.
[4] 徐文斌, 戴蓉丹, 刘悦, 等. 超声引导下手法复位经皮交叉穿针固定治疗儿童移位型肱骨髁上骨折 [J]. 中国骨伤, 2020, 33 (10): 907-911.
[5] 万亿, 田敬海, 段祥林, 等. 中药熏洗治疗儿童肱骨髁上骨折内固定术后临床研究 [J]. 湖北中医药大学学报, 2021, 23 (2): 92-94.
[6] 杨安庆. 身痛逐瘀汤治疗肱骨髁上髁间骨折效果分析 [J]. 深圳中西医结合杂志, 2021, 31 (1): 52-53.

第七节 桡骨头骨折

桡骨头骨折包括桡骨头骨折、颈部骨折和骨骺分离。

桡骨头骨折较常见。多发生于青少年，成人较少见。桡骨头骨折若未获得及时治疗，常常造成前臂旋转功能障碍，或引起创伤性关节炎。

桡骨头近端关节面呈浅凹状，与肱骨小头构成肱桡关节。桡骨头周围的环状关节面与尺骨的桡骨切迹相接触，构成尺、桡上关节。环状韧带围绕桡骨小头的环状关节面，附着于尺骨的桡骨切迹前后缘。肘关节关节囊起自肱骨下端的关节软骨边缘，内外两上髁基底和鹰嘴窝上缘附近，向下至桡骨头和桡骨上端的关节软骨边缘。因此，桡骨头和桡骨颈的近段位于关节内；桡骨颈远段和桡骨粗隆位于关节外。桡骨头骨骺出现于 5～7 岁，15 岁时骨骺线闭合。

一、病因病机

桡骨头骨折常由间接暴力造成。

1. 损伤机制

桡骨头骨折常由间接暴力造成。患者跌倒时，肘关节呈微屈，前臂处于旋前位，手掌触地。地面的反作用力沿前臂向上传递至桡骨头，而身体重力沿上臂向下传递，作用于肱骨头，使桡骨头和肱骨小头猛力相撞，造成桡骨头骨折。当肘关节在伸直位支持身体重力时，前臂容易过度外展，使桡骨头外侧缘承受较大的冲撞力，引起桡骨头外侧关节面的劈裂骨折或塌陷骨折，有时甚至外侧关节面的一半被撞掉而下移。桡骨头骨折而环状韧带无破裂者，桡骨头仍在原位，桡骨干则向尺侧移位，X 线片上桡骨头好似歪戴平顶帽。

桡骨头骨折后，若暴力继续作用，桡骨远侧骨折端可向上移位至肱骨下端关节面的下方，使肘关节强力外翻，加重前臂和肘关节的损害，可造成以下损伤。

1）肱骨小头关节软骨的损伤。

2）由于肘关节过度外翻，肘内侧副韧带、肘内侧关节囊和前臂屈肌、旋前圆肌的起点可被撕裂，甚至可发生肱骨内上髁撕脱骨折和尺神经损伤。

3）更严重的可发生前臂骨间膜撕裂与下尺、桡关节脱位和尺骨骨折。

4）严重暴力尚可发生肘关节向后脱位或半脱位。

肌肉收缩可能使脱位自行整复，且软组织及软骨的损伤在 X 线片上常不能显示出来，仅显示桡骨头骨折和移位，所以 X 线片显示的损伤比真实的损伤要轻。因此，桡骨头骨折不能视为单纯的局部损伤，它常常是广泛损伤的一个部分。

2. 骨折类型

（1）1 型　裂缝骨折，骨折无移位或移位小于 1mm。

（2）2 型　嵌插骨折，骨折线位于桡骨颈，骨折块多无移位。

（3）3 型　桡骨头骨骺分离或桡骨颈骨折，骨折线未波及桡骨头关节面，桡骨头向外侧移位，关节面向外倾斜，呈"歪戴帽"状。

（4）4 型　劈裂骨折，桡骨头外侧缘纵行骨折，骨折块占关节面的 1/3～1/2，常向外下方移位。

（5）5 型　塌陷骨折，桡骨头关节面被挤压而塌陷。

3. 骨折特点

1）桡骨头关节面平整度多受破坏，可遗留肘关节功能受限。

2）桡骨头骨骺受损，可出现骨骺早期闭合，引起肘外翻畸形。

3）桡骨头粉碎性骨折多见于成人。

二、诊断

1. 临床表现

肘部受伤后，若仅造成单纯的桡骨头的无移位或轻微移位骨折时，临床症状轻，体征少，容易漏诊。但肘外侧桡骨头部常有疼痛，肘关节屈曲运动时疼痛可加剧，前臂旋转运动时疼痛更剧烈。桡骨头部位肿胀，肘后外侧凹陷消失或膨出，若关节腔内积血较多时，肘关节可见明显肿胀，尤以肱三头肌腱与鹰嘴相接触部的两侧最明显。桡骨头部压痛剧烈，肘关节的伸屈运动和前臂旋转运动受限，以旋后障碍最明显。有些病例屈伸指运动也受影响。肘部外伤的患者，若有上述症状和体征，应拍肘部的 X 线片，以明确有无桡骨头骨折及骨折类型。在肘部 X 线片上，凡肘关节前上方有骨折片者，应想到可能是桡骨头骨折或桡骨头骨折合并脱位。

2. 诊断要点

1）有肘部外伤史。

2）肘部疼痛，肘外侧肿胀明显。

3）桡骨头部位压痛明显。前臂旋转功能受限，以旋后运动受限明显。

4）X线表现：显示骨折类型及移位情况。如桡骨头骨骺尚未出现，应重点根据临床表现进行诊断。

3. 鉴别诊断

桡骨头骨骺分离移位很轻时，应与桡骨头半脱位相鉴别，前者可出现肘部脂肪层显像不清且向前移位。桡骨头或颈的微细骨折，有时很难和肘关节扭伤相区别，肘部斜位片有助于发现骨折线。

三、治疗

1. 整复方法

（1）旋转推挤法 适用于桡骨头骨骺分离、劈裂骨折、塌陷骨折的整复。助手牵引上臂向近侧，术者一手握住前臂向远侧牵引，并于肘关节内收位来回旋转，另一手拇指按压桡骨头，由前下外方向后上内方推挤，使其复位。

（2）钢针撬拨法 适用于手法整复失败者。麻醉下，常规消毒铺巾。术者戴手套，以不锈钢针自肘外后下方进针，使针尖顶住骨折块下缘，向内上方撬拨复位。如有 X 线监视，复位更易成功。

2. 固定方法

（1）固定范围 前臂超肘关节夹板固定。

（2）固定位置 肘关节屈曲90°，前臂处于旋前位。

（3）固定要点 桡骨颈处放置哑铃形垫。

（4）固定时间 3～4 周。

3. 推拿手法

2 周后，可在肘部使用揉法、分筋、拿法、摇法等以舒筋活络，滑利关节。

4. 钢针撬拨复位夹板或石膏外固定

对经手法整复失败的骨折，可用钢针撬拨复位法，远期疗效优于保守治疗和桡骨头切除术。其优点为：无须特殊器械、操作简单、创伤轻、失败率低、功能恢复迅速。

5. 切开复位内固定

适应证：对手术适应证较一致的看法是压缩移位大于 2～3mm，成角大于 30°或骨折超过桡骨头的 1/3，经手法整复失败者。

6. 练功活动

整复固定后即可作手指、腕关节屈伸活动，并可作用力握拳和肩关节功能锻炼，如抓空增力、双手托天等。禁止作前臂旋转活动。2 周后可逐渐作肘关节屈伸活动，3 周解除外固定后，可作前臂旋转活动，活动度逐渐加大，直至痊愈。后期亦可配合理疗、中药外洗。

7. 预防与调护

1）复位固定后，2 周内应防止骨折再移位。1 周后，可行 X 线复查，如有移位，应及时纠正。

2）复位固定后，即可作手指、腕关节的屈伸活动。2 周后，可逐步进行肘关节的屈伸活动。

四、特色治疗方法

1. 刘柏龄运用中药治疗骨折经验

药物：当归 15g，赤芍 15g，川芎 15g，苏木 10g，桃仁 15g，泽兰 10g，制没药 10g，制乳香 10g，骨碎补 15g，桑枝 15g，煅自然铜 5g，川续断 20g，延胡索 15g，血竭 2g，三七 10g，甘草 10g。

方法：日 1 剂，水煎 2 次，取汁约 200ml。每次 100ml，每日 2 次。

2. 中药熏洗方

药物：桑枝 30g，羌活 12g，独活 12g，伸筋草 15g，五加皮 12g，防风 12g，海桐皮 12g，艾叶 10g，透骨草 10g，花椒 10g，川芎 6g。

方法：加入 4L 水，浸泡 30 分钟，武火煮沸后即止，将药液倒入洗面盆内，先将患处置于药液上方熏蒸，待温度适宜后，将患肢完全浸泡于药液中，浸泡过程中行肘关节主动活动及被动活动，持续 30 分钟，每日 2 次。

3. "单手擎天"锻炼方法

健手置于胸前，伤肢的腕关节呈背伸状，上臂紧贴胸壁，将肩关节向前上方高举，并伸直肘关节，然后徐徐放下，每回 15～30 次。此动作有预防肩关节囊粘连及肌肉挛缩，增大肌张力的作用，适用于上肢骨折的锻炼。

五、现代研究进展

桡骨头骨折是常见的肘部损伤，约有 1/3 患者合并关节其他部位损伤。对无前臂旋转受限的无移位以及简单的中度移位的部分关节内桡骨头骨折可行非手术治疗。Herbertsson 等[1] 研究发现移位 <2mm 的 Mason I 型桡骨头骨折可经非手术治疗获得良好的功能结果。

尽管移位 ≥2mm 是 Mason II 型桡骨头骨折的手术适应证，许多研究发现对骨折移位 ≥2mm、骨折块与未骨折部分有接触的患者经非手术治疗可获得与手术治疗同等的结果。Furey 等[2] 研究提示不应当以移位 2～3mm 的 Mason II 型桡骨头骨折作为手术治疗的标准。Akesson 等[3] 回顾性分析了 49 例移位 2～5mm 关节受累 ≥30% 的骨折患者，发现 82% 的患者经长期随访无不适主诉，肘关节活动度与健侧无显著差异。Yoon 等[4] 发现手术与非手术治疗移位 2～5mm 的桡骨头骨折患者的肘关节活动度及临床功能评分差异无统计学意义。Guzzini 等[5] 分析了移位 2～5mm 的 Mason II 型骨折运动员的非手术治疗结果，发现所有患者经保守治疗均恢复伤前运动水平。另外，对 Mason II 型骨折手术与非手术治疗的相关比较尚无高质量随机对照研究证据支持，研究中也没有明确骨折部位、受累程度对预后的影响。Kaas 等[6] 系统性综述发现 Mason II 型骨折治疗相关文献纳入的患者例数不足，证据级别较低，不能确定 Mason II 型骨折的手术与非手术治疗的优劣。

Lanzerath 等[7] 系统性综述发现切开复位内固定和非手术治疗单纯 Mason II 型桡骨头骨折均能获得较满意疗效。查晔军等[8] 提出如 Mason III 型桡骨头骨折 X 线检查显示能维持大致桡骨头形态或头颈关系，查体无明显骨性阻挡，前臂旋转正常或接近正常可行非手术治疗。肘关节功能结果，在决定患者的治疗方式时需要考虑年龄、活动水平和潜在风险等因素。

肘关节僵硬是桡骨头骨折非手术治疗最常见的并发症。Hackl 等[9] 回顾性分析了 138 例非手术治疗后进行手术翻修的患者，发现肘关节僵硬是手术治疗最常见的原因，还包括有症状的骨关节炎、肘关节不稳定和骨折继发移位。Herbertsson 等[1] 发现 32 例 Mason I 型骨折患者平均伤后 21 年影像学检查均无骨关节炎表现。Kachooei 等[10]回顾性分析了 54 例行非手术治疗的 Mason Ⅰ 型骨折患者，发现仅 3 例患者在伤后 10 年出现骨关节炎表现，仅 1 例患者表现为肱桡关节骨关节炎。Guzzini 等[5]回顾性分析了 52 例 Mason Ⅱ 型骨折运动员的非手术治疗结果，仅 9 例患者偶有肘关节疼痛，2 例患者合并轻度肘关节不稳定，4 例患者握力较健侧降低。年龄、骨折情况、损伤程度等是桡骨头骨折非手术治疗临床结果的预测因素。Yoon 等[4]分析了手术和非手术治疗 Mason Ⅱ 型桡骨头骨折患者的临床功能评分结果，发现年龄是桡骨头骨折预后的独立预测因素。骨折移位、创伤暴力与桡骨头骨折预后无显著相关性。Duckworth 等[11]发现 Mason Ⅰ 型和 Ⅱ 型骨折中，骨折块移位＞4mm 是患者长期功能结果不佳的预测因素，年龄、合并症、抚恤金可能与长期功能结果相关。在 Duckworth 等[12]的另一项研究中，年龄、骨折严重程度是影响桡骨头骨折患者预后的独立预测因素，年龄增高、骨折越重与较差的预后相关。伊延民等[13]发现非手术治疗的桡骨头骨折患者中年龄＞65 岁、吸烟史、Mason Ⅱ 型或 Ⅲ 型骨折、功能锻炼较晚是非手术治疗功能效果的独立危险因素。

　　早期相对短期的制动和功能锻炼有利于患者肘关节功能的恢复，避免肘关节僵硬的发生。同时，需要注意对患者的功能锻炼进行正确宣教。后续门诊随访情况存在较大差异，减少后续不必要的影像学检查和门诊随访，有利于减轻患者并发症和降低患者经济负担的风险。

参 考 文 献

[1] Herbertsson P，Josefsson P O，Hasserius R，et al. Displaced Mason type I fractures of the radial head and neck in adults：a fifteen- to thirty-three-year follow-up study [J]. Journal of Shoulder and Elbow Surgery，2005，14（1）：73-77.

[2] Furey M J，Sheps D M，White N J，et al. A retrospective cohort study of displaced segmental radial head fractures：is 2 mm of articular displacement an indication for surgery？[J]. Journal of Shoulder and Elbow Surgery，2013，22（5）：636-641.

[3] Akesson T，Herbertsson P，Josefsson P O，et al. Primary nonoperative treatment of moderately displaced two-part fractures of the radial head [J]. The Journal of Bone and Joint Surgery American Volume，2006，88（9）：1909-1914.

[4] Yoon A，King G J W，Grewal R. Is ORIF superior to nonoperative treatment in isolated displaced partial articular fractures of the radial head？[J]. Clinical Orthopaedics and Related Research®，2014，472（7）：2105-2112.

[5] Guzzini M，Vadalà A，Agrò A，et al. Nonsurgical treatment of Mason type II radial head fractures in athletes. A retrospective study [J]. Il Giornale Di Chirurgia，2017，37（5）：200-205.

[6] Kaas L，Struijs P A A，Ring D，et al. Treatment of Mason type II radial head fractures without associated fractures or elbow dislocation: a systematic review[J]. The Journal of Hand Surgery，2012，37（7）：1416-1421.

[7] Lanzerath F，Hackl M，Wegmann K，et al. The treatment of isolated Mason type II radial head fractures：a systematic review [J]. Journal of Shoulder and Elbow Surgery，2021，30（3）：487-494.

[8] 查晔军，蒋协远，公茂琪. 保守治疗无骨性阻挡的 Mason Ⅱ、Ⅲ型桡骨头骨折的疗效 [J]. 中华骨科杂志，2018，38（1）：16-22.

[9] Hackl M，Wegmann K，Hollinger B，et al. Surgical revision of radial head fractures：a multicenter retrospective analysis of 466 cases [J]. Journal of Shoulder and Elbow Surgery，2019，28（8）：1457-1467.

[10] Kachooei A R，Ring D. Evaluation of radiocapitellar arthritis in patients with a second radiograph at least 2 years after nonoperative treatment of an isolated radial head fracture [J]. The Archives of Bone and Joint

Surgery，2017，5（6）：375-379.

[11] Duckworth A D，Wickramasinghe N R，Clement N D，et al. Long-term outcomes of isolated stable radial head fractures [J]. The Journal of Bone and Joint Surgery American Volume，2014，96（20）：1716-1723.

[12] Duckworth A D，Watson B S，Will E M，et al. Radial head and neck fractures：functional results and predictors of outcome [J]. The Journal of Trauma，2011，71（3）：643-648.

[13] 伊延民，陈宇鹤，郭秀峰. 桡骨头骨折保守治疗临床效果的影响因素分析 [J]. 中国实用医刊，2018，45（7）：70-73.

第八节　尺骨鹰嘴骨折

尺骨鹰嘴骨折古代称肘骨骨折、鹅骨骨折，多见于成人。

尺骨鹰嘴呈弯月状突起于尺骨近端。鹰嘴突与冠突之间，构成有一个深凹的关节面，称为半月切迹关节面。半月切迹关节面与肱骨滑车构成关节，即肱尺关节。肱尺关节是肘关节的一部分。鹰嘴突和冠突主要由松质骨构成，是外力经肘部传递的着力点之一。所以，鹰嘴突容易发生骨折。肱三头肌腱附着于鹰嘴后上部，表面为深筋膜，称为鹰嘴支持带。外侧支持带由肱三头肌外侧部和肘外侧副韧带的后束构成；内侧支持带由肱三头肌内侧部和肘内侧副韧带的后束构成。支持带分别向内外两侧延伸和附着于前臂深筋膜、鹰嘴近端的骨膜。肱骨内上髁的后侧光滑，有一纵行浅沟，称为尺神经沟。尺神经在此沟中走行，尺骨鹰嘴骨折时，可造成沟内尺神经损伤。

一、病因病机

尺骨鹰嘴骨折可由间接暴力或直接暴力引起，但以间接暴力所致者为多。

1. 损伤机制

（1）传达暴力造成的骨折　跌倒时，手掌触地，若肘关节突然屈曲，肱三头肌强力收缩，强大的牵拉力将造成鹰嘴的撕脱骨折或合并肱三头肌腱的撕裂。鹰嘴的撕脱骨折，其近端骨折块受肱三头肌的牵拉，往往发生不同程度的向上移位。骨折线多发生在鹰嘴窝平面，造成关节内骨折。骨折线亦可发生在鹰嘴窝平面以上或以下，造成关节囊外的骨折。儿童常发生青枝骨折。

（2）直接暴力造成的骨折　跌倒时肘关节在屈曲位，肘关节后方触地。地面的反作用力顶撞尺骨鹰嘴，或棍棒、石块等打击鹰嘴部，均可造成尺骨鹰嘴骨折。直接暴力造成的骨折，多系粉碎性骨折。且肱三头肌腱及其周围的软组织尚保持一定的连续性，故鹰嘴突的粉碎性骨折往往移位不大。但常致皮肤损伤，造成开放性骨折，有并发感染的风险。

2. 骨折类型

（1）关节囊外型骨折　不涉及关节面，预后多良好。

1）撕脱骨折：多为间接暴力造成。使肘关节屈曲之力和肱三头肌强力收缩的合力可造成鹰嘴近段的骨折和鹰嘴后侧肱三头肌腱及其周围软组织的撕裂。近骨折块在肱三头肌收缩力的牵拉作用下，向上移位。

2）裂缝骨折：多因间接暴力造成。使肘关节屈曲之力和肱三头肌强力收缩之力的合力使肱三头肌腱及其周围的软组织断裂，鹰嘴后侧发生骨折。但当骨折线尚未到达鹰嘴半月切迹的关节面时，作用力即消失，造成鹰嘴的裂缝骨折。骨折线仅发生在鹰嘴后半侧，未累及关节面，此类骨折多见于儿童。

（2）关节囊内型骨折　此型骨折之骨折线深达鹰嘴半月切迹的关节面，造成关节面不同程度的破坏，预后较关节囊外型差。根据骨折线和近端骨折块移位情况，又分为以下3种类型。

1）无移位或移位不大的裂缝骨折：多由间接暴力造成。若外力造成鹰嘴后部骨折时，当骨折线刚累及半月切迹关节面时，外力消失，骨折线附近的肱三头肌腱及其周围的软组织损伤较轻，保持一定的连续性，骨折近端无移位或移位不大。成人与儿童均可发生，以成人为多。对鹰嘴半月切迹关节面破坏较小，预后较好。

2）有明显移位的鹰嘴骨折：多由间接暴力造成。鹰嘴半月切迹关节面破坏严重，关节腔积血，近骨折块向上移位明显。骨折愈合后，半月切迹关节面不光滑，易遗留疼痛。

3）粉碎性鹰嘴骨折：多由直接暴力造成。骨折处骨片呈粉碎状。由于直接暴力对鹰嘴周围的软组织破坏不完全，保持一定的连续性，因此骨折块往往移位不大。但半月切迹关节面的破坏较严重，对肘关节功能恢复影响较大。

3. 骨折特点

1）肱三头肌牵拉骨折块引起的分离，是主要的移位倾向。

2）关节内骨折，关节面平整受破坏。

二、诊断

1. 临床表现

肘部损伤后，鹰嘴部发生疼痛和肿胀。若骨折造成关节腔内积血，鹰嘴突及肱三头肌腱两侧肿胀明显（肘关节积液征）。肘后皮肤及皮下瘀血，鹰嘴部压痛明显。扪摸鹰嘴部或被动活动肘关节时，可有骨擦音或骨擦感。骨折块有移位者，可触及骨折的裂隙，肘后三角关系被破坏。患者不能主动完成伸直肘关节的活动。若伴有尺神经损伤，可查及前臂尺侧和手部尺神经支配区的麻痹症状。X线正位片可了解有无合并骨折或脱位等损伤；侧位片容易确定有无鹰嘴骨折或骨折的类型。

2. 诊断要点

1）有肘部外伤史。

2）鹰嘴部疼痛、肿胀、压痛、可触及凹沟或骨擦音。

3）肘关节主动伸直活动丧失。

4）X线片正、侧位可显示骨折类型及移位情况。

3. 鉴别诊断

鹰嘴骨折需与子骨（肘髌骨）、鹰嘴骨骺和成人骨骺线未闭合相鉴别。鹰嘴尖端附近的肱三头肌腱内可存在子骨，系一完整游离骨片，表面光滑，与鹰嘴顶点之间有一小的间隙，多为双侧。鹰嘴骨骺8～11岁出现，14岁骨骺线闭合。成人骨骺线未闭合者多为双侧，较多见于女性。对骨折诊断有怀疑时，摄健侧X线片对照，有助于明确诊断。

三、治疗

1. 整复方法

先作肘关节穿刺，抽出关节腔内的积血。患者平卧，肘关节伸直于0°位，向骨折部位注入0.5%普鲁卡因10～20ml，10分钟后开始手法整复。术者一手固定前臂，另一手拇、食指将上移的骨折块向远侧推挤，使骨折复位。如为粉碎性骨折，可在X线透视下，根据骨折移位情况，对骨折块施以挤压手法，使其复位。在手法整复过程中，可微微做肘关节的屈伸活动，以促使肘关节的关节面恢复平整。

2. 固定方法

（1）固定范围 前后侧超肘关节夹板固定。

（2）固定位置 肘关节伸直位。

（3）固定要点 鹰嘴上方放置合骨垫。

（4）固定时间 伸肘位固定 3 周。

3. 推拿手法

骨折整复固定后 2 周，可于患侧上臂、前臂作拿法，于肘部作指揉、分筋手法。3 周后，可使用摇肘、扳肘手法。

4. 外固定器疗法

外固定器治疗尺骨鹰嘴骨折方法较多，如钳夹固定治疗尺骨鹰嘴骨折，体外张力带治疗尺骨鹰嘴骨折，微型外固定器治疗尺骨鹰嘴骨折，都取得了较好的疗效。下面介绍鹰嘴钳的临床应用。患者取侧卧位，患肢在上，伸肘。助手扶持患侧前臂，肘部常规消毒，分 3 点局部浸润麻醉。于骨折线下 5～10mm 处先用固定钳经皮固定尺骨，推骨折块复位，再用固定钩经皮透过皮质钩住鹰嘴骨块。而后将滑动部套入固定钳旋扭螺丝，一手推挤鹰嘴，一手拉紧固定钩，触摸骨折片复位时，将螺帽拧紧。无菌包扎，屈肘 90°，腕颈带悬吊于胸前。固定后 3 天、7天、12 天各复查 1 次 X 线片，如无不适感及分离情况，可维持固定，否则应重新调整。固定后即可开始指、腕关节活动，2 周后即可适当屈伸肘关节，3～4 周局部无压痛及异常，X 线片有骨痂形成，即可去除固定。一般儿童固定 3 周，成人 4 周左右。

5. 切开复位内固定

适应证：骨折移位明显，经手法复位失败者或不宜手法复位者均应行切开复位内固定治疗。

6. 练功活动

复位固定后即可开始手指、腕关节屈伸活动，如抓空增力、耸肩等，禁止做肘关节伸屈活动。第 4 周以后，在健手扶持下，逐步进行肘关节主动伸屈活动，严禁暴力被动屈肘。老年患者尤应早期加强功能锻炼。

7. 预防与调护

1）骨折复位固定后，即可开始腕、手指关节的屈伸活动。

2）闭合复位的骨折，固定后应每周透视复查 1 次。如有移位，及时矫正。

四、特色治疗方法

1. 林如高运用中药治疗骨折经验

药物：当归尾 60g，川芎 30g，三七 30g，苏木 60g，酒大黄 300g，酒续断 90g，骨碎补90g，醋煅自然铜 150g，泽泻 90g，茯苓 90g，枳壳 60g，桔梗 60g，酒防风 60g，白术 90g，血竭 30g，广木香 60g，五加皮 60g，杜仲 90g，白芷 60g，扁豆 60g，桃仁 60g，川红花 60g。

方法：上药共为细末，炼蜜为丸，每丸 9g，每日早晚各 1 丸，温开水或黄酒送服。

2. 刘柏龄运用中药治疗骨折经验

药物：当归 15g，赤芍 15g，丹参 15g，苏木 10g，桃仁 15g，泽兰 10g，没药 10g，乳香10g，骨碎补 15g，桑枝 15g，煅自然铜 10g，续断 20g，延胡索 15g，甘草 10g。

方法：上药 7 剂，水煎取汁 300ml，日 2 次，口服，早晚分服。

3. 王子平运用中药治疗骨折经验

药物：当归尾 12g，乳香 30g，没药 30g，自然铜 30g，骨碎补 30g，桃仁 30g，大黄 30g，雄黄 30g，白及 30g，血竭 15g，地鳖虫 15g，三七 15g，红花 15g，儿茶 15g，麝香 15g，朱砂 6g，冰片 6g。

方法：上药共为细末，每次服 2～3g，每日 2 次。

五、现代研究进展

尺骨鹰嘴骨折是肘关节疾病之一，是冠突以上部位的骨折，较容易发生移位[1]。故尺骨鹰嘴骨折的治疗主要是恢复其正常解剖关系，并且能够牢固固定，以及进行有效的功能锻炼，促使其尽快恢复功能。程省等[2]回顾性分析尺骨鹰嘴骨折 106 例患者的临床资料，其中可吸收组以可吸收钉联合可吸收缝线治疗 56 例，不可吸收组以克氏针张力带治疗 50 例，得出针对尺骨鹰嘴骨折，采用可吸收钉联合可吸收缝线手术复位内固定治疗具有安全、高效的应用优势。张骏等[3]通过比较普通克氏针、解剖型锁定钢板及预断式带孔克氏针治疗尺骨鹰嘴骨折的临床疗效中得出普通克氏针术后并发症较多；解剖型钢板手术创伤较大，骨折愈合时间长；而预断式带孔克氏针不仅手术创伤小，有助于骨折愈合，且术后并发症相对较少，对于尺骨鹰嘴骨折患者可考虑此种内固定治疗。张博等[4]应用解剖锁定钢板治疗闭合性粉碎性尺骨鹰嘴骨折 22 例病患中得出解剖锁定钢板治疗粉碎性尺骨鹰嘴骨折能够为术后早期功能康复提供足够的稳定性，并能获得优良的骨愈合率和临床效果。查晔军等[5]通过对 4 例尺骨鹰嘴骨折的患者应用鹰嘴雪橇板固定技术治疗后得出结论，鹰嘴雪橇板的低切迹设计和一体化设计避免了张力带和钢板常见的内固定物激惹现象，操作简单，对于简单和轻度粉碎的尺骨鹰嘴骨折是一种理想的内固定方式，但不适用于严重粉碎的尺骨鹰嘴骨折。

参 考 文 献

[1] Brolin T J, Throckmorton T. Olecranon fractures [J]. Hand Clinics, 2015, 31（4）：581-590.
[2] 程省，陈泓燕，王海羽，等. 可吸收张力带固定尺骨鹰嘴骨折 [J]. 中国矫形外科杂志，2022，30（3）：287-288.
[3] 张骏，陈定爽，刘东旭，等. 尺骨鹰嘴骨折的内固定选择及临床疗效对比 [J]. 中国骨伤，2020，33（7）：602-608.
[4] 张博，刘林涛，东靖明. 解剖型钩钢板治疗尺骨鹰嘴骨折 [J]. 中国矫形外科杂志，2018，26（14）：1249-1253.
[5] 查晔军，蒋协远，公茂琪. 雪橇板技术治疗尺骨鹰嘴骨折的临床观察 [J]. 中国骨伤，2019，32（4）：339-345.

第九节 尺骨上 1/3 骨折合并桡骨头脱位

尺骨上 1/3 骨折合并桡骨头脱位又称蒙泰贾（Monteggia）骨折，是指半月切迹以下的尺骨上 1/3 骨折，伴桡骨头自肱桡关节与上尺、桡关节脱位。这种骨折可发生于各个年龄段，但以儿童多见。桡神经在桡骨头附近分为深浅两支，深支穿旋后肌走行于前臂背侧，浅支伴桡动脉走行于掌桡侧。脱位的桡骨头，可牵拉桡神经造成损伤。

一、病因病机

直接暴力或间接暴力均可造成尺骨上 1/3 骨折伴桡骨头脱位，但以间接暴力多见。

1. 损伤机制

关于骨折发生机制，目前认识尚不统一，有先骨折后脱位与先脱位后骨折两种观点。幼儿发生蒙泰贾骨折时，可以仅见尺骨上 1/3 骨折而无桡骨头脱位，似乎更支持先骨折后脱位的观点。间接或直接暴力致伤时，先造成尺骨上 1/3 骨折，残余暴力的牵拉，可引起环状韧带撕裂和桡骨头脱位。根据暴力的性质及受伤时肘关节位置的不同，可引起伸直型、屈曲型、内收型、特殊型等骨折。

2. 骨折类型

（1）伸直型　多见于儿童。肘关节伸直和过伸位跌倒，前臂旋后，掌心触地，身体重力自肱骨传向下方，地面反作用力通过掌心传向上方，造成尺骨斜行骨折。残余暴力转移至桡骨上端，迫使桡骨头冲破环状韧带，向前外方脱位。骨折断端向掌桡侧成角。如外力直接打击尺骨背侧，亦可造成伸直型骨折，此时骨折线呈横断或粉碎性。

（2）屈曲型　多见于成人。肘关节屈曲，前臂旋前位跌倒，掌心触地，躯干重力通过肱骨传向后下方，地面反作用力由掌心向上传，在尺骨较高部位发生骨折。骨折线呈横断或短斜行，桡骨头由于肘关节屈曲及向后传达的残余暴力作用，使其向后外方脱位。骨折向背、桡侧成角。

（3）内收型　常见于幼儿。上肢在内收位向前跌倒，暴力自肘内方推向外方，在尺骨喙突部发生横行骨折，或纵行劈裂骨折。虽然骨折移位少，但多有向桡侧成角，桡骨头向外侧脱位。

（4）特殊型　较少见。为机器绞轧或重物撞击所引起，先造成尺、桡骨干中上 1/3 骨折，再引桡骨头向掌侧脱位。

3. 骨折特点

1）尺骨骨折多有成角。

2）桡骨头脱位方向与骨折成角方向一致。

3）伸直型骨折较多见，屈曲型骨折畸形难矫正。

4）儿童多为伸直型骨折或内收型骨折。

5）内收型骨折易合并桡神经深支损伤。

二、诊断

1. 临床表现

伤后肘部及前臂肿胀、疼痛，前臂旋转功能及肘关节屈伸功能障碍。移位明显者，可见尺骨成角畸形。肘部可摸到脱出的桡骨头，在骨折和脱位处可查得压痛。被动旋转前臂时有锐痛，并可引出骨擦音及假关节活动。检查时应注意腕和手指的感觉及运动功能，以便确定有无合并桡神经损伤。X 线正、侧位检查可以明确骨折类型及移位情况。X 线摄片应包括肘、腕关节，以便发现有无合并下尺、桡关节脱位。

2. 诊断要点

1）肘部或前臂外伤史。

2）前臂及肘部疼痛、肿胀、功能障碍。

3）骨折处和脱位处可查得压痛。

4）尺骨骨折处畸形，可查得骨擦音或假关节活动。

5）X 线片显示尺骨上 1/3 骨折、桡骨头脱位。

3. 鉴别诊断

儿童内收型骨折应与尺骨鹰嘴骨折相鉴别。因桡骨头脱位可自动还纳，故一旦发现尺骨上 1/3 骨折，便可视作蒙泰贾骨折。

三、治疗

1. 整复方法

（1）伸直型　患者仰卧或坐位，肩略外展，肘关节伸直，前臂处于中立位。近折端助手握持上臂下段，远折端助手握持腕部，行拔伸牵引2～3分钟，矫正重叠移位。术者双手拇指置于桡骨头桡侧和掌侧，向尺侧、背侧推挤，同时嘱牵引远端的助手徐徐将肘关节屈曲至90°，使桡骨头复位。尺骨的重叠移位及向掌侧、桡侧的成角移位也可得到矫正。如尺骨仍有残余移位，嘱近端助手固定住桡骨头，防止再脱位。然后术者捏住骨折断端进行分骨，并加大骨折处向掌侧的成角，再向背侧按压，使尺骨复位，亦可术者紧捏尺骨骨折端，远端助手在牵引下小幅度反复旋转前臂，并慢慢屈曲肘关节至120°位，利用桡骨的支撑作用使尺骨复位。

（2）屈曲型　患者仰卧，肩外展70°，肘关节处于半屈伸位。近折端助手握持上臂下段，远折端助手握持腕部，持续牵引2～3分钟，矫正重叠移位。术者双拇指置于桡骨头的背侧和桡侧，向掌侧、尺侧推挤，使桡骨头复位。然后术者两手分别捏住尺骨骨折的远近骨折端进行分骨，并将远折端向掌侧挤按，使尺骨复位。

（3）内收型　采用拳击法整复。患肘屈曲，前臂置于中立位，肘部尺侧垫棉垫。近折端助手握持上臂下段，远折端助手握持腕部，微用力牵引。术者扪准桡骨头后，拳击桡骨头桡侧2～3次，利用桡骨挤压尺骨的角顶，矫正尺骨向桡侧的成角。尺骨向桡侧的成角畸形消除，桡骨头便能顺利复位。

（4）特殊型　患者仰卧，肩外展70°，肘关节置伸直或半伸直位。近折端助手握持上臂下段，远折端助手握持腕部，持续牵引3～5分钟，矫正重叠移位。术者双拇指置于桡骨头掌侧，向背侧推挤，使桡骨头复位。然后使肘关节屈曲至90°，前臂旋后，术者用分骨、成角反折、提按手法整复尺骨移位。如仍有少许残余移位，可在桡骨头稳定后再矫正。

2. 固定方法

（1）压垫放置　以尺骨骨折平面为中心，于前臂的掌侧与背侧各置一分骨垫。平垫放置于伸直型骨折的掌侧，屈曲型骨折的背侧，以及尺骨内侧的上、下端。葫芦垫放置于伸直型骨折和特殊型骨折的前外侧，屈曲型骨折的后侧、内收型骨折的外侧，用胶布固定。然后放置长度适宜的夹板，用4道布带扎缚。

（2）固定位置　伸直型骨折、内收型骨折和特殊型骨折固定于肘关节极度屈曲位2～3周，待骨折稳定后，改为肘关节屈曲90°位固定2周。屈曲型骨折固定于肘关节伸直位2～3周后，改为肘关节屈曲90°位固定2周。

3. 推拿手法

复位固定后，可在上臂、手部使用拿法、揉法，以散瘀消肿。3周后，可在骨折处使用分筋、理筋、指揉法，舒筋活络。后期，可使用摇肘、扳肘，被动旋转前臂的手法，促进功能恢复。

4. 外固定器疗法

适应证：①新鲜开放蒙泰贾骨折（旧称孟氏骨折），伤口超过2cm；②伤肢肿胀严重，不宜采用夹板或石膏固定者；③手法复位夹板固定失败2次以上者；④陈旧性蒙泰贾骨折失去闭合复位外固定机会者。

固定方法：患者平卧，臂丛神经阻滞麻醉，常规消毒铺巾。如为开放性骨折，可先行清创术。前臂旋后60°，在桡骨茎突上2cm，自尺侧向桡侧穿入一枚直径1.5mm的克氏针，横贯尺、桡两骨，从桡侧皮肤穿出，针与尺骨长轴垂直。另一针穿过尺骨鹰嘴，亦由尺侧向桡侧穿出。将前臂复位固定器固定在2枚克氏针上，调节支撑杆上的螺母，使复位固定器牵引骨折端，纠正尺骨的缩短和成角移位。术者再以拇指按压桡骨头使之复位，桡骨头亦可自动复位。前臂复位固定器治疗蒙泰贾骨折，利用其牵引作用首先恢复前臂的长度，为桡骨头复位创造了条件。即使桡骨头当时不能完全复位，术后利用压板的挤压，也可使桡骨头自行还纳。

5. 经皮穿针内固定

对特别不稳定的蒙泰贾骨折，尤其是复位后固定不稳定者，可考虑行闭合复位穿针内固定治疗。固定的基本方法是：臂丛神经阻滞麻醉下，采用相应的整复手法，先将桡骨头复位，于肘后经肱骨小头、桡骨头穿针固定肱桡关节，然后手法复位尺骨，自尺骨鹰嘴处穿针进入尺骨髓腔，经过断端将尺骨固定，针尾折弯留于皮肤外。术后应用石膏托或石膏管型屈肘90°固定。肱骨小头穿针3周后拔除，尺骨穿针4～6周拔除。经肱骨小头穿针，针有被折断的可能，且往往影响日后肘关节的功能活动，应严格掌握适应证。一般情况下，若尺骨骨折对位较好，桡骨头复位也较稳定，可仅采用闭合穿针固定尺骨骨折。

6. 切开复位内固定

适应证：①某些手法复位外固定失败者，或骨折虽已整复，而桡骨头脱位不能还纳者。②陈旧性损伤，肘关节伸屈功能受限及前臂旋转障碍。手术的目的在于矫正尺骨畸形及维持桡骨头稳定并恢复其功能。合并桡神经深支损伤的蒙泰贾骨折，多为轻度牵拉伤，桡骨头复位后一般都能自行恢复，无手术必要。

7. 练功活动

功能锻炼要注意活动范围及时间，一般较前臂骨折要晚些。因蒙泰贾骨折部位高，桡骨头脱位影响了肘关节的早期活动，过早地练习肘关节的伸屈活动，不但有碍环状韧带的修复，且因肱二头肌的牵拉易引起桡骨头再脱位，或致尺骨向前或向后成角。因此，早期可做屈伸手指和握拳运动，3周后再逐渐练习肘关节屈伸活动，且应注意保持前臂中立位。前臂旋转活动要待6～7周后，经X线证实尺骨骨折已愈合，桡骨头无脱位方可进行。

8. 预防与调护

1）骨折固定后，应抬高患肢，并注意观察伤肢血液循环情况。

2）早期，可作腕、手指的屈伸活动，3周后，可行前臂的旋转活动及肘关节的屈伸活动。

四、特色治疗方法

1. 林如高运用中药治疗骨折经验

药物：当归尾60g，川芎30g，三七30g，苏木60g，酒大黄300g，酒续断90g，骨碎补90g，醋煅自然铜150g，泽泻90g，茯苓90g，枳壳60g，桔梗60g，酒防风60g，白术90g，血竭30g，广木香60g，五加皮60g，杜仲90g，白芷60g，扁豆60g，桃仁60g，川红花60g。

方法：上药共为细末，炼蜜为丸，每丸9g，每日早晚各1丸，温开水或黄酒送服。

跌仆损伤，筋骨损伤者，必血瘀气滞，肢体失运。综观药性，本方有活血祛瘀、理气壮筋补骨之功。

2. 刘柏龄运用中药治疗骨折经验

药物：当归15g，赤芍15g，丹参15g，苏木10g，桃仁15g，泽兰10g，没药10g，乳香10g，骨碎补15g，桑枝15g，煅自然铜10g，续断20g，延胡索15g，血竭2g，三七10g，甘草10g。

方法：上药7剂，水煎取汁300ml，日2次，口服，早晚分服。

3. 施维智运用中药治疗骨折经验

药物：当归9g，赤芍4.5g，川芎4.5g，红花4.5g，桃仁4.5g，乳香4.5g，没药4.5g，王不留行籽 9g，枳壳 4.5g，山楂 9g，络石藤 4.5g，苏木 9g，自然铜 9g。

方法：日 1 剂，水煎 2 次，取汁约 200ml。每次 100ml，每日 2 次。

五、现代研究进展

蒙泰贾骨折为常见性前臂肘关节复合损伤，多见于儿童。儿童陈旧蒙泰贾骨折多由漏诊、误诊、处理不当等引起，临床主要表现为青枝骨折、完全骨折、尺骨弓形征、塑性变形[1]等。裴飞舟等[2]对 56 例儿童陈旧蒙泰贾骨折临床诊治分析发现儿童陈旧蒙泰贾骨折多由错诊、漏诊、处理不当引起，应对患儿进行全面、细致的检查，以避免陈旧蒙泰贾骨折的发生。尺骨截骨术对于儿童陈旧蒙泰贾骨折有满意的临床效果。曾裴[3]在《儿童陈旧孟氏骨折治疗现状和展望》一文中表述治疗陈旧蒙泰贾骨折，重建环状韧带可使桡骨小头稳定。稳定的前提是桡骨小头达到同心圆复位，结合陈旧蒙泰贾骨折病理改变，单靠环状韧带重建是不能得到的，这也是当今学者对环状韧带重建术治疗陈旧蒙泰贾骨折质疑点；又发现儿童陈旧蒙泰贾骨折不单是环状韧带损伤造成桡骨小头的脱位，还存在尺骨的病理学改变，尺骨成角畸形愈合，长期桡骨脱位可导致尺、桡骨生长比例失调。通过尺骨截骨术可以改善症状。

Bado Ⅱ型蒙泰贾骨折又称后向型蒙泰贾骨折或反向型蒙泰贾骨折，临床上相对少见，是摔倒时肘关节屈曲位着地引起的一种低能量损伤，表现为桡骨头向后脱位、尺骨近端骨折、冠突骨折、桡骨头骨折、肱尺关节不稳定，部分患者伴有外侧副韧带损伤，刘亚非[4]《改良 Boyd 切口治疗 Bado Ⅱ型孟氏骨折》一文指出改良 Boyd 切口能够对 Bado Ⅱ型蒙泰贾骨折有良好的显露，具有直观、操作方便等优点。

谢克波[5]用手法闭合复位纸夹板外固定治疗蒙泰贾骨折得出，通过此方式实现动静结合治疗蒙泰贾骨折，可早期去除外固定，短、中期疗效显著。

参 考 文 献

[1] Fabricant P D，Baldwin K D. Missed pediatric monteggia fracture：a 63-year follow-up［J］. The Journal of Pediatrics，2015，167（2）：495.
[2] 裴飞舟，马俊，杨国志，等. 56 例儿童陈旧孟氏骨折临床诊治分析［J］. 中国矫形外科杂志，2016，24（24）：2300-2302.
[3] 曾裴. 儿童陈旧孟氏骨折治疗现状和展望［J］. 中国矫形外科杂志，2013，21（10）：981-983.
[4] 刘亚非，黄万新，李兴华. 改良 Boyd 切口治疗 Bado Ⅱ型孟氏骨折［J］. 中国修复重建外科杂志，2018，32（6）：773-775.
[5] 谢克波，郝博川. 手法闭合复位纸夹板外固定治疗 Monteggia 骨折［J］. 中国骨伤，2021，34（9）：870-875.

第十节 尺、桡骨干双骨折

尺、桡骨干双骨折又称手骨两胫俱断、正辅骨骨折、腕臂骨骨折等，为较常见的前臂损伤，约占全身骨折的 6%。骨折多发生于前臂中 1/3 和下 1/3 部，常见于儿童及青壮年。

一、病因病机

直接、间接或扭转暴力均可引起尺、桡骨干双骨折。

1. 损伤机制

（1）直接暴力　重物压砸或撞击，多使尺、桡骨在同一平面形成横行、粉碎性或多段骨折，常合并严重的软组织损伤。

（2）间接暴力　伤时手掌着地，其致伤暴力的传递与年龄有关。成人，暴力主要沿桡骨传递。桡骨干骨折后，残余暴力沿着骨间膜传至尺骨，引起尺骨干骨折。故桡骨骨折线高，多为横行；尺骨骨折线低，多为短斜行。儿童，暴力沿尺、桡双骨传递，易致中 1/3 尺、桡骨干双骨折。

（3）扭转暴力　伤时手掌着地，躯干倾斜，暴力主要沿尺骨传递，引起骨折时尺骨骨折线高，桡骨骨折线低，多为双骨斜行或螺旋形骨折。这类骨折常伴有皮肤及软组织的擦伤或挫裂伤。

2. 骨折类型

（1）青枝型　见于儿童。骨折位于中下 1/3 部，骨折线同平面，多为掌侧成角畸形。

（2）完全型　见于成人。骨折线不在同一平面，以横行、短斜行多见，可有侧方、重叠、成角、旋转移位。

3. 骨折特点

1）儿童多为青枝骨折，掌侧成角多见。

2）完全骨折，桡骨多有旋转移位，因旋后肌及旋前方肌牵拉桡骨而致。桡骨上 1/3 骨折，骨折近端旋后，远端旋前；中、下 1/3 骨折，骨折近端处于中立位，远端旋前。

3）再移位倾向大，为旋前方肌的牵拉力和剪力所致。

4）容易遗留前臂旋转功能障碍，由残余的成角、侧方移位及尺、桡关节囊的挛缩引起。

二、诊断

1. 临床表现

伤后前臂肿胀、疼痛、肢体畸形、旋转功能障碍。完全骨折可扪及骨擦音，青枝骨折局部压痛明显，有纵向叩击痛。X 线摄片可以明确骨折类型及移位情况。摄片应包括上尺、桡关节与下尺、桡关节，注意有无脱位。

2. 诊断要点

1）前臂有外伤史。

2）前臂肿胀、疼痛、旋转功能障碍。

3）青枝骨折前臂多有掌侧成角畸形，局部可扪及压痛，并有纵向叩击痛。

4）完全骨折有骨擦音和异常活动。

5）X 线片显示，青枝骨折骨折线多位于尺、桡骨中 1/3，并向掌侧成角；完全骨折骨折线多不在同一平面，断端可为横行、短斜行、粉碎性，多有旋转、重叠或侧方移位。

3. 鉴别诊断

成人尺、桡骨干双骨折应与特殊型蒙泰贾骨折相鉴别，X 线摄片可明确诊断。儿童尺、桡骨干双骨折应与尺、桡骨下 1/3 骨折相鉴别，根据骨折部位、移位特点及 X 线片表现不难区别。

三、治疗

1. 整复方法

（1）青枝骨折　压垫三点加压放置，夹板固定后，近端助手握持肘部，远端助手握持大、小鱼际部牵引，术者双手掌分别置于骨折处的掌背侧部，十指交叉，合力挤按骨折成角部位，远端助手在持续牵引下配合屈曲腕关节，以协助整复。

（2）严重粉碎性骨折 压垫、夹板固定后，近端助手握持肘部，远端助手握持大、小鱼际部持续牵引 2～3 分钟，以矫正成角移位。在维持牵引下术者双掌根沿前臂掌背侧由近向远挤按，通过掌背侧分骨垫挤压骨折碎块，矫正侧方移位，使尺、桡骨间隙恢复正常。

（3）其他类型的移位骨折 患者平卧，肩外展 70°，屈肘 90°，在臂丛神经麻醉下，选择下列手法整复。

1）牵引：近端助手握持肘上部，远端助手握大、小鱼际部，顺势对抗牵引 3～5 分钟，以矫正成角和重叠移位。然后，根据桡骨骨折近端的旋转移位方向，调整远端的牵引位置。桡骨骨折线位于上 1/3 部者，因近折端旋后，将前臂置于旋后位牵引；桡骨骨折线位于中、下 1/3 部时，前臂置于中立位牵引。牵引力量应持续、稳定，不可忽紧忽松，摇摆晃动。

2）分骨：是矫正尺、桡骨骨折端向中间靠拢，骨间隙变窄，桡骨旋转移位的重要手法。术者两手拇指及食、中、无名三指分别置于骨折部的掌、背侧，对向用力，沿前臂横径方向挤压骨间隙，并牵拉尺、桡骨向两侧分开，使骨间隙张开，骨间膜紧张，可矫正旋转及侧方移位。分骨时，手法力度应深达骨骼。否则，不仅无效，还可能损伤皮肤。

3）折顶：用于横行骨折重叠移位，经拔伸牵引而未能矫正者。折顶手法能比较省力地矫正重叠移位及侧方移位。骨折远端重叠于背侧时，宜将前臂置于旋前位整复。骨折远端重叠于掌侧时，应在前臂旋后位整复。术者两手拇指置于骨折远端处，其余四指置于骨折近折端处。先上提远端，加大成角，至一定程度时，骤然向回反折。反折时，拇指按压远折端向下，食、中、无名三指托顶近折端向上。折顶时，术者手指的着力点要准确，远端助手应顺势变换牵引方向，配合默契。

4）挤按：用于重叠、旋转、成角畸形已矫正，尚有残余的侧方移位者。术者一手在分骨情况下固定骨折一端，另一手提按或推挤骨折的另一端，矫正其侧方移位。桡侧或尺侧的侧方移位向中心挤按，掌侧或背侧的侧方移位行掌背侧挤按。

5）回旋：用于螺旋形或斜行骨折，骨折端有背向移位者，可省力地矫正移位。术者一手固定骨折近端，另一手拇指推挤骨折远端，沿骨折移位所形成的损伤通道返回原位，使两骨折面对位。然后，再施以分骨、挤按手法，使残余移位矫正，断面紧密接触。

2. 固定方法

（1）固定范围 掌、背侧夹板超腕关节固定，防止旋转移位。

（2）固定器材 掌、背、尺、桡侧夹板共 4 块。分骨垫 2 块，成人长 6～7cm，儿童长 4～5cm，平垫 3～4 块，高低垫 2 块。

（3）固定要点

1）平垫：侧方移位按两点加压法放置；成角移位按三点加压法放置。

2）高低垫：用于骨折远近端有掌、背侧异向移位倾向时，按两点加压法放置。

3）分骨垫：用于骨折有旋转移位，骨间隙变窄时。骨折线不在同一平面时，分骨垫放在两骨折线之间；骨折线在同一平面时，分骨垫的中点正对骨折线放置。

4）中立位托板：夹板固定后，肘关节屈曲 90°，伤肢置中立位托板上，悬吊于胸前。

（4）固定时间 儿童固定 3～4 周，成人固定 6～7 周。

3. 推拿手法

青枝骨折复位固定 2 周后，可在骨折处与尺、桡骨间隙等部位使用指揉法、分筋、拿法，以舒筋活络，消除粘连。完全骨折在复位固定 3 周后，可于尺、桡骨间隙及骨处使用分筋、理筋、拿法，以消散瘀滞，松解粘连。解除固定后，可作前臂旋前或旋后的扳法。

4. 外固定器疗法

外固定器疗法是在远离骨折部的骨干两端闭合穿入骨圆针，通过一个能够调节的支架固定骨圆针。因其有复位和固定两种作用，所以又称复位固定器。主要适用于前臂严重的开放性骨折，软组织损伤较重者，或不稳定的前臂骨折手法整复夹板固定失败者。

5. 经皮穿针内固定

经皮穿针内固定治疗前臂骨折是在切开复位内固定和闭式复位外固定的基础上发展起来的，主要适用于手法复位后外固定难以维持对位的尺、桡骨干双骨折。

6. 切开复位内固定

适应证：①手法复位失败；②软组织损伤严重的开放性骨折；③同侧肢体有多发性损伤；④对位不良的陈旧性骨折，手法已不能整复者；⑤骨缺损或伴有血管、神经损伤者及骨折延迟愈合或不愈合者。

手术在直视下准确对位。用钢板螺钉固定或髓内钉固定。

7. 练功活动

初期鼓励患者作手指、腕关节屈伸活动及上肢肌肉舒缩活动；中期开始作肩、肘关节活动，如弓步云手，活动范围逐渐增大，但不宜作前臂旋转活动。解除固定后作前臂旋转活动。

8. 预防与调护

1）复位固定后早期应注意观察患肢血液循环及夹板松紧度，防止前臂缺血性肌挛缩的发生。

2）复位后前3周，每周X线透视复查骨折对位情况1次，短斜行骨折容易发生再移位，需及时矫正。

四、特色治疗方法

1. 林如高运用中药治疗骨折经验

药物：制乳香60g，制没药60g，血竭180g，煅礞石90g，醋煅自然铜120g，煅狗骨90g，麝香3g，酒炒地鳖虫30g，肉桂15g，煅硼砂150g，木香60g，三七90g，骨碎补90g。

方法：上药共为细末，炼蜜为丸，每丸9g，每日早晚各1丸，温开水或黄酒送服。

2. 石幼山运用中药治疗骨折经验

药物：血竭、制乳香、制没药、制锦纹、地鳖虫、红花、当归尾、麻黄炭、参三七、煅自然铜、雄黄、辰砂、冰片。

方法：上药共为细末，每日用开水送服1～2g。

3. 刘柏龄运用中药治疗骨折经验

药物：当归12g，地鳖虫15g，丹参15g，苏木10g，桃仁15g，泽兰10g，没药10g，乳香10g，骨碎补15g，三七15g，自然铜10g，红花20g，延胡索15g，血竭2g，甘草10g。

方法：上药共14剂，水煎取汁300ml，日2次，口服，早晚分服。

五、现代研究进展

儿童尺、桡骨远端双骨折是儿童较为常见的骨折，多由直接暴力所引起，骨折断端在肌肉的牵拉下常出现短缩、重叠、成角和侧方移位[1]，盛红枫[2]通过闭合折顶整复手法结合夹板固定治疗儿童尺、桡骨远端双骨折取得良好的疗效，发现通过此方法治疗的儿童尺、桡骨远端双骨折复位成功率高，并发症少，降低术者操作难度的同时可减轻患者痛苦。

郭海滨[3]治疗儿童前臂骨折应用弹性髓内钉固定，发现弹性髓内钉固定尺、桡骨骨折，与切开复位钢板内固定相比有同样良好的愈合率，而且创伤更小，安全、可靠。马一平[4]通过克氏针辅助复位弹性钉治疗儿童严重移位尺、桡骨骨折观察得出，弹性髓内钉符合儿童骨折治疗的生物力学特点，治疗儿童尺、桡骨骨折具有创伤小、操作相对简单、骨折愈合快、并发症少的优点，利用克氏针辅助复位，有助于移位严重的尺、桡骨骨折的闭合复位。李连华[5]对固定前臂骨干骨折的方式钢板内固定和髓内针内固定进行分析。钢板内固定的优点是可以解剖复位，缺点是剥离多，对血供破坏大，手术并发症多，而且容易发生再骨折。髓内针内固定优点是微创，但缺点是控制旋转能力相对较差。前臂骨干骨折钢板内固定和髓内针内固定哪种修复效果更优，目前尚无定论。但两种方式临床中应用未见明显差异性，故治疗本疾病两种方式均可。

参 考 文 献

[1] TANG H C，CHEN Q Y，REN G Y. Manipulative small splint external fixation for the treatment of distal ulna and radius fractures in children [J]. Zhonggu Gu Shang / China J Orthop Trauma，2010，23（8）：585−586. Chinese with abstract in English.

[2] 盛红枫，陆建伟，郭峭峰，等. 闭合折顶整复手法结合夹板固定治疗儿童尺、桡骨远端双骨折 [J]. 中国骨伤，2021，34（2）：153-156.

[3] 郭海滨，路真. 弹性髓内钉治疗儿童前臂骨折的疗效观察 [J]. 中国矫形外科杂志，2019，27（24）：2286-2288.

[4] 马一平，胡成挺，陈林，等. 克氏针辅助复位弹性钉治疗儿童严重移位尺、桡骨骨折 [J]. 中国矫形外科杂志，2015，23（10）：956-958.

[5] 李连华，王浩，吴大龙，等. 钢板和髓内针置入修复成人前臂骨干骨折的 Meta 分析 [J]. 中国组织工程研究，2014，18（40）：6548-6552.

第十一节　尺、桡骨干单骨折

尺骨干骨折

尺骨古称臂骨、地骨、正骨等。尺骨干上粗下细，侧位观中段以上有 6.4°向背侧突的生理弧度。尺骨位置表浅，其背侧及尺侧均可在皮下触摸清楚。尺骨干骨折较少见，偶见于青壮年。

一、病因病机

直接暴力或间接暴力均可造成尺骨干骨折，但以直接暴力为多见。

1. 损伤机制

直接暴力所致者多为前臂遭受打击、挤压或撞击而引起，常为横行骨折或粉碎性骨折。

间接暴力所致者较少，跌倒时手掌着地，如躯干前俯或后仰，使尺骨遭受扭转暴力，可在尺骨中下 1/3 交界处发生螺旋形骨折。

2. 骨折类型

（1）中、上 1/3 骨折　多为直接暴力引起的横行骨折或粉碎性骨折，因桡骨尚完整，故骨折移位不多，偶可因肌肉的牵拉而发生掌、背侧的侧方移位或向背侧的成角。

（2）中、下 1/3 骨折　骨折线多为螺旋形或短斜行，因旋前方肌的牵拉，远端容易向掌侧移位。

3. 骨折特点

1）上或下 1/3 骨折容易合并尺、桡关节脱位。

2）下 1/3 骨折容易发生延迟愈合。

二、诊断

1. 临床表现

伤后前臂尺侧疼痛、肿胀、瘀斑，如有成角时可出现畸形。局部有明显压痛和纵向叩击痛，旋转前臂可使疼痛加重。X 线摄片可了解骨折类型和移位情况。尺骨上、下 1/3 骨折摄片应包括相应的尺、桡关节，以了解有无合并尺、桡关节脱位。

2. 诊断要点

1）前臂尺侧有直接或间接外伤史。

2）前臂旋转功能受限。

3）前臂尺侧局限性压痛或凹凸畸形。

4）X 线片显示骨折部位及移位情况。

3. 鉴别诊断

尺骨干上 1/3 骨折应与蒙泰贾骨折相鉴别，下 1/3 骨折应排除下尺、桡关节脱位。

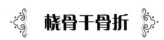

桡骨干骨折

桡骨干骨折亦称辅骨骨折、缠骨骨折、昆骨骨折、天骨骨折。单纯桡骨干骨折临床并不多见，约占前臂骨折总数的 12%。桡骨的功能主要是参与前臂的旋转活动和支持前臂。桡骨干上 1/3 骨质较坚固，且有较厚的肌肉包裹，不易发生骨折。桡骨中、下 1/3 段肌肉较少，较易发生骨折，特别是桡骨中、下 1/3 交界处，为桡骨生理弯曲度最大之处，是应力上的弱点，故骨折多发生于此处。桡骨干骨折后，因有尺骨支持，骨折端重叠移位不多，但因肌肉牵拉形成的旋转移位常见。因此，桡骨骨折旋转移位纠正得如何，为治疗成功与否的关键所在。桡骨单骨折多见于青少年，在幼儿常发生不全骨折或青枝骨折。

一、病因病机

1. 病因

（1）直接暴力　如打击伤，多引起粉碎性骨折，桡骨干中、下 1/3 处常见。

（2）间接暴力　如跌伤，多引起横行骨折或短斜行骨折，桡骨干中、上 1/3 处易发生。

2. 骨折类型

（1）按骨折线分类　横行骨折、短斜行骨折、粉碎性骨折。

（2）按骨折部位分类

1）上 1/3 骨折：近折端旋后、远折端旋前移位，两断端形成掌背侧移位可达 2cm 左右。

2）中、下 1/3 骨折：当骨折线位于旋前圆肌止点以下时，骨折近端在中立位，远端旋前移位。

3. 骨折特点

1）因旋后肌牵拉，上 1/3 骨折畸形难以矫正。

2）再移位倾向力大，容易形成尺侧成角。

二、诊断

1. 临床表现

骨折处肿胀、压痛，可扪得骨擦音，前臂旋转功能障碍。X 线摄片可显示骨折部位。

X 线检查，桡骨干下 1/3 骨折摄片应包括腕关节，注意有无下尺、桡关节脱位。X 线片可发现：上 1/3 骨折，近折段多移向桡、背侧，远折段处于中立位或移向掌、尺侧。中、下 1/3 骨折，近折段处于中立位，远折段移向掌侧。

2. 诊断要点

1）前臂外伤史。

2）其余要点同临床表现。

3. 鉴别诊断

桡骨干单骨折应与盖氏骨折、桡骨远端骨折相鉴别。盖氏骨折骨折线位于桡骨干下 1/3 处，但合并有下尺、桡关节脱位。桡骨远端骨折骨折线位于距桡腕关节面 2～3cm 处。

三、治疗

1. 整复方法

患者坐位，肩外展 70°，肘关节屈曲 90°。近折端助手握持上臂下段，远折端助手握持患手。

（1）牵引 骨折远、近端助手对抗牵引，以矫正旋转及成角畸形。尺骨干上、中 1/3 骨折，前臂置中立位牵引；尺骨干下 1/3 骨折，前臂置旋前位牵引。

（2）提按 术者双手拇、食指分别捏持骨折远、近端上提下按，矫正侧方移位及成角畸形。

（3）分骨 尺骨干下 1/3 骨折，应用分骨手法可矫正骨折远端向桡侧的移位。

2. 固定方法

（1）固定位置 尺骨干上、中 1/3 骨折，将前臂固定于中立位；尺骨干下 1/3 骨折，尺侧夹板超过腕关节，以维持桡偏位，前臂固定于旋前位。肘关节屈曲 90°，三角巾悬吊前臂于胸前。

（2）压垫放置 骨折有掌、背侧移位时，在移位的断端处放置平垫；若骨折端有向骨间隙移位的倾向时，应在骨折处掌、背侧骨间隙各放 1 个分骨垫。

（3）固定时间 4～5 周。

3. 推拿手法

早期在患侧肘部、手部使用拿法、揉法及理筋手法，以散瘀消肿。中、后期可在骨折处骨间隙作指揉、分筋来松解粘连，并辅以前臂的被动旋转扳法。

4. 经皮穿针内固定

1）主要适用于不稳定的尺骨骨折或手法复位外固定失败者。臂丛麻醉下，采用相应整复手法维持骨折对位。常规消毒铺巾，在 X 线透视下，于尺骨鹰嘴处穿入一粗细合适的三棱针，经过断端将尺骨固定。针尾折弯埋于皮下或留于皮外。术后用夹板或石膏管型外固定。

2）主要适用于不稳定的桡骨干骨折，以及经手法复位失败者。术者首先施以手法整复骨折，由助手维持牵引，以保持骨折整复后的位置。前臂常规消毒，在臂丛或局部麻醉下，由桡骨茎突处穿针。用骨钻将直径 2～3mm 的克氏针由桡骨茎突处钻入髓腔，经髓腔内穿过骨折处，以固定骨折。针尾弯曲后留在皮肤外，用无菌纱布覆盖，前臂石膏托固定。3～4 周后骨折端初步连接后拔除克氏针，改用前臂夹板固定。

5. 切开复位内固定

1）对极少数手法复位困难，如成角移位大于 10°或旋转移位大于 10°而手法不能纠正者，以及不稳定尺骨骨折者，可应用切开复位内固定。宜选择髓内针或钢板螺钉固定。

2）桡骨干单骨折的治疗以手法复位的固定为主，手法复位失败，以及不稳定骨折者，可考虑行切开复位内固定治疗，多选用钢板螺丝钉或髓内针固定。桡骨近侧 1/4 骨折和远侧 1/3 骨折，髓内针固定效果不佳，通常应用接骨板固定。桡骨中、下 1/3 处掌面较平坦，此部位之骨折行内固定时宜用掌侧切口，并将钢板置于掌面。桡骨近侧宜用背侧切口，钢板置于背侧。

6. 练功活动

初期鼓励患者作手指、腕关节屈伸活动及上肢肌肉舒缩活动；中期开始作肩、肘关节活动，如弓步云手，活动范围逐渐增大，但不宜作前臂旋转活动。解除固定后作前臂旋转活动。

7. 预防与调护

1）尺骨下 1/3 短斜行骨折容易发生再移位。应防止夹板松动，并定期 X 线复查骨折位置。

2）夹板固定后，患者即可作肩、肘关节的屈伸和握拳活动。4 周后，可开始前臂的旋转活动。

四、特色治疗方法

1. 刘柏龄运用中药治疗骨折经验

药物：当归 15g，地鳖虫 15g，丹参 15g，苏木 10g，桃仁 15g，白术 10g，没药 10g，乳香 10g，骨碎补 15g，三七 15g，自然铜 10g，续断 20g，五灵脂 15g，血竭 2g，甘草 10g。

方法：上药共 7 剂，水煎取汁 300ml，日 2 次，口服，早晚分服。

2. 石幼山运用中药治疗骨折经验

药物：潞党参、炙绵芪、全当归、炒白术、炒川续断、川独活、制狗脊、川芎、红花、骨碎补、伸筋草、五加皮、煅自然铜、炙甘草。

方法：上药共为细末，水泛为丸，如绿豆大。日服 9g，饭前开水吞服。

3. 王子平运用中药治疗骨折经验

药物：伸筋草 15g，荆芥 9g，防风 9g，千年健 12g，刘寄奴 9g，红花 9g，桂枝 12g，苏木 9g，威灵仙 9g，川芎 9g。

方法：上药水煎熏洗，每日洗 2～3 次。每剂药可洗 5～6 次。

五、现代研究进展

前臂骨折是创伤骨科的高发损伤，流行病学调查研究显示跌倒扭伤占受伤原因的第一位[1]，尺、桡骨骨干单纯骨折的情况相对较少，张海波[2] 在桡骨干骨折手术治疗中应用掌侧入路，发现掌侧入路应用于桡骨干骨折手术，取得了良好的效果，可有效避开重要神经血管切口体表定位且放置钢板更便捷。掌握显露途径、解剖复位、牢固固定及术后积极功能锻炼是治疗成功的关键。

参 考 文 献

[1] 李宝俊，张英泽，吴文娟，等. 河北省骨科医院尺、桡骨骨折的流行病学调查 [J]. 中华创伤骨科杂志，

2009, 11（1）：37-40.

[2] 张海波，王晓，付新杰，等. 掌侧 Henry 入路在桡骨干骨折手术治疗中的临床应用 [J]. 中国矫形外科杂志，2011，19（4）：292-295.

第十二节　桡骨下 1/3 骨折合并下尺、桡关节脱位

桡骨下 1/3 骨折合并下尺、桡关节脱位又称盖氏骨折，较少见。主要表现为前臂及腕部肿胀、疼痛，尺骨茎突突出。移位多者畸形明显，前臂旋转活动受限。

一、病因病机

1. 病因

（1）直接暴力　机器绞轧或打击伤，造成桡骨下段骨折，远折端移位，引起下尺、桡关节脱位，可合并尺骨下段骨折。

（2）间接暴力　滑跌时手部着地引起。如前臂旋前，手掌着地，桡骨远折端多向背桡侧移位；前臂旋后，手背着地，桡骨远折端多向尺掌侧移位。儿童桡骨下段骨折时，可合并尺骨下端骨骺分离。

2. 骨折类型

（1）儿童型　桡骨下段骨折，合并尺骨远端骨骺分离。

（2）伸直型　骨折远端向背桡侧移位，骨折线多为短斜行或横行、粉碎性。

（3）屈曲型　骨折远端向掌尺侧移位，骨折线多为螺旋形或长斜行。

（4）特殊型　桡骨、尺骨下端骨折，下尺、桡关节脱位。尺骨多有成角畸形。

3. 特点

1）再移位倾向力大，属不稳定骨折。

2）下尺、桡关节脱位易漏诊，尤其是上下（远近）方向脱位，桡骨骨折重叠移位，提示有上下方向脱位。

二、诊断

1. 临床表现

前臂肿胀、疼痛，骨折处向掌侧或背侧成角畸形，并有骨擦音。腕部肿胀、压痛，下尺、桡关节松弛并有挤压痛。X 线摄片可明确骨折类型及移位情况。X 线摄片时必须包括腕关节，以观察有无下尺、桡关节脱位及尺骨茎突骨折。下尺、桡关节间隙大于 3mm，或桡骨骨折重叠移位、尺骨茎突背侧移位均提示有下尺、桡关节脱位。

2. 诊断要点

（1）桡骨下段骨折

1）患处成角或短缩畸形。

2）患处肿胀及压痛。

3）有骨擦音及前臂旋转功能障碍。

4）X 线摄片可提示骨折线走行及移位情况。

（2）下尺、桡关节脱位

1）尺骨小头背侧隆凸畸形。

2）患腕肿胀疼痛。活动腕部可诱发疼痛。

3）下尺、桡关节压痛，向掌、桡侧按压时有松动感。

4）X 线摄片尺骨小头向背侧移位，属背侧脱位。下尺、桡关节间隙大于 3mm，提示分离脱位。桡骨下段骨折重叠，提示远近方向脱位。

3. 鉴别诊断

盖氏骨折应与桡骨干单骨折、桡骨远端骨折相鉴别。鉴别要点见桡骨干单骨折。

三、治疗

1. 整复方法

（1）牵引　患肘屈曲 90°，前臂置中立位。近折端助手握住前臂近端，远折端助手分别握住患手大、小鱼际进行对抗牵引，重点牵引大鱼际。

（2）回旋　用于斜行或螺旋形骨折有背向移位者。在微牵引下，术者一手固定近折端，另一手使远折端向尺侧或桡侧回旋，矫正背向移位。

（3）挤按　用于横行骨折，远折端向尺侧或桡侧移位者。术者双拇指分别挤按骨折远近端，矫正尺、桡侧侧方移位，使骨折成为单纯的掌背重叠或侧方移位。

（4）折顶　用于横行骨折掌背侧重叠或侧方移位时，术者双手拇指与其余四指分别置于骨折远近端掌、背侧，先加大成角，至重叠消除后，再反折顶按，矫正掌、背侧侧方移位。

（5）合挤　在患腕尺、桡两侧向中心合挤，矫正下尺、桡关节分离并移位。随着骨折移位的整复，关节其他方向脱位多能自行矫正。

2. 固定方法

（1）位置　伸直型固定在旋前位；屈曲型固定在旋后位，患腕固定在尺偏位。

（2）夹板　同尺、桡骨干双骨折夹板。

（3）压垫　骨折远近端掌背侧可放置平垫。下尺、桡关节处放置 1.5cm 宽、8cm 长的合骨垫。

（4）要点　同尺、桡骨干双骨折。需尺偏固定时，桡侧板超过腕关节，尺侧板不超过腕关节。

3. 推拿手法

骨折复位固定 3～4 周后，可于骨折处及下尺、桡关节处施以拿法、指揉、分筋等手法治疗。5 周后，可采用前臂旋前、旋后的扳法，恢复前臂旋转功能。

4. 外固定器疗法

适应证：①不稳定型的盖氏骨折；②伴有严重软组织损伤的新鲜开放性骨折；③陈旧性盖氏骨折。

固定方法：患者仰卧，肩外展 70°，肘屈曲 90°，前臂置于中立位。臂丛麻醉下手法复位，X 线证实下尺、桡关节解剖关系恢复后，常规消毒铺巾，定点画线穿针。于尺骨茎突上 1cm 处向桡侧穿一直径 1.5mm 的克氏针，针应在桡骨茎突上 2cm 水平穿出。注意不要穿向掌侧，以免损伤腕管内的血管神经。再于尺骨鹰嘴下 1.5～2cm 处自尺侧向桡侧穿入另一枚直径 1.5mm 的克氏针。然后将前臂复位固定器固定在两枚克氏针上，调节支撑杆的长度，根据需要适当加压或牵引。针道用无菌敷料覆盖，屈肘 90°，悬吊于胸前。骨折临床愈合后去除外固定器，用夹板维持固定。

5. 经皮穿针内固定

对于三角软骨破裂，下尺、桡关节脱位严重而夹板固定不稳固者，可于尺骨小头尺侧向桡骨远端垂直穿入 1 枚 2mm 克氏针，固定下尺、桡关节。针尖不超过桡骨下端外侧骨皮质，针尾留于皮外，无菌敷料包扎，夹板外固定。钢针固定 3～4 周后拔除。也可经桡骨茎突穿针内固定桡骨，方法同尺、桡骨骨折的治疗。

6. 切开复位内固定

适应证：①骨折端嵌入软组织，手法复位失败；②不稳定型或特殊型的盖氏骨折；③开放性骨折；④陈旧性骨折不愈合或畸形愈合。

7. 练功活动

初期鼓励患者作手指、腕关节屈伸活动及上肢肌肉舒缩活动；中期开始作肩、肘关节活动，如弓步云手，活动范围逐渐增大，但不宜作前臂旋转活动。解除固定后作前臂旋转活动。

8. 预防与调护

1）骨折复位固定后，患手即可进行伸指和握拳功能锻炼。

2）早期应限制前臂的旋转活动，防止引起骨折再移位。

四、特色治疗方法

1. 林如高运用中药治疗骨折经验

药物：当归 9g，川芎 4.5g，白芍 9g，生地黄 9g，桃仁 6g，制乳香 4.5g，制没药 4.5，三七 4.5g，防风 6g，连翘 9g，骨碎补 9g，续断 9g，茯神 12g，炙甘草 3g，枸杞 9g。

方法：日 1 剂，水煎 2 次，取汁约 200ml。每次 100ml，每日 2 次。

2. 石幼山运用中药治疗骨折经验

药物：当归尾、炙地鳖虫、制乳香、制没药、丹参、骨碎补、落得打、赤芍、王不留行籽、川芎、防风、制锦纹、制南星、小生地黄、桑枝、川续断、桃仁。

方法：上药共为细末，水泛为丸，如绿豆大。日服 6～9g，饭前开水吞服。

3. 王子平运用中药治疗骨折经验

药物：当归尾 12g，赤芍 10g，白芍 10g，生地黄 15g，红花 6g，地鳖虫 6g，骨碎补 12g，煅自然铜 12g，续断 12g，落得打 10g，乳香 6g，没药 6g。

方法：日 1 剂，水煎 2 次，取汁约 200ml。每次 100ml，每日 2 次。

五、现代研究进展

儿童盖氏骨折是小儿骨科一种比较常见的创伤。由于其骨折的独有特性，临床工作中常常误诊误治，影响其治疗效果。盖氏骨折是指桡骨中、下 1/3 骨折并下尺、桡关节脱位，其特点是骨折脱位的不稳定及需要切开复位内固定来获得较好临床疗效[1]。张峻玮[2] 弹性髓内钉与接骨板内固定治疗成人盖氏骨折的研究，采用前瞻性队列研究方法，其中 59 例采用切开复位接骨板内固定（接骨板组），38 例采用微创钛制弹性髓内钉内固定（微创组），得出钛制弹性髓内钉内固定治疗盖氏骨折具有损伤小、恢复快、无切口瘢痕等优点，在适应证选择正确的基础上，可获较好临床效果。

戴章生[3] 通过对比钢板与克氏针内固定两种手术方法治疗保守治疗失败的儿童盖氏骨折的可行性研究发现，对比克氏针内固定治疗方法，桡骨骨折采用钢板内固定结合长臂石膏托外固定治疗保守治疗失败的儿童盖氏骨折可以获得更佳的骨折稳定性及腕和前臂功能。故可在临床中广泛应用。

参 考 文 献

[1] Giannoulis F S, Sotereanos D G. Galeazzi fractures and dislocations [J]. Hand Clinics, 2007, 23 (2)：153-163.

[2] 张峻玮, 陈玲玲, 李朝辉, 等. 弹性髓内钉与接骨板内固定治疗成人盖氏骨折的对照研究 [J]. 中国修复重建外科杂志, 2018, 32 (4)：406-411.

[3] 戴章生, 黄杰苗, 叶晖, 等. 2 种手术方法治疗儿童盖氏骨折的对比研究 [J]. 重庆医科大学学报, 2014, 39 (8)：1084-1086.

第十三节　桡骨远端骨折

桡骨远端是指距桡腕关节面 3cm 的部位。该处背侧有指伸肌腱，桡侧有拇展肌腱，掌侧有旋前方肌，尺侧面构成下尺、桡关节。桡骨远端关节面向掌侧倾斜 10°～15°，称为掌倾角；向尺侧倾斜 20°～25°，称为尺倾角。桡骨远端骨折多见于成人，老年人尤多。

一、病因病机

1. 病因

1）直接暴力少见。可引起粉碎性或横行骨折。

2）间接暴力多见。由滑跌时手部着地引起。手掌着地，腕关节处于背伸位，在桡骨远端处形成掌成角应力，引起伸直型骨折。手背着地，腕关节处于屈曲位，形成背成角应力，引起屈曲型骨折。无明显成角应力时，多引起裂缝骨折或嵌插骨折。

2. 骨折类型

（1）无移位型　裂缝骨折、线形骨折、嵌插骨折。

（2）伸直型　远折端向背桡侧移位，近折端向掌侧移位，可伴掌成角或嵌插移位。

（3）屈曲型　远折端向掌桡侧移位，近折端向背侧移位。

3. 骨折特点

1）伸直型骨折多见，易形成掌成角及远折端向桡侧移位、远近折端背侧骨质嵌插。

2）常伴尺骨茎突撕脱。

3）裂缝、线形骨折多见于老年患者。

二、诊断

1. 临床表现

腕部肿胀、疼痛，腕关节功能明显障碍。无移位骨折虽无明显畸形，但桡骨远端掌、背、桡侧可查得环形压痛。伸直型骨折腕部可有"餐叉"样或"枪刺"样畸形，屈曲型骨折腕关节近端背侧突起，而远端掌侧饱满，并伴有腕桡偏现象。X 线摄片有助于诊断，可显示骨折类型及移位情况，应注意观察有无下尺、桡关节脱位。

2. 诊断要点

（1）无移位骨折

1）症状及骨折体征可不典型。

2）腕部掌、背、桡三侧的环形压痛。

3）叩击第 3 掌骨头，可诱发桡骨远端疼痛。

4）前臂旋转时腕部痛。

5）X线摄片可显示骨折线。

（2）移位骨折

1）症状明显：疼痛、功能障碍。

2）体征典型："餐叉"畸形，又称"锅铲"畸形，见于伸直型骨折，骨折远端向背侧移位时。"枪刺"畸形，见于骨折远端向桡侧移位时。

3）X线片：可显示骨折远近端移位情况。

3. 鉴别诊断

桡骨远端骨折应与盖氏骨折相鉴别。

三、治疗

1. 整复方法

（1）伸直型骨折

1）牵引：近折端助手牵引前臂上 1/3 部，术者握住患手大、小鱼际进行对抗牵引。牵引1~2分钟，矫正嵌插、重叠、成角移位。

2）成角反折：术者双手拇指移至骨折远端，食指移至掌侧的骨折近端处，先加大成角，再骤然反折。反折时，拇指压远端向掌侧，食指顶近端向背侧。

3）尺偏：术者牵引小鱼际之手以虎口部顶住尺骨下端，牵大鱼际之手使腕关节向尺侧极度偏移。

整复时，成角反折、尺偏等手法须一气呵成。

（2）屈曲型骨折

1）牵引：患肘屈曲，前臂旋后位，术者与近折端助手的牵引部位同伸直型骨折。

2）成角反折：术者双手拇指置于远折端的掌侧，食指置于近折端的背侧，先加大成角，再骤然反折。反折时，拇指压远折端向背侧，食指顶近折端向掌侧。

3）尺偏：同伸直型骨折手法。

2. 固定方法

（1）范围　超腕关节固定。伸直型骨折，背、桡侧夹板超腕关节。屈曲型骨折，掌、桡侧夹板超腕关节。

（2）位置　伸直型骨折，腕关节屈曲，尺偏位固定：屈曲型骨折，腕关节背伸，尺偏位固定。

（3）压垫　伸直型骨折，远折端背侧放平垫，近折端掌侧放平垫；屈曲型折，远折端掌侧放平垫，近折端背侧放平垫。

（4）时间　固定3~4周。

3. 推拿手法

骨折复位固定2~3周后，可于患者手掌、背及手指处行拿法、指揉法、理筋手法以消散瘀肿。拆除夹板后可于伤处行分筋、指揉、摇腕、扳腕手法，以促进关节功能恢复。

4. 外固定器疗法

适应证：①伴有桡骨远端向背侧反向成角≥20°或桡骨远端10mm的关节内粉碎性骨折。②经闭合整复后再发生移位者。③双侧桡骨远端伸直型骨折。④全身多发伤，合并桡骨远端骨折。⑤严重的开放性骨折。

固定方法：手术在医学 X 线电视机系统监视下进行，采用臂丛神经阻滞麻醉，闭合性骨折可先行手法复位，纠正骨折的明显畸形，难以整复的移位可残留，用复位固定器加以矫正。开放性骨折如伤口较小，污染较轻，经清创后关闭伤口。在维持复位的状态下，常规消毒前臂及手，术者用骨钻在第 2～5 掌骨基底部横行贯穿 1 枚克氏针，使针与腕关节平面相平行，再于尺骨鹰嘴处穿 1 枚克氏针，使其与掌骨部的克氏针相平行。两针穿好后，把前臂复位固定器固定在 2 枚克氏针上，延长支撑杆上的螺母，利用骨折端的牵拉，纠正骨折的移位。如骨折还有少许成角移位，术者可用拇指按压纠正。注意恢复桡骨下端的尺偏角和掌倾角，要保证愈合后的腕关节功能。术后摄腕关节正侧位片，以检查骨折端对位、对线情况及钢针穿放的位置。去除外固定器的时间一般在术后 4～6 周。

5. 切开复位内固定

桡骨远端伸直型骨折需要手术治疗者甚少，主要适用于：①特别严重的关节内骨折，闭合复位不能重建正常的关节；②不稳定的开放性骨折；③陈旧性骨折畸形愈合，或同时有神经受压症状。内固定根据需要选择交叉克氏针或螺钉固定。干骺端皮质缺损可移植自体松质骨。术后应用石膏托固定 4～5 周。

6. 练功活动

复位固定早期即应开始作握拳和松拳动作，以利于肿胀消退和预防掌指关节和指间关节僵硬。手可完成握拳时，即开始肩、肘关节活动，防止发生肩手综合征，如抓空增力、小云手、大云手等。外固定去除后，配合中药外洗和理疗，作腕关节屈伸、旋转锻炼。功能锻炼应循序渐进，否则易造成继发性损伤，延长病程，不利于功能恢复。

7. 预防与调护

1）固定后即可进行患手的伸指、握拳功能锻炼。

2）桡骨远端骨折再移位倾向力小，夹板固定可不必太紧，时间不必太长。

四、特色治疗方法

1. 刘柏龄运用中药治疗骨折经验

药物：当归 15g，地鳖虫 15g，丹参 15g，苏木 10g，桃仁 15g，泽兰 10g，没药 10g，乳香 10g，骨碎补 15g，大黄 10g，自然铜 10g，续断 20g，延胡索 15g，红花 10g，甘草 10g。

方法：上药共 14 剂，水煎取汁 300ml，日 2 次，口服，早晚分服。

2. 施维智运用中药治疗骨折经验

药物：当归 9g，川芎 4.5g，川续断 9g，鸡血藤 9g，陈皮 4.5g，桑枝 15g，赤芍 6g，红花 4.5g，松节 9g，枳壳 4.5g，伸筋草 4.5g，接骨木 9g，骨碎补 4.5g。

方法：日 1 剂，水煎 2 次，取汁约 200ml。每次 100ml，每日 2 次。

3. 王子平运用中药治疗骨折经验

药物：当归尾 12g，乳香 30g，没药 30g，自然铜 30g，骨碎补 30g，桃仁 30g，大黄 30g，雄黄 30g，白及 30g，血竭 15g，地鳖虫 15g，三七 15g，红花 15g，儿茶 15g，麝香 15g，朱砂 6g，冰片 6g。

方法：上药共为细末，每次服 2～3g，每日 2 次。

五、现代研究进展

桡骨远端骨折好发于 60～65 岁的老年人，是常见的骨质疏松性骨折，随着老年人口的增长，其发病率呈上升趋势[1]。谯波[2]通过《桡骨远端骨折的治疗现状与思考》一文得出桡骨远端骨折是常见的骨质疏松性骨折,其治疗仍以非手术治疗为主,但手术治疗的开展逐年增多,一些手术方式仍存在问题。新技术、新理念需要更多的高质量研究证实其可靠性。

蒋仕林[3]针对在涉及背侧不稳定桡骨远端骨折中采取背侧入路双钛板内固定治疗,得出此方式能够恢复腕关节的解剖结构,坚强固定保障早期功能锻炼,最大限度地恢复腕关节功能和降低术后并发症,是治疗桡骨远端骨折的有效方法。

黄晓夏[4]通过保留旋前方肌完整性联合掌侧锁定钢板内固定治疗桡骨远端骨折,发现后期旋前角度和疼痛上没有显著优势;然而术中可以缩短手术时间,减少术中出血,减少术后早期疼痛,促进早期活动。周玉兰[5]通过高频超声引导下桡骨远端稳定性骨折的手法复位并小夹板外固定,得出结论,此方式具有良好的可行性,能够提高复位成功率和复位质量,改善患者后期腕关节功能。

参 考 文 献

[1] 刘松,李佳,李石伦,等.2010—2011年我国华北和华东地区老年尺、桡骨远端骨折的流行病学特征分析 [J].中华老年骨科与康复电子杂志,2017,3(6):372-376.

[2] 谯波,蒋电明.桡骨远端骨折的治疗现状与思考 [J].中国骨伤,2021,34(2):97-100.

[3] 蒋仕林,刘大林,占先方,等.背侧入路在涉及背侧不稳定桡骨远端骨折治疗中运用 [J].中国矫形外科杂志,2020,28(4):375-377.

[4] 黄晓夏,贾麒钰,伊尔夏提·克力木,等.保留旋前方肌完整性联合掌侧锁定钢板内固定治疗桡骨远端骨折 [J].中国组织工程研究,2023,27(31):4959-4964.

[5] 周玉兰,袁德超,李英,等.高频超声引导下桡骨远端稳定性骨折的手法复位并小夹板外固定 [J].中国组织工程研究,2022,26(15):2377-2381.

第十四节 腕舟骨骨折

腕舟骨骨折在临床上比较常见,好发于成年人,儿童不会发生,因为小儿的腕舟骨尚未骨化。

当拇指外展时,在腕部桡侧可看到一个三角形的凹陷,称为"鼻烟窝"。窝的桡侧界为拇长展肌腱和拇短伸肌腱,尺侧界为拇长伸肌腱。鼻烟窝的基底为桡骨茎突尖、腕舟骨、大多角骨和第1掌骨的基底。舟骨、月骨和三角骨由坚强的韧带联系在一起,近端共同构成椭圆形的关节面,与桡骨远端的关节面及三角纤维软骨形成桡腕关节。在腕关节的掌屈、背伸、桡偏和尺偏活动中,舟骨占有比较重要的位置。舟骨为近排腕骨中最长最大的骨块,其形状如舟,骨块细长,其远端超过近排腕骨,而平头状骨的中部,其腰部相当于两排腕骨间关节的平面。正常腕关节的活动,通过桡腕关节处的活动量最大,通过两排腕骨间关节及第1、2掌骨之间的活动量较小。舟骨腰部发生骨折后,舟骨远侧的骨折块就与远排腕骨一起活动,故舟骨骨折线所受的剪力很大。

舟骨周围有5个关节面,仅背侧的一小部分及掌侧舟骨结节处有韧带附着,为营养血管进入的孔道。故舟骨腰部骨折时,近侧骨折块容易发生缺血性坏死。

一、病因病机

1. 损伤机制

腕舟骨骨折常由传达暴力造成。当病人前扑跌倒,手掌触地,腕关节处于强力的桡偏和背伸位时，地面的反作用力由舟骨结节向上传递，身体的重力由桡骨干向下传递，两力将腕舟骨挤压在桡骨远端背侧缘和远排腕骨之间。由于桡骨远侧关节面向尺侧倾斜 20°～25°，所以在桡骨远端形成楔状、锐利的茎突缘。楔形为凿的桡骨茎突缘将腕舟骨切断，而发生骨折。由于腕部诸骨紧密接触，又没有肌肉和强大韧带附着，所以，腕舟骨骨折多无明显移位。

腕舟骨的血液供应来自尺、桡动脉的分支。血管由附着于舟骨结节与腰部的韧带进入，其近端 1/3 均为关节软骨而没有血管进入。故不同部位的腕舟骨骨折，对舟骨的血液供应影响情况不同。轻者，可影响骨折的愈合速度，如完全丧失血液供应，则可能发生骨缺血性坏死。

2. 骨折类型

（1）腕舟状骨结节骨折　骨折线近侧与远侧的骨折块均有丰富的血液供应。骨折愈合快，不会发生缺血性坏死。

（2）腕舟状骨腰部骨折　腰部骨折是腕舟状骨骨折中最多见的一型骨折。骨折线远侧的骨折块血液供应佳，而近侧骨折块的血液供应可能部分或大部分被破坏。因而腰部骨折的愈合缓慢，近侧骨折块可能发生缺血性坏死。

（3）腕舟状骨近端骨折　骨折线的远侧骨折块血液供应良好，而近侧骨折块的血液供应大部分丧失，故近侧骨折块多数发生缺血性坏死。

3. 骨折特点

1）因骨折多无明显移位，骨折体征不典型，故易漏诊。

2）腕舟骨腰部和近端骨折，容易发生缺血性坏死。

二、诊断

1. 临床表现

舟骨骨折，多见于病人前扑跌倒，腕关节处于过度的桡偏和背伸位，手掌触地时所引起。跌扑后，患者觉腕部疼痛，腕关节活动时疼痛加剧。腕关节功能有一定的受限。新鲜腕舟骨骨折患者，其腕部有肿胀，鼻烟窝处尤为明显。压迫鼻烟窝时，有剧烈疼痛。桡偏和背伸腕关节时，或用叩诊锤叩击第 2、3 掌骨头部时，患者觉腕部剧烈疼痛。要确诊腕舟骨骨折及其骨折的类型，需要拍摄腕关节正、侧、斜三个位置的 X 线片。在分析 X 线片时，应借助放大镜仔细辨认骨纹断裂情况。若不能清楚看见骨折线，但根据临床症状和体征，又怀疑腕舟骨有骨折时，不要轻易否定腕舟骨骨折的可能性。大多数舟骨新鲜骨折在 X 线片上都能显示骨折线及其部位。但有些舟骨骨折，早期 X 线片可无明显异常，要在两周后，因骨折断端的骨质吸收，骨折线才能明显显示出来。故对临床表现确切而 X 线片无骨折线可见者，应于两周后重拍腕部 X 线片，才能明确诊断。

2. 诊断要点

1）有腕部外伤史。

2）鼻烟窝凹陷消失，腕背桡侧肿胀、疼痛。

3）患侧鼻烟窝压痛。

4）腕背伸及桡偏可诱发或加重腕部疼痛。

5）叩击第 2、3 掌骨头，可使腕痛加剧。手指加压实验阳性，即纵向挤压拇或食、中指，诱发鼻烟窝处疼痛。

6）X 线检查如发现骨折线可确诊。

3. 鉴别诊断

陈旧性腕舟骨骨折应与先天性双舟骨畸形相鉴别。先天性双舟骨较少见，在 X 线片上可见两骨块之间边界清楚,边缘整齐、光滑。不像陈旧性腕舟骨骨折的边缘有致密坏死和锯齿状不整齐现象。必要时可摄对侧腕部 X 线片作对比,先天性双舟骨往往双侧对称,可资鉴别。

三、治疗

腕舟骨骨折,很少移位,一般无须整复。若有移位时,可在牵引下,使患腕尺偏,以拇指按压骨块,即可复位。腕舟骨骨折后,由于骨折类型的不同和治疗的不当,骨折块可能引发一系列的病理改变。若血液供应好,固定适当,骨折会很快愈合;若血液供应差,固定不好,骨折端可发生囊性疏松改变,愈合时间延长,形成延迟愈合。若骨折端硬化,分离明显,虽经长期、合理固定,也没有愈合趋势,就会形成不愈合。若骨折块逐渐致密、变形,是缺血性坏死的表现。根据这些病理变化和临床症状,应采用不同的治疗方法。

1. 整复方法

(1)牵引 近折端助手握住患肢肘部,远折端助手一手握住拇指,另一手握住其余四指,于腕关节尺偏位牵引 2~3 分钟。

(2)按压 术者向尺、掌侧按压骨折处,远折端助手配合腕关节掌屈、尺偏,骨折即可复位。

2. 固定方法

(1)固定位置 腕关节背伸 30°、尺偏 10°,拇指对掌位固定。

(2)固定器材 纸壳夹板及绷带卷。

(3)固定范围 近至前臂上 1/3,远至掌横纹处。

(4)固定时间 8~10 周。

3. 推拿手法

骨折复位固定 2 周后,可于患处作理筋、指揉、拿法,疏通经络,散瘀消肿。5 周后,可逐步使用分筋、摇腕、扳腕手法,以松解粘连,促进腕关节功能恢复。

4. 切开复位内固定

主要适用于:①明显移位性舟骨骨折及腕部不稳;②骨折后经保守治疗 3~6 个月无愈合迹象或缺血性坏死者;③有症状或伤后 3~4 个月未治疗仍有明显症状者。

5. 练功活动

固定后应立即鼓励病人作握拳锻炼。固定 3 周内,应 3~4 天复查一次固定情况。

6. 预防与调护

1)固定后即可进行患手的伸指、握拳功能锻炼。

2)纸壳夹板容易松动,应及时调整。

3)固定期间,避免患侧腕关节的桡偏活动。

四、特色治疗方法

1. 林如高运用中药治疗骨折经验

药物:杜仲 9g,枸杞 9g,骨碎补 9g,芡实 9g,酒续断 9g,补骨脂 9g,煅狗骨 15g,狗脊 9g。

方法:日 1 剂,水煎 2 次,取汁约 200ml。每次 100ml,每日 2 次。

2. 石幼山运用中药治疗骨折经验

药物:潞党参、炙绵芪、全当归、炒白术、炒川续断、川独活、制狗脊、川芎、红花、骨碎补、伸筋草、五加皮、煅自然铜、炙甘草。

方法：上药共为细末，水泛为丸，如绿豆大。日服 9g，饭前开水吞服。

3. 刘柏龄运用中药治疗骨折经验

药物：当归 15g，地鳖虫 15g，丹参 15g，苏木 10g，桃仁 15g，泽兰 10g，没药 10g，乳香 10g，骨碎补 15g，桑枝 15g，自然铜 10g，补骨脂 20g，川乌 10g，三七 10g，甘草 10g。

方法：上药共 14 剂，水煎取汁 300ml，日 2 次，口服，早晚分服。

五、现代研究进展

腕舟骨是近排腕骨最重要的组成部分，参与腕部几乎所有活动，对维持腕部稳定具有重要作用[1]，杨晨光[2]通过急性腕舟骨骨折的诊断治疗得出，急性腕舟骨骨折是常见的手部骨折，分为无移位稳定性、有移位不稳定性等类型。急性腕舟骨骨折应早期诊治，并根据骨折位置及稳定程度选择适当治疗方式。CT 最具诊断特异性，而 MRI 敏感性最高。对于稳定性或隐匿性骨折，采用石膏固定多能获得愈合；而对于不稳定骨折，切开复位内固定的疗效确切。

曹树明[3]针对陈旧性舟骨骨折的治疗方式，应根据具体情况选择不同的手术方案，治疗关键在于：维持舟骨血供、清创、骨折复位、植骨及牢固的内固定。对于病程较短且骨折端稳定的患者，经皮空心加压螺钉固定、改良 Russe 植骨术结合克氏针或空心加压螺钉固定，均可获得良好效果。病程较长（>1 年）或者骨折为不稳定性者，采用骨折间楔形植骨及加压螺钉或克氏针内固定治疗；病程时间很长，且术前 MRI 提示骨折近极出现缺血性坏死，采用带蒂骨瓣移植或者吻合血管的骨瓣移植，改善血液供应，促进骨折愈合。

吴胜祥[4]应用迷你锁定钛板系统内固定治疗腕舟骨骨折得出，采用此方法进行腕舟骨的内固定治疗具有一定的临床可行性，其较为稳定的固定系统可以实现骨折的解剖复位，抗旋能力强，骨折愈合时间短，临床疗效肯定；而且在直视下的手术操作，可减少手术的操作难度和透视次数。沈鹏程[5]发现空心螺钉不同置入方法治疗腕舟状骨骨折疗效不同，腕掌侧入路加压螺钉采用由近极向远极固定的方法能够较好地保护腕舟状骨血供，比由远极向近极固定能更有效地促进骨折愈合及术后腕关节功能的恢复。

参 考 文 献

[1] Berger R A. The anatomy of the scaphoid [J]. Hand Clinics, 2001, 17 (4): 525-532.

[2] 杨晨光, 陈亮, 胡韶楠. 急性腕舟骨骨折的诊断治疗研究进展 [J]. 中国修复重建外科杂志, 2019, 33 (4): 507-510.

[3] 曹树明, 张建兵, 詹海华, 等. 陈旧性腕舟状骨骨折的治疗进展 [J]. 中国矫形外科杂志, 2021, 29 (15): 1392-1395.

[4] 吴胜祥, 刘园, 陆帅. 迷你锁定钛板系统内固定治疗腕舟骨骨折 [J]. 中国组织工程研究, 2021, 25 (12): 1874-1878.

[5] 沈鹏程, 徐浩, 朱立帆, 等. 空心螺钉不同置入方法治疗腕舟状骨骨折疗效比较 [J]. 中国矫形外科杂志, 2017, 25 (10): 874-878.

第十五节 掌 骨 骨 折

掌骨骨折较常见，古称驻骨骨折、壅骨骨折。

一、病因病机

1.损伤机制

（1）直接暴力　多引起掌骨颈或掌骨干骨折。如以拳击物引起的第4、5掌骨颈骨折，又称为"拳击骨折"，重物挤压或打击引起的掌骨干横断或粉碎性骨折。

（2）间接暴力　多引起第1掌骨基底部骨折或骨折伴脱位。如跌倒时拇指触地，或外力打击第1掌骨头引起的掌骨基底部骨折。

2.骨折类型

（1）第1掌骨基底部骨折　多为横行或粉碎性骨折。远端易向掌、尺侧移位，近端易向背、桡侧移位。

（2）第1掌骨基底部骨折伴脱位　又名"本内特骨折"，掌骨基底尺侧形成一三角形骨折块，为关节内骨折。骨折远端滑向桡背侧，并形成重叠移位。

（3）掌骨颈骨折　好发于第4、5掌骨，第2、3掌骨次之。骨折远段受指屈肌及骨间肌的牵拉，向掌侧屈曲，骨折处向背侧成角，近节指骨可向背侧脱位。

（4）掌骨干骨折　单根掌骨骨折移位较少，多根掌骨干骨折移位较多。骨折多为螺旋形或斜行骨折，容易向背侧成角移位。

3.骨折特点

1）第1掌骨基底部骨折伴脱位不稳定，再移位倾向力大。

2）掌骨颈骨折向背侧成角畸形较难矫正。

二、诊断

1.临床表现

掌骨全长位于皮下，骨折后局部肿胀、疼痛，有明显的压痛。纵向挤压或叩击掌骨头则疼痛加剧。如重叠，则有掌骨短缩。骨折处可扪及骨擦音，并有掌指关节伸屈功能障碍。X线检查可明确骨折类型及移位情况。因侧位片2～4掌骨相互重叠，所以宜摄手掌的正、斜位片。

2.诊断要点

（1）第1掌骨基底部骨折或骨折脱位　有拇指或第1掌骨头外伤史。拇指外展、内收、对掌等活动受限，握拳无力，并伴有疼痛，第1掌骨基底部可扪得骨擦音及压痛。X线摄片可明确诊断。

（2）掌骨颈骨折　有手部外伤史，掌骨颈处肿胀、压痛，手指屈伸功能障碍，可扪得骨擦音。X线摄片可明确诊断。

（3）掌骨干骨折　有手部外伤史。骨折处肿胀、疼痛明显，局部有压痛及纵轴叩击痛，可扪得骨擦音。X线摄片可明确诊断。

3.鉴别诊断

掌骨骨折症状、体征典型，诊断并不困难，应注意与手及腕部扭、挫伤相鉴别。

三、治疗

1.整复与固定

（1）第1掌骨基底部骨折　麻醉下，术者一手握持患腕，另一手握住拇指向桡、背侧牵引。同时，握腕之手以拇指向尺、掌侧按压骨折成角处，牵引拇指之手将第1掌骨头向桡背侧扳拉，以矫正其向桡背侧的成角，整复后用外展夹板固定，3～4 周后解除外固定，进行功能锻炼。第 1 掌骨基底部骨折脱位，亦可采用同样的方法治疗。

（2）掌骨颈骨折　手法复位时，必须在牵引下先屈曲掌指关节至直角位，使掌指关节两侧的副韧带紧张，移位的掌骨头受近节指骨基底部的压迫而推向背侧。同时另一手拇指由背侧向掌侧推挤骨折近端，骨折即可复位。将直角竹片或铝片放在手背及近节指骨的背侧，用胶布固定，保持掌指关节于 90°屈曲位，而后用绷带包扎。或用轻便石膏板同样放于背侧将掌指关节固定于 90°屈曲位，3 周后解除外固定，练习活动。

（3）掌骨干骨折　横行骨折整复后比较稳定者，宜采用手法整复夹板固定。在神经阻滞或臂丛麻醉下，术者一手握持患指，另一手四指握持腕部，拇指置于骨折成角畸形处。如骨折向掌侧成角时，须将拇指放在掌侧。在牵引下屈曲其掌指关节，向背侧推挤，使成角消失。纠正掌侧成角后，在牵引下，由掌及背侧夹挤骨折部两侧骨间隙，矫正其侧方移位。根据其骨折成角方向，将小毡垫放在掌骨骨折的顶角处，用胶布固定。最后在手背及掌侧各放一块梯形木板，其厚度为 2mm，用胶布固定，再用绷带包扎，4 周后解除外固定，练习活动。

对于不稳定的长斜行、粉碎、螺旋或短缩较多的骨折，同样以手法整复，为了维持骨折整复位置，需作患指末节指骨牵引，并用特制丁字铝板作功能位固定加以牵引，同时在掌骨骨折部背侧加一小毡垫及小木板外固定，3 周后解除外固定，练习活动。

2. 推拿手法

骨折整复固定 2～3 周后，可在骨折部位行指揉、分筋、理筋等手法，舒筋活络。解除外固定后，可使用摇法、扳法，促进关节功能恢复。

3. 经皮穿针内固定

适用于：①复位后不稳定的第 1 掌骨基底部骨折或骨折脱位；②不稳定的掌骨干骨折和多发掌骨干骨折；③掌骨颈骨折掌侧骨皮质碎片多且屈曲畸形严重者。

4. 切开复位内固定

适用于：①闭合复位困难或复位后其他方法不能维持复位者；②多发性掌骨骨折；③开放性骨折或骨折脱位；④陈旧性骨折及骨折畸形愈合者。

5. 练功活动

固定后要限制活动手指，去除固定后，配合中药熏洗，锻炼指、腕部功能。

6. 预防与调护

1）第 1 掌骨基底部骨折，复位固定后，早期应限制拇指的屈曲及内收活动，避免引起骨折再移位。合并脱位者，更容易发生再移位，应定期进行 X 线复查。调整外固定时，应谨慎操作，防止骨折再移位。

2）掌骨颈骨折，复位后掌指关节固定于屈曲 90°位，如未及时进行功能锻炼，将影响关节的伸直活动。骨折复位固定后 2 周，可将掌指关节改为半屈位固定，并适当配合手指的伸屈锻炼。

3）掌骨干短斜行骨折，复位固定后容易再发生侧方或重叠移位，于手背侧放置分骨垫，有一定的预防作用。稳定性的掌骨干骨折，应及早进行手指的屈伸功能锻炼。

四、特色治疗方法

1. 林如高运用中药治疗骨折经验

药物：当归尾 60g，川芎 30g，三七 30g，苏木 60g，酒大黄 300g，酒续断 90g，骨碎补 90g，醋煅自然铜 150g，泽泻 90g，茯苓 90g，枳壳 60g，桔梗 60g，酒防风 60g，白术 90g，血竭 30g，广木香 60g，五加皮 60g，杜仲 90g，白芷 60g，扁豆 60g，桃仁 60g，川红花 60g。

方法：上药共为细末，炼蜜为丸，每丸 9g，每日早晚各 1 丸，温开水或黄酒送服。

2. 石幼山运用中药治疗骨折经验

药物：潞党参、炙绵芪、全当归、炒白术、炒川续断、川独活、制狗脊、川芎、红花、骨碎补、伸筋草、五加皮、煅自然铜、炙甘草。

方法：上药共为细末，水泛为丸，如绿豆大。日服 9g，饭前开水吞服。

3. 王子平运用中药治疗骨折经验

药物：当归尾 12g，赤芍 10g，白芍 10g，生地黄 15g，红花 6g，地鳖虫 6g，骨碎补 12g，煅自然铜 12g，续断 12g，落得打 10g，乳香 6g，没药 6g。

方法：日 1 剂，水煎 2 次，取汁约 200ml。每次 100ml，每日 2 次。

五、现代研究进展

手外伤是骨科急诊的常见疾病，其中又以掌指骨骨折较为常见。因为手需要完成各种精细动作，掌指骨骨折在治疗上应力求达到解剖复位，固定牢固，能够早期进行功能锻炼。急诊条件下处理不当将严重影响患者的手功能和生活质量。治疗掌指骨骨折时的内固定材料种类众多，如克氏针、钢丝、微型钢板和固定架等，但目前临床上使用最多的还是微型钢板和克氏针。陈智[1]通过对微型钢板与克氏针内固定治疗掌指骨骨折进行分析发现，最后上微型钢板治疗掌指骨骨折的疗效较克氏针更好。张来福[2]通过高频超声引导下弹性髓内钉固定治疗第 5 掌骨颈骨折发现，此方式术中能从不同角度动态观察骨折复位情况，减少电离辐射和术后并发症，疗效确切。

刘凯[3]发现手术治疗掌骨骨折有其优势，尤其适用于重物压砸、机器挤压等因素造成的多发掌骨骨折、开放性骨折以及伴有严重软组织损伤的掌骨骨折。但共同的缺点是会对软组织造成进一步的损伤，尤其是影响伸肌腱的活动，进而造成肌腱粘连、关节挛缩等，不利于手功能的恢复。通过自制夹板固定治疗掌骨骨折疗效肯定，适用于大部分的掌骨骨折患者，且夹板取材制作方便，包扎固定操作简单、快捷，医疗费用低。范辉[4]通过使用骨水泥封闭经皮克氏针外固定支架治疗第 5 掌骨颈骨折发现，此种方式创伤小，操作简单，可早期活动掌指关节，疗效确切。

参 考 文 献

[1] 陈智，陈歌，尹一然. 微型钢板与克氏针内固定治疗掌指骨骨折的 Meta 分析 [J]. 重庆医学，2016，45（29）：4095-4098，4102.

[2] 张来福，吕亚庆，卢承印，等. 高频超声引导下弹性髓内钉固定治疗第五掌骨颈骨折 [J]. 中国修复重建外科杂志，2021，35（2）：154-159.

[3] 刘凯，叶永亮，王广伟，等. 自制夹板外固定治疗掌骨骨折的临床疗效观察 [J]. 中国骨伤，2021，34（6）：568-572.

[4] 范辉，陈代全，张勤，等. 骨水泥封闭经皮克氏针外固定支架治疗第 5 掌骨颈骨折疗效 [J]. 中国临床解剖学杂志，2021，39（1）：105-107.

第十六节　指 骨 骨 折

指骨骨折古称竹节骨骨折，发病率高，占四肢骨折的首位。

一、病因病机

1. 损伤机制

（1）直接暴力　是引起指骨骨折的常见原因，常造成食、中、无名、小指或末节指骨的开放性粉碎性骨折。

（2）间接暴力　较为少见，可引起近、中节指骨的横行或斜行骨折。

2. 骨折类型

（1）近节指骨骨折　折线多位于近节指骨中部。受骨间肌、蚓状肌及指伸肌腱的牵拉，骨折断端容易向掌侧成角移位。

（2）中节指骨骨折　骨折的移位和畸形与骨折的部位密切相关。若骨折位于指浅屈肌腱止点的近侧，远折端受指浅屈肌腱的牵拉，常形成向背侧成角畸形。如骨折发生于指浅屈肌腱的远侧，则近折端受指浅屈肌腱的牵拉，向掌侧移位或成角。

（3）末节指骨骨折　直接暴力所致者，可为裂缝骨折或粉碎性骨折；间接暴力所致者，多为末节指骨基底部背侧撕脱骨折，骨折块可有分离移位。

3. 骨折特点

1）近、中节指骨骨折，多为成角移位。

2）末节指骨基底部背侧撕脱骨折，多有分离移位。

二、诊断

1. 临床表现与诊断要点

骨折后局部疼痛、肿胀、手指功能障碍，有明显压痛及纵轴叩击痛。近、中节指骨骨折可有成角畸形，末节指骨基底部背侧撕脱骨折可有锤状指畸形，远侧指间关节不能主动伸直。有移位骨折可扪及骨擦音或异常活动。X 线摄片可明确骨折部位及移位情况。

2. 鉴别诊断

指骨骨折应与指间关节扭伤、指骨内生软骨瘤病理性骨折相鉴别。

三、治疗

1. 整复与固定

（1）近节指骨骨折　指骨横行或短斜行骨折复位时，术者一手拇指及食指捏住骨折近端，另一手四指握住骨折远端，在牵引下屈曲指间关节，并用拇指由断端掌侧向背侧挤压骨折部，矫正成角。如有侧方移位，在牵引下左右挤按，使其复位。复位后，在骨折掌侧成角处置一薄垫，用掌背侧夹板固定，夹板长度不超过指间关节。再令患手握一裹有 3～4 层纱布的小玻璃瓶，使手指屈向舟骨结节，以胶布固定，外加绷带包扎。如为短斜行骨折有重叠移位时，可在指骨桡侧或尺侧加用小毡垫，并用侧方夹板固定。如为不稳定骨折，其处理方法采用骨牵引，或手指掌背胶布牵引及特制丁字铝板功能位固定，3 周左右去除固定。

（2）中节指骨骨折　整复时，术者一手拇、食指捏住骨折近段固定患指，另一手拇、食指捏住患指末节，进行对抗牵引。至成角或重叠畸形消除后，双手分别向尺、桡侧挤按，矫正侧方移位。如有掌、背侧侧方移位，则双手分别向掌、背侧提按，使其复位。固定方法同近节指骨骨折。

（3）末节指骨骨折　末节指骨中段或基底部骨折时，一般移位不明显，无须复位，用小夹板局部外固定。末节指骨粉碎性骨折或指端骨折,如骨折块较小,且合并开放性损伤时,在清创缝合伤口前,需将碎片切除,以免将来指端疼痛。末节指骨基底部背侧骨折,整复时,将近侧指间关节屈曲成 90°位,远侧指间关节背伸,便可使指骨基底部靠近撕脱的骨折片,自动复位。然后用塑料夹板或汤匙状铝制夹板在该位置上固定。

固定 3 周,每周检查一次。3 周后更换为竹制夹板,并在指端加放小梯形纸垫保持远侧指间关节于背伸位。

2. 推拿手法

骨折整复固定后,对未固定的指骨可用拿法、拇指理筋、指揉法等散瘀消肿。2 周后,可于骨折处远近指间关节部作拿法、指揉法,防止关节囊粘连。

3. 外固定器疗法

对严重粉碎性骨折或由于挫裂伤而造成的复杂骨折,应用闭合复位经皮穿针外固器整复及固定,是一种较为理想的方法。方法是在骨折断端两侧经皮各穿 2 枚克氏针,放置外固定器,利用外固定器进行牵引、整复及外固定。

4. 经皮穿针内固定

经皮穿针内固定适用于近、中节不稳定骨折。方法是在手法复位后,在 X 线透视下经皮穿针固定。固定方法有两种:①在距骨折远、近端 0.5～1cm 外,于背侧的尺、桡侧缘交叉打入 2 枚细克氏针固定。此种方法固定牢固,但穿针角度不易掌握,技术难度较大。②于指骨头打入 1 枚克氏针,行髓内穿针固定。此种方法虽然简单,但固定后不稳定,且易引起指间关节僵硬,目前已很少应用。

5. 切开复位内固定

切开复位内固定适用于:①不稳性骨折手法复位困难或复位后固定不稳定。②指骨基底关节囊内较大骨折。关节面破坏且合并脱位。③陈旧性骨折不愈合或畸形愈合。

6. 预防与调护

1)骨折复位固定后,未受伤的手指应加强屈伸功能锻炼。

2)解除外固定后,可配合熏洗、推拿,促进关节功能恢复。

四、特色治疗方法

1. 林如高运用中药治疗骨折经验

药物:当归 9g,川芎 4.5g,白芍 9g,生地黄 9g,桃仁 6g,制乳香 4.5g,制没药 4.5g,三七 4.5g,防风 6g,连翘 9g,骨碎补 9g,续断 9g,茯神 12g,炙甘草 3g,枸杞 9g。

方法:日 1 剂,水煎 2 次,取汁约 200ml。每次 100ml,每日 2 次。

2. 石幼山运用中药治疗骨折经验

药物:当归尾、炙地鳖虫、制乳香、制没药、丹参、骨碎补、落得打、赤芍、王不留行籽、川芎、防风、制锦纹、制南星、小生地黄、桑枝、川续断、桃仁。

方法:上药共为细末,水泛为丸,如绿豆大。日服 6～9g,饭前开水吞服。

3. 王子平运用中药治疗骨折经验

药物:当归尾 12g,赤芍 10g,白芍 10g,生地黄 15g,红花 6g,地鳖虫 6g,骨碎补 12g,煅自然铜 12g,续断 12g,落得打 10g,乳香 6g,没药 6g。

方法:日 1 剂,水煎 2 次,取汁约 200ml。每次 100ml,每日 2 次。

五、现代研究进展

指骨骨折为临床常见的手部损伤,击打伤或碾压伤等直接暴力常导致近节指骨骨干的粉碎性骨折,伴随着不同程度软组织损伤。近节指骨参与构成近节指间关节和掌指关节,由于近节指骨四周几乎均有肌腱存在,骨折后容易出现肌腱粘连和运动障碍,无论是近节指间关节或掌指关节功能障碍,均会对手指功能带来严重影响。张艳军[1]应用 T 型微型锁定钢板侧方固定治疗近节指骨近端骨折,此方式可解决螺钉有效固定空间小、固定强度不足的问题;术后患者可早期进行功能锻炼,恢复手指屈伸功能。蔡利兵[2]分析闭合复位与切开复位治疗老年中节指骨骨折,得出对于未合并血管损伤、神经损伤和肌腱损伤的老年中节指骨骨折患者闭合复位经皮克氏针固定治疗具有一定优势,患者手术操作时间短,痛苦少,术后畸形发生率低,远期功能恢复与开放复位治疗无显著差异。

苟永胜[3]通过对双枚克氏针与双固定螺钉治疗末节指骨基底部撕脱骨折进行分析发现,采用双枚克氏针与微型双固定螺钉治疗末节指骨基底部撕脱骨折疗效相当,但微型双固定螺钉治疗存在较高并发症发生率,尤其是线结外露比例偏高。叶峰[4]应用微型外固定架治疗开放性粉碎性指骨骨折,微型外固定架具有操作简便,手术时间短,感染概率小,创伤小,骨折固定牢靠,利于伤口观察、换药及创面愈合等优点。其调节功能可有效地矫正旋转和成角畸形,其调节杆可根据治疗需要进行延长或加压,疗效显著。

王利祥[5]通过应用微型锁定钢板外置治疗近节指骨粉碎性骨折,发现微型锁定钢板外置联合小切口复位治疗近节指骨粉碎性骨折,皮肤软组织情况良好,操作简便,有利于早期功能锻炼,指间关节活动度好,恢复期功能评分优良率高。

参 考 文 献

[1] 张艳军,葛华平,苗平,等. 应用 T 型微型锁定钢板侧方固定治疗近节指骨近端骨折 [J]. 中国矫形外科杂志,2018,26(14):1338-1341.

[2] 蔡利兵,周贤挺. 闭合复位与切开复位治疗老年中节指骨骨折的临床疗效及预后 [J]. 中国老年学杂志,2018,38(6):1390-1392.

[3] 苟永胜,丁柯元,许圣茜,等. 双枚克氏针与双固定螺钉治疗末节指骨基底部撕脱性骨折的比较 [J]. 中国组织工程研究,2022,26(18):2849-2853.

[4] 叶峰,杨星华,官正华,等. 微型外固定架治疗开放性粉碎性指骨骨折 26 例 31 处分析 [J]. 实用医学杂志,2013,29(20):3441-3442.

[5] 王利祥,王楠,许良,等. 微型锁定钢板外置治疗近节指骨粉碎性骨折 [J]. 中国骨伤,2022,35(12):1189-1192.

第三章　下肢骨折

第一节　股骨颈骨折

股骨颈骨折，是指由股骨头下至股骨颈基底部之间的骨折，是一种老年人常见的骨折。

股骨颈位于股骨头与转子间线之间。股骨颈和股骨干之间形成一个角度称为内倾角，又称颈干角，正常值在 110°～140°，颈干角随年龄的增加而减小，儿童平均为 151°，而成人男性为 132°，女性为 127°。颈干角大于正常值为髋外翻，小于正常值为髋内翻。

股骨颈的中轴线与股骨两髁中点间的连线形成一个角度，称为前倾角或扭转角，正常在 12°～15°。

在治疗股骨颈骨折时，必须注意保持正常的颈干角和前倾角，特别是前倾角，否则会遗留髋关节畸形，影响髋关节的功能。

股骨头、颈部的血运主要来自三个途径：①关节囊的小动脉来源于旋股内动脉、旋股外动脉、臀下动脉和闭孔动脉的吻合部到关节囊附着部，分为骺外动脉、上干骺端动脉进入股骨颈，供应股骨颈和大部分股骨头的血运。②股骨干滋养动脉仅达股骨颈基底部，小部分与关节囊的小动脉有吻合支。③圆韧带的小动脉较细，仅供应股骨头内下部分的血运，与关节囊小动脉之间有吻合支。此三条血管均比较细小且股骨头的血液供应主要依靠关节囊和圆韧带的血管。由于股骨头、股骨颈的血运较差，因此，在临床治疗中存在骨折不愈合和股骨头缺血两个主要问题。

一、病因病机

股骨颈骨折常发生于老年人，女性略多于男性，随着人们寿命的延长，其发病率日渐增高。由于股骨颈部细小，处于疏松骨质和致密骨质交界处，负重量大，又因老年人肝肾不足、筋骨衰弱、骨质疏松，即使受轻微的直接外力或间接外力，如平地滑倒，髋关节旋转内收，臀部着地，便可引起骨折。青壮年、儿童发生股骨颈骨折较少见，若发生本骨折，必因遭受强大暴力所致，如车祸、高处跌下等。此种股骨颈骨折病人，常合并有其他骨折，甚至内脏损伤。

1. 损伤机制

股骨颈骨折的损伤机制可分为两类，其一是外力直接作用于股骨大粗隆，传递至股骨颈而发生骨折；其二是负重肢体处于旋转状态，股骨颈受剪切应力而发生骨折。

2. 骨折类型

（1）按其部位分型　可分为头下部骨折、颈中部骨折和基底部骨折 3 种。

头下部骨折和颈中部骨折的骨折线在关节囊内，故称囊内骨折；基底部骨折因骨折线的后部在关节囊外，故又称囊外骨折。移位多的囊内骨折，股骨头脱离了来自关节囊及股骨干的血液供应，以致骨折近端缺血，不但骨折难以愈合，而且容易发生股骨头缺血性坏死，股骨颈的骨折线越高，越易破坏颈部的血液供应，因而骨折不愈合、股骨头缺血性坏死的发生率就越高。

基底部骨折因骨折线部分在关节囊外，而且一般移位不多，除由股骨干髓腔来的滋养血管的血供断绝外，由关节囊来的血供大多完整无损，骨折近端血液供应良好，因此骨折不愈合和股骨头缺血性坏死的发病率较低。

（2）按 X 线片的表现分型　可分为外展型和内收型两种。

外展型骨折常在髋关节外展时发生，多为头下骨折，骨折端常互相嵌插，骨折线与股骨干纵轴的垂直线（水平线）所形成的倾斜角（Linton 角）往往小于 30°，骨折局部剪切力小，较稳定，血供破坏较少，故愈合率高。内收型骨折常在髋关节内收时发生，多为颈中部骨折，亦可发生在头下部或基底部，骨折线与股骨干纵轴的垂直线所形成的倾斜角往往在 45° 左右，内倾角小于正常值，如角度大于 70° 时，两骨折端往往接触很少，且有移位现象，骨折处剪切力大，极不稳定，血供破坏较大，骨折愈合率低，股骨头缺血坏死率高。临床上内收型骨折较多见，外展型骨折比较少见。

（3）Pauwels 分型　根据倾斜角可分为：<30° 为 I 型，最稳定；30°～50° 为 II 型，较稳定；>50° 为III型，最不稳定（在临床应用此方法时，由于股骨头颈的移位、旋转，往往骨折线不易测定，故可在复位后测量）。

3. 骨折特点

1）股骨颈骨折常发生于老年人，女性略多于男性，随着人们寿命的延长，其发病率正日渐增高。青壮年、儿童发生股骨颈骨折较少见。

2）股骨颈骨折容易发生骨的缺血性坏死。

二、诊断

1. 临床表现

患者常有受伤史，如跌倒、滑倒、撞伤，甚至可出现盘腿造成的骨折。伤后诉髋部疼痛，不敢站立和行走，患肢多有短缩、屈髋、屈膝、内收或外旋的典型畸形。囊内骨折足外旋 45°～60°，囊外骨折则外旋角度较大，常达 90°，并可扪及大粗隆上移。伤后除髋部有疼痛外，还在腹股沟附近有压痛，在患肢足跟部或大转子部有叩击痛。局部可有轻度肿胀，但囊内骨折由于有关节囊包裹，局部血液供应较差，其外为厚层肌肉，故肿胀瘀斑常不明显，患者髋功能障碍，不能站立行走，但有部分嵌入骨折仍可短时站立或跛行。对这些病人要特别注意，不要因遗漏诊断而使无移位的稳定骨折变为有移位的不稳定骨折。

2. 诊断要点

1）髋部有外伤史。

2）髋部疼痛、肿胀、不敢站立及行走。

3）查体可见有畸形，局部压痛，并有纵向叩击痛，可闻及骨擦音，触及异常活动。

4）X 线片正侧位可显示骨折部位、类型和移位情况。

3. 鉴别诊断

股骨颈骨折和股骨转子间骨折均多发于老年人，临床表现和全身并发症也大致相仿。但股骨颈骨折瘀肿较轻，压痛点在腹股沟中点，囊内骨折愈合较难。而股骨转子部血运丰富，肿胀明显，有广泛的瘀斑，压痛点多在大转子处，预后良好；X 线片可明确诊断骨折类型。

三、治疗

应按照骨折的时间、类型和患者的全身情况等决定治疗方案。新鲜无移位骨折或嵌插骨折无须复位，但患肢应制动；移位骨折应尽早给予复位和固定；陈旧性股骨颈骨折可采用髋关节重建术或改变下肢负重力线的截骨术，以促进骨折愈合或改善功能。

1. 整复方法

（1）手法复位 屈髋屈膝法：患者仰卧，助手固定骨盆，医者右前臂托住患肢腘窝，使患膝、髋均屈曲90°，向上牵引，纠正缩短畸形。然后伸髋内旋外展以纠正成角畸形，并使骨折面紧密接触。复位后可做手掌试验，如患肢外旋畸形消失，表示已复位。牵拉推挤外展内旋法：因股骨颈骨折后，患肢呈缩短、外旋、外展和轻度屈髋屈膝畸形，故治疗缩短畸形常用此方法。一名助手固定骨盆，一名助手双握患肢足踝部，医者左手托住臀部，右手握于膝下，使髋、膝关节屈曲30°左右，大腿外旋，轻度外展位顺势牵拉，然后远端在助手牵拉下徐徐将患肢内旋外展伸直，并保持患肢内旋20°、外展20°位固定。

（2）牵引法复位 为了减少对软组织的损伤，保护股骨头的血供，目前多采用骨牵引逐步复位法。若经骨牵引1周左右仍未复位，可采用上述手法整复剩余的轻度移位。

2. 固定方法

（1）无移位或外展嵌插骨折 将患肢置于外展、膝关节轻度屈曲、足中立位（即下肢外展30°～40°，足尖向下，膝关节屈曲15°）。为防止患肢内旋，可在患足穿一带有横木板的丁字鞋亦可用轻重量的皮肤牵引固定6～8周。在固定期间应嘱咐病人做到"三不"：不盘腿、不侧卧、不负重。6～8周可架双拐不负重行走，以后每1～2个月复查X线1次，骨折坚固愈合，股骨头无缺血坏死现象时，可弃拐负重行走，一般需4～6个月。

（2）有移位的新鲜股骨颈骨折 可采用股骨髁上骨牵引，如无特殊禁忌证，可用多根钢针或螺钉内固定治疗，这样能早期离床活动，从而减少因卧床而发生的并发症。

对于老年人无移位股骨颈骨折，由于有再移位的风险，一般在患者全身状态允许的情况下应尽早行多枚斯氏针、3枚骨松质螺钉或空心钉内固定，使患者能够早期活动和负重行走，避免因长期卧床带来的并发症。

3. 外固定器疗法

随着微创外科技术的进步，近年来对于能闭合复位满意的股骨颈骨折，尤其是全身情况差、不能承受较大手术的患者，采用外固定器固定。但复位确定难以达到满意的股骨颈骨折，不宜用外固定器固定。

4. 经皮穿针内固定

骨折复位后维持患肢于外展、内旋位，术区消毒、铺巾，3枚克氏针经皮穿刺以锤子打入，不做皮肤切口，针进入骨皮质后即套入打入器，这样既可防止打坏针尾，又可使针相对延长，便于掌握进针方向，将针尾埋入皮下肌肉中，以针尖进入股骨头软骨下0.5～1cm为宜。

第1枚针，于大粗隆下缘1～2cm，股骨外侧面前后中点进入，正位与股骨颈纵轴平行。若颈干角130°，则针与股骨干成130°角，侧位针与床面平行，上下不倾斜，力求针于正侧位都能接近股骨头的中央。

第2枚针，于第1枚针下1～2cm、股骨外侧面的前缘进入，正位与股骨干成140°～145°角，侧位针尾向上抬高与床面成5°～10°倾斜。

第3枚针，于第2枚针下1～2cm，股骨外侧面的后缘进入，正位与股骨干成150°～155°角，侧位针尾向下压低，与床面成5°～10°角。

以上操作均需在X线透视下进行。2周后可下床不负重活动。3个月拍片复查1次，直至X线片提示骨折线完全消失，待骨性愈合后，可将固定的螺纹针取出。

5. 手术治疗

（1）切开复位 股骨颈骨折有时可因骨折端刺破的关节囊夹于骨折端间而阻碍复位，使骨折端对合不满意，中青年陈旧性股骨颈骨折，骨折端吸收不多的患者，均应考虑切开复位内固定。切开复位可在直视下将骨折对合，对有骨质碎裂、压缩及缺损的病例可及时充填碎骨片。切开复位可采用前侧切口或前外侧切口。

（2）内固定 合格的内固定原则是坚强固定和骨折端加压。解剖复位在治疗中至关重要，因为不论何种内固定材料都无法补偿不良复位后所产生的问题。应用于股骨颈骨折治疗的内固定物类很多，医师应该对其技术问题及适应证非常熟悉以便选择应用。

1）单钉类：三翼钉是最早应用于股骨颈骨折的内固定方法，方法简单，但其可能破坏股骨头血供、缺乏对抗剪切力的作用，难以控制股骨头的旋转，股骨头坏死率高，已被放弃。

2）多钉类：多钉或多针（空心针、Moore 钉、Neufeld 钉、斯氏钉、三角针、多根螺纹钉或多根带钩螺纹钉等）。Moore 钉及多根螺纹钉内固定在强度上或抗扭力作用较单钉强，但也有对骨折端无把持作用，有松动、退钉的缺点。

3）滑移式钉板类：滑动式内固定钉以髋螺钉应用较广，此类内固定由固定钉和一带柄的套筒两部分组成。固定钉可在套筒内活动，当骨折面有吸收时，钉则向套筒内滑动缩短，以保持骨折端的密切接触，有利于骨折的愈合。但远期股骨头坏死率高，故有逐渐被其他材料取代的趋势。

4）加压内固定类：最常用的加压装置为加压螺钉，此外还有 AO 松质骨螺钉，主要特点是所用的内固定钉都带螺纹，优点是可以经皮穿刺，创伤小，对股骨头的血供破坏少，可以使骨折面产生压力应力，以加速骨折愈合。多枚加压螺钉对骨折端能起到良好的加压作用，更有利于骨折愈合。大多适合年轻患者。

5）人工关节置换术：多数学者认为人工关节置换术是老年股骨颈骨折的首选方法。由于患者早期离床活动，减少了由长期卧床引起的多种并发症，可尽快恢复正常的生活能力，提高生活质量。

6. 预防与调护

1）固定期间应注意预防长期卧床的并发症，加强护理，防止发生褥疮及坠积性肺炎。

2）及时 X 线复查，防止发生股骨头坏死。

7. 练功活动

固定期间应加强全身的功能锻炼，注意长期卧床的并发症，加强护理，防止发生褥疮，并经常按胸，叩背，鼓励病人咳嗽排痰，以防发生坠积性肺炎。同时应积极进行患肢股四头肌的收缩活动，以及踝关节和足趾关节的屈伸功能锻炼，以防肌肉萎缩、关节僵硬及骨质脱钙现象。解除固定和牵引后，逐渐加强患肢髋、膝关节的屈伸活动，并可扶双拐不负重下床活动。

四、特色治疗方法

1. 刘柏龄运用中药治疗骨折经验

药物：当归尾 15g，骨碎补 20g，地鳖虫 10g，赤芍 15g，红花 15g，桃仁 10g，泽兰 15g，薏苡仁 20g，苏赤木 10g，川牛膝 10g，制乳香 15g，制没药 15g，广陈皮 10g。

方法：日 1 剂，水煎 2 次，取汁约 200ml。每次 100ml，每日 2 次。

2. 林如高运用中药治疗骨折经验

药物：当归 9g，川芎 4.5g，白芍 9g，生地黄 9g，桃仁 6g，制乳香 4.5g，制没药 4.5g，三七 4.5g，防风 6g，连翘 9g，骨碎补 9g，续断 9g，茯神 12g，炙甘草 3g，枸杞 9g。

方法：日 1 剂，水煎 2 次，取汁约 200ml。每次 100ml，每日 2 次。

3. 石幼山运用中药治疗骨折经验

药物：党参 15g，黄芪 15g，全当归 15g，炒白术 10g，炒川续断 15g，川独活 15g，制狗脊 10g，川芎 10g，红花 10g，骨碎补 15g，伸筋草 15g，五加皮 10g，煅自然铜 10g，炙甘草 10g。

方法：上药共为细末，水泛为丸，如绿豆大。日服 9g，饭前开水吞服。

4. 王子平运用中药治疗骨折经验

药物：当归尾 12g，赤芍 10g，白芍 10g，生地黄 15g，红花 6g，地鳖虫 6g，骨碎补 12g，煅自然铜 12g，续断 12g，地钱草 10g，乳香 6g，没药 6g。

方法：日 1 剂，水煎 2 次，取汁约 200ml。每次 100ml，每日 2 次。

五、现代研究进展

股骨颈是髋部的重要组成部分，有学者研究统计发现，股骨颈骨折约占整个髋部骨折的 54%，占人体总骨折量的 3.58%[1]。Garden 分型是最常使用的分型方法[2]：Ⅰ型骨折是指不全骨折或外展嵌插骨折；Ⅱ型是指没有移位的完全骨折；Ⅲ型指骨折部分移位；Ⅳ型指骨折完全移位。对于无移位骨折或嵌插骨折（Garden Ⅰ型和Ⅱ型），治疗原则是避免骨折移位，多采用原位固定的手术方式。对于头下型骨折和经颈型骨折，一般采用多枚空心拉力螺钉来进行骨折的固定。对于移位的股骨颈骨折（Garden Ⅲ型和Ⅳ型），手术方式包括闭合复位内固定、切开复位内固定、人工股骨头置换和全髋关节置换。具体方式的选择取决于患者的具体情况，包括：①骨折相关因素，如骨折位置、稳定性、粉碎程度；②患者相关因素如年龄、伤前活动水平、预期寿命、内科合并症[3]。关节置换（人工股骨头置换和全髋关节置换）适用于年龄较大、移位明显的股骨颈骨折患者。对于日常活动量较少的老年人来说，人工股骨头置换可以有效缓解疼痛、早期活动，远期的关节功能也很好。而对于健康状况良好、预期寿命较长、生活较为积极的老人，则应当考虑采取全髋关节置换，尤其是受伤前合并有髋关节骨关节炎者。Florschutz 等[4]在他的综述性文章里提到，对于股骨颈骨折的患者实施人工关节置换，手术风险要高于因为其他疾病实施的择期关节置换。Haidukewych 等[5]报道了因股骨颈骨折接受关节置换的患者中，其 30 天死亡率为 2.4%，比择期手术高 10 倍。这可能是因为股骨颈骨折的患者的健康状况相对较差所致，而股骨颈骨折的损伤应激也可能与之相关。

随着西医人工材料、关节技术的日益成熟和中医药临床分期辨证治疗、自拟方的运用发展，股骨颈骨折的治疗有了很大的提高，但许多问题仍有待解决。中西医结合治疗方法主要包括西医手术联合中医分期辨证疗法、西医手术联合中药自拟方疗法、西医手术联合中药内服外治疗法，还包括联合中医手法整复、针灸、推拿、中医情志护理、中医食疗护理等。股骨颈骨折各类型术后均可配合使用中药进行"活血化瘀、接骨续筋、补益肝肾"分期治疗。徐伟锋等学者[6]将 50 例骨质疏松性股骨颈骨折患者随机分为 2 组，每组 25 例；2 组患者均进行全髋关节置换术，术后分别给予强骨饮和碳酸钙 D_3 片口服。分别于术前及术后 3 个月检测血清骨碱性磷酸酶及抗酒石酸酸性磷酸酶 5b 含量及健侧股骨颈骨密度，并进行比较，口服强骨饮能改善骨质疏松性股骨颈骨折患者全髋关节置换术后的骨代谢水平，提高骨密度。在股骨颈骨折的西医围术期前后，联合中医药疗法可减轻疼痛，调节情志，预防下肢静脉血栓等，药理学研究表明，地鳖虫中的微量元素、多肽等成分能增加骨生成细胞活性，促进钙盐沉积，加快骨折愈合，并具有抗凝血效果，能改善局部血液循环，为骨折处提供良好血供；骨碎补提取液可促进成骨细胞增殖，改善骨代谢，加快矿化结节形成，利于骨折愈合与骨痂生长，柚皮苷成分具有抗炎作用[7]，多项研究表明：中西医结合治疗股骨颈骨折的临床效果，明显高于单独使用中医治疗或西医治疗，尤其是对于高龄患者，骨折术后愈合及功能恢复疗效显著。对于髋关节置换的患者而言，中医药能防止静脉血栓形成，降低长期使用西药的毒副作用。

参 考 文 献

[1] Rogmark C，Leonardsson O. Hip arthroplasty for the treatment of displaced fractures of the femoral neck in elderly patients [J]．The Bone & Joint Journal，2016，98-B（3）：291-297．

[2] Garden R S. Reduction and fixation of subcapital fractures of the femur [J]．Orthop Clinics of North America，1974，5（4）：683-712．

[3] 张保中，常晓．股骨颈骨折的分型及治疗方法的选择 [J]．中国骨伤，2016，29（11）：973-976．

[4] Florschutz A V，Langford J R，Haidukewych G J，et al. Femoral neck fractures: current management[J]．Journal of Orthopaedic Trauma，2015，29（3）：121-129．

[5] Haidukewych G J，Rothwell W S，Jacofsky D J，et al. Operative treatment of femoral neck fractures in patients between the ages of fifteen and fifty years[J]．The Journal of Bone and Joint Surgery-American Volume，2004，86（8）：1711-1716．

[6] 徐伟锋，叶健，吴连国．强骨饮对骨质疏松性股骨颈骨折患者全髋关节置换术后血清骨代谢生化指标和骨密度的影响 [J]．中医正骨，2015，27（2）：12-16．

[7] 谌顺清，梁伟，张雪妹，等．骨碎补化学成分和药理作用研究进展 [J]．中国中药杂志，2021，46（11）：2737-2745．

第二节　股骨转子间骨折

股骨转子间骨折是指由股骨颈基底至小转子水平以上部位的骨折，包括转子间骨折、大转子骨折、小转子骨折。其中最常见者为转子间骨折，约占全身骨折的 3.57%，平均年龄稍高于股骨颈骨折的患者。

一、病因病机

直接暴力或间接暴力均可引起股骨转子间骨折。

1. 损伤机制

（1）直接暴力　遭受强大暴力，如车祸、高处跌下等。此种股骨转子间骨折病人，常合并有其他骨折，甚至内脏损伤。

（2）间接暴力　如平地滑倒，髋关节旋转内收，臀部着地，引起股骨转子间骨折。

2. 骨折类型

根据骨折线的方向和位置，临床上可分为 3 型：顺转子间粉碎性骨折、反转子间骨折、转子下骨折。

（1）顺转子间粉碎性骨折　骨折线自大转子顶点开始，斜向内下方行走，达小转子部。根据暴力的情况不同，小转子或保持完整，或成为游离骨片，但股骨上端内侧的骨支柱保持完整，骨的支撑作用还比较好，髋内翻不严重，移位较少，远端因下肢重量而轻度外旋，粉碎性骨折则小转子变为游离骨块，大转子及其内侧骨支柱亦破碎，髋内翻严重，远端明显上移，患肢呈外旋短缩畸形。

（2）反转子间骨折　骨折线自大转子下方斜向内上方行走，达小转子的上方。骨折线的走向与转子间线或转子间嵴大致垂直。骨折近端因外展肌与外旋肌的收缩而外展、外旋，远端因内收肌与髂腰肌的牵引而向内、向上移位。

（3）转子下骨折 骨折线经过大小转子的下方。

其中，转子呈粉碎性骨折或反转子间骨折或转子下骨折者，均属不稳定骨折。

3. 骨折特点

1）患者多是老年人，男性多于女性，青壮年发病者较少。

2）转子部骨质比较松脆，因此骨折多为粉碎性。

3）转子部血运丰富，极少发生骨折不愈合或股骨头坏死，预后较好。

二、诊断

1. 临床表现

伤后局部疼痛、肿胀明显，患者不能站立或行走，患肢明显短缩、内收、外旋畸形。可闻及骨擦音，触及异常活动。

2. 诊断要点

（1）有髋部外伤史。

（2）髋部疼痛、肿胀、不敢站立及行走。

（3）查体可见畸形，局部压痛，并有纵向叩击痛，可闻及骨擦音，触及异常活动。

（4）X线正侧位片可显示骨折部位、类型和移位情况。

3. 鉴别诊断

股骨转子间骨折和股骨颈骨折均多发于老年人，临床表现和全身并发症也大致相仿。但股骨颈骨折瘀肿较轻，压痛点在腹股沟中点，囊内骨折愈合较难。而股骨转子部血运丰富，肿胀明显，有广泛的瘀斑，压痛点多在大转子处，预后良好；X线片可明确诊断和骨折类型。

三、治疗

1. 整复方法

（1）手法复位

1）无移位股骨转子间骨折：此类骨折无须复位，可让患者卧床休息。在卧床期间，为了防止骨折移位，患肢要保持外展30°～40°，或可配合皮牵引（重量3～5kg）维持患肢外展位，6周左右骨折愈合后可扶拐下床活动。下床活动后仍应注意患肢外展，以防内收肌的牵拉，而发生继发性髋内翻畸形。

2）顺转子间骨折：可采用牵拉推挤外展法。一名助手固定骨盆，另一名助手持小腿顺势牵拉。术者站于患侧，一只手扶膝内侧，另一只手掌置大粗隆部向内推挤，同时牵拉之助手在保持牵拉力的情况下，逐步外展、内旋患肢，即可复位。

3）反转子间骨折：以牵拉挤压外展法复位，即由上述顺转子间骨折整复手法的基础上加两手掌内外相对挤压，使两斜行骨端对合。

（2）牵引复位 具体治疗应根据患者的骨折类型及全身情况，是否耐受长时间的牵引和卧床。可用股骨髁上穿针或胫骨结节穿针，患肢安置在托马斯架或勃朗架上。对不稳定骨折牵引时注意牵引重量要足够，约占体重的1/7，否则不足以克服髋内翻畸形；保持牵引的过程中，髋内翻纠正后也不可减重太多，以防髋内翻的再发；另外牵引应维持足够的时间，一般8～12周，对于不稳定者，可适当延长牵引时间。待骨痂良好生长，骨折处于稳定状态后，练习膝关节功能，嘱患者离床，在外展夹板保护下扶双拐不负重行走，直到 X 线片显示骨折愈合，再开始患肢负重。牵引期间应增强护理，防止肺炎及褥疮等并发症。

2. 固定方法

（1）固定范围　超髋关节固定。

（2）固定器材　无移位的骨折采用钉子鞋固定。有移位的骨折应采用持续牵引与外展夹板固定结合，牵引重量为 6～8kg。

（3）固定要点　固定患肢于外展中立位。

（4）固定时间　6～8 周。

3. 外固定器疗法

外固定支架治疗股骨转子间骨折，在医学 X 线电视监视系统下手术，保证了骨折的准确复位和手术的成功，并且其抗弯能力强，拮抗和抵消了内收肌群收缩力，有效防止了髋内翻的发生，且可早期下床活动，避免了并发症的发生。

目前临床报道有满意疗效的外固定器有单侧单管 AO 外固定器、单侧成角外固定器、力臂式外固定器等。

4. 经皮穿针内固定

克氏针穿刺固定，固定方法基本同股骨颈骨折，但进针部位应偏下，第 1 枚针在粗隆下 3～4cm，主要适用于粗隆间骨折。

5. 切开复位内固定

少数不稳定的骨折，因年老不适宜长期卧床，或经手法复位而不理想者，可做内固定。骨折畸形愈合的青壮年患者，可行转子下截骨术纠正髋内翻畸形。

6. 预防与调护

1）固定期间应注意预防长期卧床的并发症，加强护理，防止发生褥疮及坠积性肺炎。

2）及时 X 线复查，观察骨折愈合情况。

7. 练功活动

固定期间，应鼓励患者早期在床上进行全身锻炼，嘱患者每天做踝关节屈伸运动与股四头肌收缩锻炼。解除固定后，先在床上作髋膝关节的功能活动，以后可扶双拐作不负重步行锻炼，待 X 线片证实骨折愈合后才可逐步负重。

四、特色治疗方法

1. 林如高运用中药治疗骨折经验

药物：当归尾 60g，川芎 30g，三七 30g，苏木 60g，酒大黄 300g，酒续断 90g，骨碎补 90g，醋煅自然铜 150g，泽泻 90g，茯苓 90g，枳壳 60g，桔梗 60g，酒防风 60g，白术 90g，血竭 30g，广木香 60g，五加皮 60g，杜仲 90g，白芷 60g，扁豆 60g，桃仁 60g，川红花 60g。

方法：上药共为细末，炼蜜为丸，每丸 9g，每日早晚各 1 丸，温开水或黄酒送服。

2. 石幼山运用中药治疗骨折经验

药物：血竭 10g，制乳香 10g，制没药 10g，制大黄 10g，地鳖虫 10g，红花 10g，当归尾 10g，麻黄炭 5g，参三七 5g，煅自然铜 5g，雄黄 5g，朱砂 5g，冰片 5g。

方法：上药共为细末，每日用开水送服 1～2g。

3. 施维智运用中药治疗骨折经验

药物：当归 9g，川芎 4.5g，川续断 9g，鸡血藤 9g，陈皮 4.5g，桑枝 15g，赤芍 6g，红花 4.5g，松节 9g，枳壳 4.5g，伸筋草 4.5g，接骨木 9g，骨碎补 4.5g。

方法：日 1 剂，水煎 2 次，取汁约 200ml。每次 100ml，每日 2 次。

五、现代研究进展

股骨转子间骨折是指发生于股骨颈基底部以远至小转子下方 5cm 水平区域内的骨折，是中老年人群髋部骨折的常见类型，患者平均年龄约为 70 岁。随着人口老龄化进程的日趋加快，中老年人群骨质疏松症发病率升高，其股骨转子部又是骨量丢失最严重的部位，因此，外伤导致股骨转子间骨折发生率逐年上升。随着年龄的增长[1]，相应增龄性风险因素增加，导致因跌倒发生骨折的风险也不断提高。患者往往健康状况不佳，脏器代偿能力较弱，且常合并多种内科基础疾病，麻醉与手术风险高，术后并发症发生率明显高于年轻人。局部骨质量和骨强度降低，骨质疏松导致界面把持力降低，而使内植入物失败的风险增高，因此，老年股骨转子间骨折的治疗充满挑战。老年股骨转子间骨折在伤后 1 年内的病死率达 12%～37%[2]，对于老年股骨转子间骨折来说，长期卧床易引起如肺部感染、深静脉血栓形成、脏器栓塞等诸多并发症。长期卧床和肢体残疾也同时带来的沉重家庭和社会负担[3]，这就要求临床上要整合相关的医疗资源和力量、优化流程、合理选择治疗方案，使老年髋部骨折患者尽早得到手术治疗[4]。目前部分学者通过活血化瘀预防血栓、益气生血减少输血、补肝肾强筋骨提高骨量，做好中西医结合、多学科协同合作[5]。骨折的闭合复位是所有微创手术的必要基础，股骨转子间骨折一般需要术中常规使用牵引床或采用牵引器[6]，如顺式反向牵引器对于健侧髋关节强直患者有优势且可减少因搭置牵引床的耗时。可透光、高强度、软接触材料的辅助复位撬拨夹持工具有待进一步研发。对于难以闭合复位的骨折，忌急躁粗暴反复复位以免造成骨折类型复杂化，进而导致出血过多、损伤加重，对于复位不良，可能导致固定失效者，仍需根据术中情况小切口切开复位[7]。采用髓内固定时，线缆、挡板、局部钢板的辅助固定均可在某些特殊病例（如转子下纵向劈裂或长螺旋形骨折、外侧壁骨折、内侧壁失支撑性骨折等）采用，以加强固定强度。但应该明确的是，在插入髓内钉之后，试图再通过使用辅助固定装置，得到进一步复位及加强固定强度，并不是明智之举，而应该是先复位成功后，通过辅助固定物的预固定作用，得以维持良好复位状态，进而插入髓内钉，最后进一步加强辅助固定物的固定强度（如进一步拉紧线缆，并完成其锁扣或通过钢板上的单皮质螺钉顶尖，触压至髓腔内髓内钉表面等）。对于老年股骨转子间骨折而言，更能体现减少高龄患者的生理和心理创伤应激，达到快速康复的目的。具体来说，通过术前对患者的咨询及宣教，预防性使用抗生素及使用低分子量肝素预防深静脉血栓形成，预防性镇痛，科学合理减少禁食时间，术前预防褥疮，老年患者入院至术后 48 小时评估血氧状态，必要时给予吸氧；术中通过取暖器、加热毯、温热液体的输注及冲洗以合理保护体温[8]，采用微创的切口和手术入路，合理地限制放置引流物及缩短引流时间，控制输液量，优化麻醉方式；术后通过减少吗啡类药物的镇痛泵和口服给药，防止恶心呕吐，早期合理的肌肉及关节活动，端坐直至部分或完全负重，限制静脉输液量，术后营养支持；达到减少患者术后并发症的发生和降低死亡率，缩短住院时间的目的。术后康复器械有待进一步智能化、舒适化（包括太赫兹康复器械的研制开发）[9]。实质上，ERAS 对多学科协作的医护工作提出了更加科学、合理、综合、细致的要求。对于老年骨质疏松性低能量脆性股骨转子间骨折，再骨折患者尤其要强调诊断的全面性。①病史采集（既往影响骨代谢的疾病史、是否低能量暴力因素、跌倒时是否伴有晕厥等）。②病因分析（原发或继发骨质疏松症）及分型诊断（高、低能量骨转换型骨质疏松症）。③骨折风险评估（Frax 软件）。④骨量诊断（BMD）。⑤骨病理学检查（非常规检查）。⑥骨生化指标诊断，血清钙、磷、镁、骨形成标志物（PINP），骨吸收标志物（β-CTX）监测[10]。可根据具体情况完成入院后的骨质量状态评估，尽可能明确有无继发性骨质疏松性骨折的病因基础，以便更有效地进行针对性治疗。提倡老年股骨转子间骨折的骨折后联络服务（fracture liaison service，FLS）以及抗骨质疏松的药物治疗，在多学科协作团队的专科医师指导下进行[11]。

参 考 文 献

[1] 梅浩，袁艾东，李文锐. 股骨转子间骨折治疗的研究现状 [J]. 中华创伤杂志，2012，28（5）：419-421.

[2] Chen P H，Wu C C，Chen W J. Factors affect stability of intertrochanteric fractures when elderly patients fall [J]. Biomedical Journal，2016，39（1）：67-71.

[3] Celiktas M，Togrul E，Kose O. Calcar preservation arthroplasty for unstable intertrochanteric femoral fractures in elderly [J]. Clinics in Orthopedic Surgery，2015，7（4）：436-442.

[4] 李庆庆，桂先革，蒋增辉，等. 老年股骨转子间骨折髓内钉内固定术后功能恢复危险因素分析 [J]. 中国骨伤，2018，31（5）：408-412.

[5] 朱立军，李晓飞，刘超，等. 不同手术方法治疗高龄股骨粗隆间骨折的病例对照研究 [J]. 中国骨伤，2017，30（7）：607-611.

[6] 马圣茜，王晨曦，刘现景. 大牵开器辅助下防旋股骨近端髓内钉内固定治疗股骨转子间骨折手术技术与疗效 [J]. 中国骨伤，2019，32（2）：165-169.

[7] 李亮亮，张志强，王涛，等. 有限切开髓内固定治疗难复性股骨转子下骨折 [J]. 中国骨伤，2019，32（2）：116-119.

[8] 顾翔，陆海涛，赵乐，等. 温热液体在防旋股骨近端髓内钉内固定术中的应用 [J]. 中国骨伤，2019，32（2）：101-104.

[9] Teppala S，Ottenbacher K J，Eschbach K，et al. Variation in functional status after hip fracture：facility and regional influence on mobility and self-care [J]. The Journals of Gerontology：Series A，2017，72（10）：1376-1382.

[10] Sànchez-Riera L，Wilson N. Fragility fractures & their impact on older people [J]. Best Practice & Research Clinical Rheumatology，2017，31（2）：169-191.

[11] Leal J，Gray A M，Hawley S，et al. Cost-effectiveness of orthogeriatric and fracture liaison service models of care for hip fracture patients：a population-based study [J]. Journal of Bone and Mineral Research，2017，32（2）：203-211.

第三节　股骨干骨折

股骨是人体中最长的管状骨，股骨干是指股骨转子下至股骨髁上的部分。股骨干有一个轻度向外的畸形，骨干表面光滑，后面有一条隆起的粗线，称为股骨嵴，是股骨肌肉附着处。股骨干的皮质厚而致密，骨髓腔略呈圆形，上、中 1/3 的内径大体均匀一致，下 1/3 的内径较膨大。股骨干周围由三群肌肉包围，其中以股神经支配的前侧伸肌群（股四头肌）为最大，由坐骨神经支配的后侧屈肌群（腘绳肌）次之，由闭孔神经支配的内收肌群最小。坐骨神经和股动脉、股静脉，在股骨下 1/3 处紧贴着股骨下行至腘窝部，若此处发生骨折，最易损伤血管和神经。

一、病因病机

股骨干骨折多由强大的直接暴力和间接暴力引起。直接外力引起者，如车祸碰撞、碾轧、挤压和重物打砸等，多引起横断骨折、短斜行骨折和粉碎性骨折；间接外力引起者，如由高处跌坠、扭转和杠杆外力引起的股骨干骨折，多见于儿童，多为长斜行骨折和螺旋形骨折，此骨折均属不稳定骨折。青枝型骨折仅见于小儿。

1. 损伤机制

股骨干骨折多由强大暴力所造成，骨折后断端移位明显，软组织损伤常较重。骨折移位的方向，除受外力和肢体重心的影响外，主要是由肌肉牵拉所致。

2. 骨折类型

（1）根据骨折线的形状可分为以下几型　①横行骨折：骨折线为横行，大多由直接暴力造成。②斜行骨折：骨折线为斜行，大多由间接暴力造成。③螺旋形骨折：骨折线为螺旋形，多由强大的旋转暴力造成。④粉碎性骨折：骨折片在 3 块以上，多由直接暴力造成。⑤青枝骨折：因骨膜厚、骨质韧性较大，断端一侧皮质未完全断裂。仅见于小儿。

（2）根据骨折端与外界相通与否　可分为开放性骨折及闭合性骨折。开放性骨折多见于儿童，且多为骨折尖戳穿软组织所致。

3. 骨折特点

骨折发生后受暴力作用、肌肉收缩和下肢重力作用，不同的部位可发生不同方向的移位趋势。

（1）上 1/3 骨折　骨折近端因受髂腰肌、臀中肌、臀小肌及其他外旋肌群的牵拉而产生屈曲、外展、外旋移位，骨折远端由于内收肌群作用则向后、向上、向内移位。

（2）中 1/3 骨折　两骨折段除有重叠畸形外，移位方向依暴力而定，但多数骨折近端呈外展屈曲倾向，远段因内收肌的作用，其下端向内上方移位。无重叠畸形的骨折，因受内收肌收缩的影响有向外成角的倾向。

（3）下 1/3 骨折　因膝后方关节囊及腓肠肌的牵拉，骨折远端往往向后方移位。严重者，骨折端有损伤腘动、静脉及坐骨神经的危险。

二、诊断

1. 临床表现

伤后局部肿胀、疼痛、压痛、功能丧失，出现缩短、成角或旋转畸形，有异常活动，可扪及骨擦音。严重移位的股骨下 1/3 骨折，在腘窝部有巨大的血肿，小腿有感觉障碍和运动障碍，足背、胫后动脉搏动减弱或消失，末梢血液循环障碍，应考虑有血管、神经损伤的可能。损伤严重者，由于剧痛和出血，早期可合并外伤性休克。严重挤压伤、粉碎性骨折或多发性骨折，还可并发脂肪栓塞。X 线检查可显示骨折的部位、类型及移位情况。

2. 诊断要点

1）明显外伤史。

2）伤后局部肿胀、疼痛、压痛、功能丧失，出现缩短、成角或旋转畸形，有异常活动，可扪及骨擦音。

3）X 线检查可显示骨折的部位、类型及移位情况。

3. 鉴别诊断

股骨干骨折需要同股骨周围肌肉软组织损伤相鉴别，股骨干上段骨折应同股骨粗隆间骨折相鉴别。

（1）股骨干周围肌肉软组织损伤　主要表现为肌肉牵拉伤、扭伤、撕裂伤等，损伤肌肉局部肿胀压痛，抗阻试验阳性，下肢活动稍受限，无纵轴叩击痛，无骨擦音或大腿部的异常活动。

（2）股骨粗隆间骨折　本型骨折部位位于股骨大小转子之间，易于鉴别。在股骨干骨折中，疲劳性股骨干骨折容易误诊，误诊的原因可能和此类骨折较少见有关；其次是疲劳性股骨干骨折发生的部位恰好是骨肿瘤好发的部位，X线表现上有相似之处，故容易造成误诊。

三、治疗

1. 整复方法

（1）手法复位　患者取仰卧位，一名助手固定患者骨盆，另一名助手用双手握小腿上段，顺势拔伸，并徐徐将患肢屈髋屈膝各90°，沿股骨纵轴方向用力牵引，矫正重叠移位后，再按骨折的不同部位分别采用下列手法。

1）上 1/3 骨折：该部位骨折近折端因受外展、外旋肌群和髂腰肌的作用，近折端可出现典型的外展、外旋、前屈畸形，粗隆下骨折时可出现严重的前屈畸形，致使 X 线正位片可显示骨髓腔的圆形空洞影像，其移位的重点在近端。一般的整复手法难以奏效。可采用钢针撬压法以代替手的推挤按压，克服外展、外旋和屈肌的牵拉，迫使近折端向远折端靠拢而复位。方法为患肢置板式牵引架上，中立位下根据重叠情况先以 6～8kg 重量行股骨髁上牵引，矫正重叠移位后，再于粗隆下打进一钢针，行钢针撬压复位。抬高针尾既可产生撬压近折端以克服其前屈的作用，又可撬拨以克服近折端外旋的作用，同时针尾抬高后，则针体即向内倾斜，加之向后的牵拉力，即产生向内、向后顶压近折端的双重作用，这样近折端的前屈、外展、外旋移位即可解除，与远折端靠拢而复位。

2）中 1/3 骨折：对常见的短斜行或横行骨折，可用牵引加小夹板固定法治疗。先行股骨髁上牵引，患肢置板式牵引架上，外展 30°～40°位，用 8kg 左右重量牵引 8～12 小时，重叠矫正后，采用推挤提按法复位。一名助手固定患者骨盆，另一名助手扶持患者膝部，医者一手置近折端外侧，另一只手置远折端内侧，推挤矫正侧方移位。然后两手拇指置近折端前侧，余指置远折端后侧前提的同时，两拇指按压近折端向后以矫正前后移位。对长斜行或多片粉碎性骨折，用挤压法复位。助手同上，医者两手分置骨折端的内外、前后相对挤压使骨折片复位。

3）下 1/3 骨折：因受内收肌和腓肠肌的作用，而出现近折端内收和远折端后倾成角突起。可先行股骨髁上牵引，患肢置板式牵引架上，肢体处中立或轻度外展位，膝关节屈曲45°左右位，以 6～8kg 重量牵引，矫正重叠后再行手法整复。整复可采用推挤提按法，一名助手固定大腿上段，另一名助手固定小腿。医者一只手置近折端内侧，另一只手置远折端外侧，推挤矫正内外错位，然后两手拇指按压近折端向后，余指提远折端向前，以矫正远折端后倾成角突起移位。若复位不满意，可增加膝关节屈曲度，并于小腿部加用皮肤牵引的同时，在髁上牵引之钢针上另加以向前的垂直牵引，重量 3～4kg，向后之成角突起移位多可矫正。

4）儿童股骨干骨折

a. 3 岁前婴幼儿期股骨干骨折：该时期儿童股骨干骨折，生长迅速，塑形能力强，治疗不必强求解剖对位，主要是矫正成角旋转畸形以保持对线。而轻度的重叠，多在发育中自行恢复。该骨折可采用折顶对位法：患者平卧，一名助手固定骨盆，另一名助手扶持膝部，医者两拇指置近折端前侧，余指置大腿后部托远折端，先前提使向后移位的远折端向前与近折端成角相抵，然后按压近折端，同时扶膝之助手配合牵拉反折复位；也可先按压近折端向后与远折端成角相抵，然后前提牵拉反折复位。复位后医者一只手保持对位，另一只手持膝部轻轻推顶，使两折端骨楂进一步吻合。

b. 学龄前后儿童股骨干骨折：对长斜行或螺旋形骨折，可采用牵拉挤压法复位。一名助手固定骨盆，另一名助手持小腿牵拉矫正重叠后，根据移位方向，医者两手相对挤压使骨楂吻合。若为背向骨槎，采用回旋拨骨槎法复位。医者一只手拇指推远折端，另一只手持膝部根据移位方向而向反方向扭旋患体与拇指推压相配合使骨折端反向复位。对横断或短斜行骨折，可采用牵拉推挤提按法或折顶手法复位。

（2）牵引复位　由于大腿部肌肉丰厚，肌力强大，加之下肢杠杆力量强，对骨折施行手法复位夹板固定术后，仍有可能使已复位的骨折端发生成角甚至侧方移位。因此，还应按照病人年龄、性别、肌力的强弱，分别采用持续皮肤牵引或骨牵引，才能维持复位后的良好位置。皮肤牵引适用于儿童和年老、体弱的成年人，骨骼牵引适用于下肢肌肉比较发达的青壮年或较大年龄的儿童。儿童牵引重量约为 1/6 体重，时间 3～4 周；成年人牵引重量约为 1/7 体重，时间 8～10 周。1 周后床边摄 X 线片复查，如骨折对位良好，即可将牵引的重量逐渐减轻至维持重量，一般成年人为 5kg 左右，儿童为 3kg 左右。在维持牵引的过程中，应注意调整牵引的重量和方向，检查牵引装置，保持牵引力，防止过度牵引，以达到维持骨折良好的对位对线的目的。股骨干骨折常用的持续牵引方法有以下几种。

1）垂直悬吊皮肤牵引：适用于 3 岁以内的儿童。此法是把患肢和健肢同时用皮肤牵引向上悬吊，用重量悬起，以臀部离开床面一拳之距为宜，依靠体重做对抗牵引。如果臀部接触床面，说明牵引重量不够，要重新调整重量，使臀部离开床面。牵引期间要注意双下肢血液循环情况。此法患儿能很快地适应，对治疗和护理都比较方便。一般牵引 3～4 周，骨折均可获得良好的愈合。

2）皮肤牵引：适用于小儿或年老体弱的人。用胶布贴于患肢内、外两侧，再用绷带裹住，将患肢放置在牵引架（托马斯架）上。4～8 岁的患儿牵引重量为 2～3kg，时间为 3～4 周；成年人为 1/12～1/7 体重，一般以不超过 5kg 为宜，时间为 8～10 周。用皮肤牵引时，应经常检查，以防胶布滑落而失去牵引作用。

3）骨骼牵引：较大儿童及成年人采用骨骼牵引，并将患肢放在布朗架上，按部位不同，可采用股骨髁上牵引，股骨髁牵引或胫骨结节牵引。

a. 股骨髁上牵引：适用于中 1/3 骨折或远折端向后移位的下 1/3 骨折。中 1/3 骨折应置患肢于外展旋中位，下 1/3 骨折应置患肢于屈髋屈膝旋中位。

b. 股骨髁牵引：适用于上 1/3 骨折和远侧骨折端向后移位的下 1/3 骨折，患肢置屈髋屈膝中立位。

c. 胫骨结节牵引：适用于上 1/3 骨折和骨折远端向前移位的下 1/3 骨折，患肢置屈髋外展位。较大的儿童或少年不宜在胫骨结节部穿针，应于向下 2～3cm 处穿针。牵引过程中如发现复位不良，通过调整牵引重量及方向以纠正，要经常检查牵引装置，保持牵引力并防止过度牵引。从牵引、夹板固定后的第 2 天起，做股四头肌功能锻炼及踝、趾关节屈伸活动。然后逐渐增加锻炼的强度。

2. 固定方法

（1）夹板固定　骨折复位后，在维持牵引下，根据上、中、下不同部位放置压垫，防止骨折的成角和再移位。股骨干上 1/3 段骨折，应将压垫放在近端的前方和外方；股骨干中 1/3 骨折，把压垫放在骨折线的外方和前方；股骨干下 1/3 骨折，把压垫放在骨折近端的前方。再按照大腿的长度放置 4 块夹板，后侧夹板上应放置一较长的塔形垫，以保持股骨正常的生理弧度，然后用 4 条布带捆扎固定。

（2）外固定器固定　适用于各种不稳定股骨干骨折，临床中较常用单侧多功能外固定器。

（3）石膏固定　早期仍以牵引为主要治疗方法，待肿痛消退后改用石膏支具，即长腿石膏管理。这种方法适用于股骨中 1/3 部及以下的骨折，以粉碎性骨折最为适宜。在固定期间，发生成角后，可以重新塑形矫正。

3. 经皮穿针内固定

根据骨折的类型、部位及患者年龄，可以采用双针（斯氏针）复位治疗股骨上段骨折，采用骨圆针固定术、髓内针固定术、双针交叉固定术治疗股骨下段骨折等。

4. 切开复位外固定

股骨干骨折经过非手术治疗，一般都能获得满意的效果。但有以下情况者，可考虑手术切开复位内固定。①严重开放性骨折早期就诊者；②合并有神经血管损伤，需手术探查及修复者；③多发性损伤，为了减少治疗中的矛盾，便于治疗者；④骨折断端间嵌夹有软组织者。常用的手术方法有接骨板固定和髓内针固定两大类，上、中 1/3 骨折，多采用髓内针固定，下 1/3 骨折多采用接骨板固定。手术治疗存在着可能发生感染，骨痂生长慢，股四头肌粘连，骨折愈合时间偏长的缺点，所以必须严格掌握手术适应证。

股骨干骨折畸形愈合成角大于 10°～15°、旋转大于 30°、重叠在 2～3cm 以上者，若骨折在 3 个月以内，愈合未坚固，患者体质较好，可在充分麻醉下，重新折骨后给予外固定；若骨折已超过 3 个月，愈合坚强，手法折骨有困难者，应切开复位给予内固定。对迟缓愈合者，应着重改进外固定装置，延长固定时间，给骨折处按摩、卡挤和纵向压力刺激以促进骨折愈合。骨折不愈合者应施行手术内固定和植骨术治疗。

5. 预防与调护

1）患者持续牵引时，要注意牵引重量的调整，牵引力线的方向、夹板位置及扎带的松紧度。

2）患肢放置在牵引架上，要注意股四头肌和踝、趾关节的功能锻炼，并防止皮肤发生褥疮。

6. 练功活动

较大儿童、成人患者的功能锻炼应从复位后第 2 天起，开始练习股四头肌收缩及踝关节、跖趾关节屈伸活动。如小腿及足出现肿胀可适当按摩。从第 3 周开始，直坐床上，用健足蹬床，以两手扶床练习抬臀，使身体离开床面，以达到使髋、膝关节开始活动的目的，从第 5 周开始，两手提吊杆，健足踩在床上支撑，收腹、抬臀，臀部完全离床，使身体、大腿与小腿成一平线以加大髋、膝关节的活动范围。

经照片或透视，骨折端无变位，可从第 7 周开始扶床架练习站立，解除固定后，对上 1/3 骨折加用外展夹板，以防内收成角，在床上活动 1 周即可扶双拐下地作患肢不负重的步行锻炼。当骨折端有连续性骨痂时，患肢可循序渐进地增加负重。经观察证实骨折端稳定，可改用单拐。1～2 周后再弃拐行走。此时再行 X 线检查，若骨折没有重新变位，且愈合较好，方可解除夹板固定。

四、特色治疗方法

1. 刘柏龄运用中药治疗骨折经验

药物：当归尾 15g，骨碎补 20g，地鳖虫 10g，赤芍 15g，红花 15g，桃仁 10g，泽兰 15g，薏苡仁 20g，苏赤木 10g，川牛膝 10g，制乳香 15g，制没药 15g，广陈皮 10g。

方法：日 1 剂，水煎 2 次，取汁约 200ml。每次 100ml，每日 2 次。

2. 林如高运用中药治疗骨折经验

药物：当归 9g，川芎 4.5g，白芍 9g，生地黄 9g，桃仁 6g，制乳香 4.5g，制没药 4.5g，三七 4.5g，防风 6g，连翘 9g，骨碎补 9g，续断 9g，茯神 12g，炙甘草 3g，枸杞 9g。

方法：日 1 剂，水煎 2 次，取汁约 200ml。每次 100ml，每日 2 次。

3. 石幼山运用中药治疗骨折经验

药物：党参 15g，黄芪 15g，全当归 15g，炒白术 10g，炒川续断 15g，川独活 15g，制狗脊 10g，川芎 10g，红花 10g，骨碎补 15g，伸筋草 15g，五加皮 10g，煅自然铜 10g，炙甘草 10g。

方法：上药共为细末，水泛为丸，如绿豆大。日服 9g，饭前开水吞服。

4. 王子平运用中药治疗骨折经验

药物：当归尾 12g，赤芍 10g，白芍 10g，生地黄 15g，红花 6g，地鳖虫 6g，骨碎补 12g，煅自然铜 12g，续断 12g，地钱草 10g，乳香 6g，没药 6g。

方法：日 1 剂，水煎 2 次，取汁约 200ml。每次 100ml，每日 2 次。

五、现代研究进展

股骨是人体最大的管状骨骼，类似圆柱形，股骨干位于粗隆下 2～5cm 到股骨髁上 2～5cm。股骨干骨折大部分是由高能量损伤造成的，青壮年居多，老年人低能量损伤也可发生[1]，多源于近年来交通事故及高空坠落发生率的上升，股骨干骨折是目前临床上比较常见的骨折类型，约占全身骨折的 6%，以青壮年为主，且男性多于女性。股骨干骨折通常伴有重叠、成角及旋转等，有些还伴有严重的软组织损伤，治疗起来比较困难。股骨干骨折常为粉碎性，多位于中部，15%～33% 的病例为开放性骨折。颈部骨折常位于基底部，方向垂直，Pauwel 角 >50°[2]，60% 的病例中没有移位[3]。能量传导衰减机制似乎更能解释这种形态特征[4]，股骨干骨折吸收了大部分能量，传递到股骨颈时已急剧衰减，所以颈部骨折较少移位或无移位，但仍需生物力学研究进一步证实。

目前，股骨干骨折的治疗主要分为手术治疗及非手术治疗。手术治疗主要经历了切开复位钢板固定，再到微创闭合复位髓内钉内固定，再到时下热门的计算机辅助骨科手术。非手术治疗主要包括中药内服外用、石膏固定、骨牵引、小夹板外固定等。由于中医治疗需要长期卧床，老年患者易发生褥疮等护理问题，以及骨折后骨骼畸形愈合、骨不连、深静脉血栓形成等并发症，目前临床上很少单独使用，通常联合内固定或作为股骨干骨折术前术后的辅助治疗。中医理论认为"肾主骨，生髓"，故后期常以补肝肾、益气血、壮筋骨为治疗骨折的主要原则，方取补肾壮筋汤。此方出自《伤科补要》，方中熟地黄、当归、白芍、山茱萸补益肝肾之精血，精血旺则筋骨强壮；配以杜仲、牛膝、川续断、五加皮补益肝肾；茯苓、青皮益气健脾。诸药合用，强壮筋骨，促进骨折愈合[5]。对于基础疾病多、骨折移位不明显的老年患者及合并多脏器损伤的多发伤患者、不能耐受手术治疗的患者，可以行骨牵引替代手术内固定疗法。一方面，持续的骨牵引可以纠正因肌肉牵拉而造成的骨折重叠、成角及旋转；另一方面，股骨周围丰富的肌肉组织在牵引作用下可以起到"肉夹板"外固定的作用，从而促使骨折复位，并有复位后骨折维持的作用。有研究报道指出，经 1～2 周持续有效的牵引后，采用此种治疗方式的患者均能达到较为满意的对位对线。朱晓波等学者[6]发现顺势双反牵引复位器复位髓内钉内固定治疗股骨干骨折，与牵引床复位髓内钉内固定相比，两者在膝关节功能恢复方面无明显差异，但前者比后者的复位时间短、术中 X 线透视次数少、手术时间短、术中出血量少、术后膝部疼痛改善情况好，且并发症少。目前，交锁髓内钉是临床上治疗股骨干骨折的首选方法[7]，髓内钉内固定治疗股骨干骨折，具有创伤小、固定强度高等优点，是目前治疗股骨干骨折的主流方法之一。但对于复杂的股骨干骨折，由于偏心固定的特点，存在应力遮挡等问题，术后容易出现内固定物松动或断裂等并发症。桥接组合式内固定系统治疗复杂股骨干骨折，可以良好解决髓内钉、锁定钢板及外固定支架存在的问题。如股骨颈骨折合并股骨髁间及髁上骨折者，向桥接组合式内固定系统的股骨近端模块内置入空心螺钉,可以有效固定股骨颈骨折端,且空心螺钉尾部与模块锁定后可以防止退钉,比单纯空心螺钉固定更牢固,有利于降低股骨头坏死的风险[8]。王海涛[9]等学者在采用电磁导航系统辅助股骨干 A 型骨折闭合复位,研究表明能提高复位的精准度、减少复位次数、缩短手术时间,具有一定的应用价值。

随着医疗技术的不断发展,股骨干骨折保守治疗基本上已被内固定替代,但中医药治疗在术前、术后的优势及特色将会得到进一步的放大。随着科学技术水平的提升,计算机将更多地参与到股骨干骨折的手术过程中一同为股骨干骨折的患者提供更加简便、精准、安全的医疗服务。

参 考 文 献

[1] Labza S,Fassola I,Kunz B,et al. Delayed recognition of an ipsilateral femoral neck and shaft fracture leading to preventable subsequent complications:a case report [J]. Patient Safety in Surgery,2017:1-7.

[2] Qi L,Zhang W,Chen H. Treatment of ipsilateral femoral neck and shaft fracture by augmented fixation via modified anterior approach:a case report [J]. Trauma Case Reports,2022,39:100650.

[3] Wu K T,Lin S J,Chou Y C,et al. Ipsilateral femoral neck and shaft fractures fixation with proximal femoral nail antirotation Ⅱ(PFNA Ⅱ):technical note and cases series [J]. Journal of Orthopaedic Surgery and Research,2020,15(1):20.

[4] Xing H L,Wu Q Z,Lan S H,et al. Ipsilateral femoral neck and shaft fracture in children:two case reports[J]. Medicine,2021,100(4):e23616.

[5] 白津硕,杨永菊,关雪峰. 补肾壮筋汤在骨伤科疾病中应用简析 [J]. 辽宁中医药大学学报,2016,18(11):141-144.

[6] 朱晓波,郑杰,钱晶晶. 顺势双反牵引复位器复位髓内钉内固定治疗股骨干骨折的临床研究 [J]. 中医正骨,2023,35(1):20-24.

[7] Samiezadeh S,Tavakkoli Avval P,Fawaz Z,et al. Biomechanical assessment of composite versus metallic intramedullary nailing system in femoral shaft fractures:a finite element study [J]. Clinical Biomechanics,2014,29(7):803-810.

[8] 孙球,熊雪梅,诸葛天瑜,等. 桥接组合式内固定系统治疗复杂股骨骨折[J]. 中医正骨,2020,32(1):69-71,75.

[9] 王海涛,田刚,孙炳龙,等. 电磁导航系统在股骨干 A 型骨折闭合复位中的应用价值 [J]. 中医正骨,2023,35(1):17-19.

第四节　股骨髁上骨折

发生于股骨自腓肠肌起点上 2～4cm 范围内的骨折称为股骨髁上骨折。临床较为少见。由于其短小的远折端只有腓肠肌内、外侧头附着,故多向后倾斜,突起成角移位、复位和固定都较困难,又有损伤腘窝血管、神经的危险。青壮年多见。

一、病因病机

1. 损伤机制
股骨髁上骨折多由高处跌下,足部或膝部着地,间接暴力所引起,也可因直接打击所造成。

此外，若膝关节强直、失用性骨质疏松，更容易因外力而发生股骨髁上骨折。

2. 骨折类型

（1）根据受伤机制和远折端移位方向分类　分为伸展型和屈曲型。

1）伸展型：远折端向前移位者，因膝关节伸直位受伤时易引起其他部位损伤，该骨折较为少见。

2）屈曲型：远折端向后移位者，为膝关节屈曲位受伤所致，此型骨折较为多见。

（2）根据复位后骨折稳定程度分类　分为稳定型和不稳定型。

1）稳定型：远折端向前移位或骨折线由前上斜向后下，复位或伸直位牵拉矫正重叠后，远折端受腓肠肌内、外侧头的向后牵拉，比较稳定，但此型较为少见。

2）不稳定型：远折端向后移位，或骨折线从后上斜向前下，受腓肠肌的作用，远折端向后倾斜移位，复位不易且复位后也不稳定，此型较为多见。

（3）根据骨折形态分类　分为横断、短斜行和粉碎性三种，以短斜行较为多见。另外老年人因骨质疏松，跌倒时膝部着地，干骺端之密质骨可嵌入松质骨内而形成嵌入型骨折。

二、诊断

1. 临床表现

股骨下端明显肿胀、疼痛，髌上囊和腘窝部可出现血肿，膝关节功能障碍，有假关节活动和骨擦音，患肢短缩。检查时应注意防止膝关节过伸而造成血管神经损伤。若局部出现较大血肿，且胫后动脉、足背动脉脉搏减弱或消失时，应考虑为腘动脉损伤。

2. 诊断要点

1）有明显外伤史。

2）伤后局部肿胀、疼痛、压痛、功能丧失，出现缩短、成角或旋转畸形，有异常活动，可扪及骨擦音。

3）膝关节正侧位X线片，可确定骨折类型和移位情况。

3. 鉴别诊断

（1）股骨下1/3骨折　其临床症状、体征与股骨髁上骨折完全相同，所不同的是受伤部位，伤后摄X线片即可明确诊断。

（2）股骨髁间骨折　多由直接暴力引起，骨折后膝部肿胀、疼痛明显，拍摄X线片就可发现为髁间骨折。

三、治疗

1. 整复方法

（1）手法复位

1）青枝骨折或无移位的骨折：应将膝关节内的积血抽吸干净，然后用夹板固定，前侧板下端至髌骨上缘，后侧板的下端至腘窝中部，两侧板以带轴活动夹板超膝关节固定，小腿部的固定方法与小腿骨折相同，膝上以4根布带固定，膝下亦以4根布带固定。

2）屈曲型：该型骨折是股骨髁上骨折中较多见的一种，也是较难复位的一种类型。膝关节内积血多时，可先在无菌环境下抽出积血，然后根据骨折形态采用相应的复位法。对横行骨折，可用仰卧屈膝牵拉提按法或俯卧屈膝牵拉按压法复位。前法为仰卧屈膝大于45°位，一名助手固定大腿上段，另一名助手持小腿下段维持膝关节屈曲体位，第三名助手持小腿上段牵拉，医者先以两手掌相对挤压矫正侧方移位,然后两拇指置近折端前侧向后按压,余指提远折端向前以复位。后法患者为俯卧位,一名助手固定大腿上段,另一名助手一只手持小腿下段使膝关节屈曲 60°～90°位,一前臂横置小腿上段后侧攀拉。医者先以两手掌相对挤压矫正侧方移位后,两拇指按压远折端向前,余指托持近折端前侧以复位。斜行骨折复位困难者,不宜采用手法整复,以免反复施行手法而产生血管、神经并发症。

3）伸直型:该型骨折用牵拉推挤提按法复位。一名助手固定大腿上段,另一名助手持小腿牵拉,医者两手掌置于膝关节上部两侧相对挤压矫正侧方移位,然后两拇指按压远折端向后,余指前提近折端,即可复位。

4）嵌入性骨折和粉碎性骨折:一般无须整复。粉碎性骨折有向内向后成角突起者,可用推挤手法矫正向内成角,托提手法矫正向后成角突起。

（2）牵引复位

1）屈曲型:选用股骨髁部冰钳牵引或骨牵引,将后移的远端骨折向前牵引而复位。若远端骨折向后移位严重,选用双骨牵引,一牵引弓行股骨髁牵引,另一牵引弓做胫骨结节骨牵引水平向前。远折端越向后倾,水平牵引时的作用点应越低,小腿与滑轮亦应放得越低,且牵引架之附夹不要放在膝关节下,而是恰放于骨折远端。

2）伸直型:可单纯采用胫骨结节骨牵引。重量一般为 7～10kg,待骨折端被牵引复位,应减轻牵引重量至 5kg 左右,并对残余移位用手法纠正。

2. 固定方法

固定复位后,用夹板或骨骼牵引固定,或两者同时采用。

（1）夹板固定　无移位骨折或青枝骨折,用超关节夹板固定。膝关节有积血,应先抽吸干净。前侧板下至髌上缘,后侧板下至腘窝中部,两侧以带轴活动板施行超膝关节小腿固定。固定 6～8 周。

（2）石膏固定　牵引 2～3 周改用下肢石膏固定,膝关节屈曲 120°～150°为宜;2 周后换功能位石膏,拆石膏后加强膝关节功能锻炼,并可辅以理疗。

3. 外固定器疗法

单侧外固定架治疗股骨髁上骨折,手术采用膝前外侧有限切口,切口以能直视及调整股骨髁间骨折为限。骨折远端进针必须离开股骨髁间窝 0.5cm 以上,防止骨针穿入关节腔。无论是骨折远端还是近端,穿骨针时应选适当位置并作 1cm 左右纵向切口,在套管的保护下用电动骨钻,钻头上安置限位器,钻透对侧骨皮质。继之拧入长度合适的螺纹骨针,骨折近端拧入 3 枚,胫骨上段拧入 2 枚,中间加块根据股骨髁间粉碎及缺损程度拧入 1～2 枚。最后安上外固定架,拧紧各关节螺丝。螺纹针进针部位在大腿外侧和小腿前外侧。

4. 经皮穿针内固定

在硬膜外或坐骨神经股神经阻滞麻醉下,常规消毒、铺巾。因股骨髁上骨折系严重损伤,关节肿胀明显,治疗前应先抽吸关节腔内积血。整复应在 X 线透视下进行。对屈曲型骨折在牵引下屈曲膝关节,松弛腓肠肌,术者双手环抱股骨髁部,两拇指按压骨折近端,双手其余 4 指向前提拉远折端,骨折即可复位。对于伸直型骨折,在牵引下术者向后按压远折端,助手向前提拉近折端,并稍伸直膝关节,使腓肠肌紧张,骨折即可复位。骨折复位后助手维持位置,术者用 2 枚 3.5～4.5mm 克氏针进行固定,进针前用尖刀在皮肤上点切一小孔,将克氏针套上骨钻（切莫用锤叩击）,分别从内、外髁进针,针与股骨干呈 40°～50°,针尖应穿透对侧骨皮质 1cm 左右。

5. 切开复位外固定

若用上述方法仍不能复位或合并腘动、静脉损伤和压迫者，考虑手术探查、切开整复内固定。

6. 预防与调护

1）采用骨牵引时，要注意股四头肌和踝、趾关节的功能锻炼，并防止皮肤发生褥疮。

2）注意膝关节功能恢复。

7. 练功活动

功能锻炼方法与股骨干骨折基本相同，但因骨折靠近关节，易发生膝关节功能受限，所以应尽早进行股四头肌锻炼和关节屈伸功能锻炼。5～7 周后解除牵引，改用超膝关节夹板固定，直至骨折愈合。

四、特色治疗方法

1. 林如高运用中药治疗骨折经验

药物：杜仲 9g，枸杞 9g，骨碎补 9g，芡实 9g，酒续断 9g，补骨脂 9g，煅狗骨 15g，狗脊 9g。

方法：日 1 剂，水煎 2 次，取汁约 200ml。每次 100ml，每日 2 次。

2. 石幼山运用中药治疗骨折经验

药物：当归尾 10g，炙地鳖虫 10g，制乳香 10g，制没药 10g，丹参 10g，骨碎补 10g，地钱草 10g，赤芍 10g，王不留行籽 5g，川芎 10g，防风 10g，制大黄 5g，制南星 5g，生地黄 5g，桑枝 5g，川续断 5g，桃仁 5g。

方法：上药共为细末，水泛为丸，如绿豆大。日服 6～9g，饭前开水吞服。

3. 施维智运用中药治疗骨折经验

药物：当归 9g，川续断 6g，牛膝 9g，五加皮 9g，川芎 4.5g，鸡血藤 9g，赤芍 6g，陈皮 9g，红花 4.5g，松节 6g，桑寄生 9g，骨碎补 4.5g，接骨木 4.5g。

方法：日 1 剂，水煎 2 次，取汁约 200ml。每次 100ml，每日 2 次。

五、现代研究进展

随着交通运输业及建筑行业的发展，道路交通伤及高处坠落伤越来越多，其引起的股骨髁上骨折发病率及严重程度不断升高[1]。股骨髁上骨折为临床常见骨折，约占全身骨折的 10%，多由直接暴力所致[2]。股骨髁上骨折多为高能量损伤引起，由于其解剖结构特殊、损伤复杂、骨折不稳定等特点，治疗难度很大[3]。股骨髁上骨折是指距股骨最远端 9～15cm 范围内的骨折[4]。根据 Arbeitsgemeinschaftfür Osteosythesefragen（AO）分类，将股骨髁上骨折分为简单骨折（A1 型）、楔形骨折（A2 型）、髁上部位粉碎性骨折（A3 型）。股骨髁上骨折是骨科最常见的骨折，占股骨干骨折的 4%～7%[5]。申国庆[6] 等学者研究发现股骨髁上骨折患者采用闭合复位逆行髓内钉结合空心钉治疗，临床疗效优良，能提高股骨髁部骨折的解剖复位率，手术时间短，术中出血少，手术创伤小操作简便并发症少，骨折愈合快，疗效确切。高龄股骨髁上骨折患者多合并有骨质疏松症，若保守治疗，卧床期间可能出现坠积性肺炎、褥疮、下肢深静脉血栓形成等并发症；若手术治疗，则术中可能出现骨折断端骨皮质脆薄，无法牢固固定等情况，从而严重影响手术效果[7]。因此，对于一些高龄粉碎性股骨髁上骨折患者，孙球等学者[8] 采用桥接组合式内固定系统治疗复杂股骨骨折，骨折愈合率高、髋关节及膝关节功能恢复良好、并发症少，值得临床推广应用。对于一些不能耐受手术及不愿手术治疗的股骨髁上骨折患者，可考虑保守治疗[9]，主要包括闭合复位夹板外固定术、石膏外固定、骨骼牵引或皮肤牵引等。但高龄患者大多合并有高血压、糖尿病、慢性支气管炎、冠心病等基础慢性疾病，保守治疗要求长期卧床极易出现褥疮、双下肢深静脉血栓形成、心肺功能衰竭等并发症，甚至导致患者死亡[10]。即使患者卧床期间无危重并发症发生，保守治疗往往也会出现膝内、外翻畸形及膝关节僵直等。因此，多数仍建议手术治疗。股骨髁上骨折患者的手术治疗包括切开复位钢板内固定术及人工膝关节置换术等。人工膝关节置换术虽在减轻疼痛方面有很好的效果，但毕竟不是常规手术，而且存在术后感染和磨损、翻修等，临床应用不广[11]。钢板固定则由于固定牢靠、骨折复位良好允许早期功能锻炼，成为近年来最常用的方法之一[12]。锁定加压钢板是生物学固定理论最为成熟常用的技术体现[13]，其生物力学优点有以下几点：解剖设计，无须对接骨板进行精确预弯；可形成多平面交叉固定，使各骨折块、螺钉与钢板完全锁定成一整体，起到内固定架的作用；可靠控制骨折力线及旋转增强骨折断端稳定性，尤其对于骨质疏松患者更适用，特别适用于骨质疏松与复杂的粉碎性骨折；具有较好的卯合力与较高的抗拉力，防止内固定物松动、拔出，允许早期的功能锻炼。

参 考 文 献

[1] Liang B W, Ding Z Q, Shen J G, et al. A distal femoral supra-condylar plate: biomechanical comparison with condylar plate and first clinical application for treatment of supracondylar fracture [J]. International Orthopaedics, 2012, 36 (8): 1673-1679.

[2] Streubel P N, Ricci W M, Wong A, et al. Mortality after distal femur fractures in elderly patients [J]. Clinical Orthopaedics and Related Research, 2011, 469 (4): 1188-1196.

[3] Heiney J P, Battula S, O'Connor J A, et al. Distal femoral fixation: a biomechanical comparison of retrograde nail, retrograde intramedullary nail, and prototype locking retrograde nail [J]. Clinical Biomechanics, 2012, 27 (7): 692-696.

[4] 唐佩福, 王岩, 张伯勋, 等. 解放军总医院创伤骨科手术学：创（战）伤救治理论与手术技术 [M]. 北京：人民军医出版社, 2014: 402-435.

[5] Nieves J W, Bilezikian J P, Lane J M, et al. Fragility fractures of the hip and femur: incidence and patient characteristics [J]. Osteoporosis International, 2010, 21 (3): 399-408.

[6] 申国庆, 张浩, 龙大福, 等. 髓内钉结合空心钉治疗股骨髁部骨折 [J]. 中国骨伤, 2017, 30 (7): 656-659.

[7] El-Kawy S, Ansara S, Moftah A, et al. Retrograde femoral nailing in elderly patients with supracondylar fracture femur: is it the answer for a clinical problem? [J]. International Orthopaedics, 2007, 31 (3): 83-86.

[8] 孙球, 熊雪梅, 诸葛天瑜, 等. 桥接组合式内固定系统治疗复杂股骨骨折 [J]. 中医正骨, 2020, 32 (1): 69-71, 75.

[9] Niikura T, Sakurai A, Oe K, et al. Clinical and radiological results of locking plate fixation for periprosthetic femoral fractures around hip arthroplasties: a retrospective multi-center study [J]. Journal of Orthopaedic Science: Official Journal of the Japanese Orthopaedic Association, 2014, 19 (6): 984-990.

[10] Gondalia V, Choi D H, Lee S C, et al. Periprosthetic supracondylar femoral fractures following total knee arthroplasty: clinical comparison and related complications of the femur plate system and retrograde-inserted supracondylar nail [J]. Journal of Orthopaedics and Traumatology: Official Journal of the Italian Society of Orthopaedics and Traumatology, 2014, 15 (3): 201-207.

[11] Shulman B S, Patsalos-Fox B, Lopez N, et al. Do elderly patients fare worse following operative treatment of distal femur fractures using modern techniques? [J]. Geriatric Orthopaedic Surgery & Rehabilitation, 2014,

5（1）：27-30.

［12］Lee S S，Lim S J，Moon Y W，et al. Outcomes of long retrograde intramedullary nailing for periprosthetic supracondylar femoral fractures following total knee arthroplasty［J］. Archives of Orthopaedic and Trauma Surgery，2014，134（1）：47-52.

［13］何吉亮，郝振海，周东生，等. 开放性股骨髁上骨折 28 例手术治疗临床分析［J］. 中国骨与关节损伤杂志，2013，28（8）：713-715.

第五节　股骨髁间骨折

股骨干近似圆柱状，在远端增宽形成两个有曲度的髁。外侧髁较宽和较短；内髁较外髁长，向远侧伸展较低平。在负重状态下，两个股骨髁在胫骨髁的平台上，股骨髁倾斜向下、向内。股骨髁前面的关节面与髌骨构成关节，遭受外力时股骨髁易被三角形的髌骨如同楔子一样劈开。单髁骨折的损伤机制是轴向的负荷并具有内外翻的应力，在胫骨隆起的突起部可以顶撞髁间窝的内侧面，使股骨髁劈开。发生在股骨两髁部之间的骨折，称为股骨髁间骨折。股骨髁间骨折较为少见，其发生率约占全身骨折脱位的 0.4%。因损伤波及关节面，并可改变下肢轴线，故治疗较为困难。骨折易发生骨折块分离。青壮年多见。

一、病因病机

股骨髁间骨折多由高处跌下，足部或膝部着地，间接暴力所引起，也可因直接打击所造成。此外，若膝关节强直、失用性骨质疏松，更易因外力而发生髁间骨折。

1. 损伤机制

股骨髁间骨折的病因病理与诊断同股骨髁上骨折相类似，多因自高处坠下，足部触地，先发生股骨髁上骨折，如暴力继续传达，骨折近端嵌插于股骨两髁之间，将股骨髁劈开分为内外两块，成为"T"形或"Y"形骨折，故多有严重移位。

2. 骨折类型

（1）按骨折的移位情况分类　可分为移位型骨折和无移位型骨折。无移位型骨折较为少见。

（2）按骨折的复杂程度分类　可分为股骨单髁骨折和股骨双髁骨折即髁间骨折，以股骨髁间骨折较为多见。

（3）按骨折部位分类　可分为下列 3 种骨折。

1）股骨外髁骨折：是由膝关节强力外翻所致。当暴力撞击于膝关节外侧，迫使其强力外翻时，则股骨外髁受胫骨外髁的冲撞而发生骨折。因膝关节外侧易遭外力撞击，故股骨外髁骨折较为多见。

2）股骨内髁骨折：为膝关节强力内翻所致。当膝关节内侧受暴力撞击，迫使其强力内翻时，则股骨内髁受胫骨内髁的冲撞而发生骨折。因膝关节内侧遭受外力机会较少，故股骨内髁骨折较为少见。股骨内、外髁骨折后，由于外力和腓肠肌内、外侧头的牵拉，而向后上方移位。

3）股骨髁间骨折：是由垂直冲撞力所致。根据其骨折线形态，有股骨髁间 T 形骨折和股骨髁间 Y 形骨折。当由高空坠落足部着地时，则体重沿股骨干向下传导，地面反作用力沿股骨干向上传导，相互作用于股骨髁上皮质骨、松质骨交界部，造成该部位的骨折。

3. 骨折特点

髁间骨折为关节内骨折，关节腔常有大量积血。

二、诊断

1. 临床表现

伤后局部肿胀、疼痛、压痛、功能丧失,有异常活动,可扣及骨擦音。X 线检查可显示骨折的部位、类型及移位情况。

2. 诊断要点

1)有外伤史。

2)伤后局部肿胀、疼痛、压痛、功能丧失,出现缩短、成角或旋转畸形,有异常活动,可扣及骨擦音。

3)膝关节正侧位 X 线片,可确定骨折类型和移位情况。

3. 鉴别诊断

(1)股骨下端骨折　肿、痛、畸形的部位不同,拍摄 X 线片可以明确骨折部位。

(2)股骨髁上骨折　属于同一类型骨的不同部位,只有拍 X 线片可以鉴别诊断。

三、治疗

1. 整复方法

(1)手法复位

1)股骨单髁骨折:可采取牵拉推挤法整复。健侧卧位,一名助手固定大腿中段,另一名助手一只手持髁上将膝关节屈曲 90%,以另一前臂横置小腿后部牵拉。医者两拇指置外髁后部,余指置膝关节内侧。先以两拇指向前下推挤外髁,矫正向后上方移位,然后两手四指向外提拉膝关节矫正外翻的同时,两拇指再向内推挤外髁矫正向外移位。内髁骨折者,采取患侧卧位,用上述手法复位,只是除向前下推挤内髁外,其余用力方向与上述相反。

2)股骨髁间骨折:根据其移位程度采取相应的复位方法。无移位的髁间骨折无须整复。对仅向两侧分离移位的髁间骨折,可用牵拉挤压法复位。一名助手固定大腿,另一名助手持小腿下段牵拉,术者两手相扣以掌根挤压两髁复位。对移位较大,并有重叠的髁间骨折,整复困难,一般不采用手法复位。

(2)牵引复位　对内外两髁分离者,可采用股骨髁冰钳牵引;无明显移位者,用胫骨结节牵引。在牵引下用两手掌压迫股骨内、外两髁,使骨折块复位,然后施行超关节夹板固定。在牵引期间应练习股四头肌收缩活动,6~8 周解除牵引。

2. 固定方法

(1)超膝关节夹板固定　股骨髁间骨折移位不明显、关节面基本平整者,可采用超膝关节夹板固定。对膝部血肿应尽早处理,可采用注射器抽出并加压包扎。

(2)超膝关节夹板固定加胫骨结节牵引　对骨折块完整移位者,用手法整复后可达解剖复位,关节面基本平整,可采用此法。

3. 外固定器疗法

临床常应用 T 型单臂外固定器治疗股骨髁间骨折,连续硬膜外麻醉。在 C 型臂 X 线机监视下进行操作,患者取仰卧位。开放性骨折先行创面清创,彻底清除严重挫伤无生机的组织,可自伤口扩大切口,显露骨折端。闭合性骨折自股骨下端外侧作一小切口,尽量少剥离和损伤骨膜,清理骨折端。若为不规则型骨折,则将骨折块置于原位。从大腿的外侧进针,在骨折的近端和远端同一平面合适位置各做两条 1cm 长横切口,切口之间的距离为 2cm;用直血管钳钝性分离肌层直达骨皮质;将定位外套管及管芯插入切口,顶住骨皮质;取出管芯,用锤子敲打外套管使套管的尖端固定于骨皮质，用低速电动骨钻钻孔，钻头上安装上限位器，以防钻头过深而损伤对侧软组织。分别在股骨远端穿入 2 枚松质骨螺钉，股骨近端穿入 2 枚密质骨螺钉，使螺钉穿过对侧骨皮质约 0.5cm，取出套管，将外固定器安装于 4 枚螺钉上。外固定器距皮肤约 25cm。将膝关节屈曲，用 2 把复位钳钳住骨折的两端，在医学X线电视系统监视下或直视下行骨折复位。复位满意后，拧紧外固定器各制动螺帽，使骨折固定，并适当加压。

4. 经皮穿针内固定

采用硬膜外或坐骨神经经股神经阻滞麻醉，在医学 X 线电视系统监视下，先进行两髁分离复位固定，将髁间骨折转换成髁上骨折，再按髁上骨折复位固定。术者持骨科冰钳，钳尾向下，先将一侧钳尖经皮肤穿进并达髁部骨质，顶牢，再用同样方法插进另一侧，此时手持钳柄徐徐摇晃加压，使分离的两髁对合紧密，将钳柄固定，使髁间骨折变成髁上骨折，然后分别从内、外侧髁穿针交叉固定。

5. 切开复位内固定

若用上述方法仍不能复位或合并腘动、静脉损伤及压迫者，考虑手术探查、切开整复内固定。骨折愈合坚强后再负重行走。骨折块有明显移位，手法整复不能达到圆满复位者，应施行切开复位内固定术。

6. 预防与调护

1）采用骨牵引时，要注意股四头肌和踝、趾关节的功能锻炼，并防止皮肤发生褥疮。
2）注意膝关节功能恢复。

7. 练功运动

在牵引期间应练习股四头肌，6～8 周后解除牵引，继续用超关节夹板固定，指导患者练习不负重步行锻炼和关节屈伸活动。

四、特色治疗方法

1. 施维智运用中药治疗骨折经验

药物：党参 9g，黄芪 9g，松节 6g，川芎 4.5g，秦艽 4.5g，当归 9g，白芍 6g，白术 6g，伸筋草 15g，熟地黄 9g，桑枝 15g，木香 3g，陈皮 4.5g，川续断 9g，补骨脂 9g。

方法：日 1 剂，水煎 2 次，取汁约 200ml。每次 100ml，每日 2 次。

2. 石幼山运用中药治疗骨折经验

药物：党参 15g，黄芪 15g，全当归 15g，炒白术 10g，炒川续断 15g，川独活 15g，制狗脊 10g，川芎 10g，红花 10g，骨碎补 15g，伸筋草 15g，五加皮 10g，煅自然铜 10g，炙甘草 10g。

方法：上药共为细末，水泛为丸，如绿豆大。日服 9g，饭前开水吞服。

3. 王子平运用中药治疗骨折经验

药物：当归尾 12g，乳香 30g，没药 30g，自然铜 30g，骨碎补 30g，桃仁 30g，大黄 30g，雄黄 30g，白及 30g，血竭 15g，地鳖虫 15g，三七 15g，红花 15g，儿茶 15g，麝香 15g，朱砂 6g，冰片 6g。

方法：上药共为细末，每次服 2～3g，每日 2 次。

五、现代研究进展

股骨髁间骨折是不稳定的粉碎性骨折，大部分是由于高空坠落伤、交通事故等造成的，多见于老年人和年轻人。股骨髁周围有关节囊、韧带、肌肉以及肌腱附着，股骨髁间骨折后由于大腿肌肉的牵拉常造成不同的骨折移位畸形，股四头肌和腘绳肌的收缩使骨折部位短缩，内收肌的牵拉引起内翻畸形，腓肠肌的牵拉造成骨折端向后移位和成角，从而造成关节面的不平整和旋转畸形。前后交叉韧带的股骨端止点位于髁间窝，股骨髁间骨折复位不佳往往会造成髁间窝的狭窄而引起术后膝关节活动受限。股骨髁长度的改变影响膝关节内外侧副韧带的张力，造成膝关节稳定性下降。因此，非手术治疗难以达到理想的复位和固定效果，从而致使膝关节功能障碍、良好的复位，可靠的固定和早期功能锻炼是股骨髁间骨折治疗和功能恢复的基础[1]。股骨髁间骨折临床治疗难度大，对于复位的要求非常高，要求患者的关节面平整，这样对治疗的要求比较高[2]。由于股骨髁间骨折关节面广泛粉碎，不论 T 形或 Y 形髁间骨折，一般在复位关节面、恢复力线后，用多枚克氏针暂时固定，将髁间骨折变为髁上骨折。条件允许下应尽早手术行闭合复位内固定。保守治疗很难达到解剖复位，引起膝关节不稳或畸形，不利于关节面软骨的修复，表面软骨细胞纤维化，后期出现创伤性关节炎。Palmu 等[3] 研究发现关节面解剖复位同时配合坚强内固定，恢复下肢力线，稳定膝关节，无畸形愈合和创伤性关节炎发生，才能最大程度地改善膝关节功能。本组资料随访结果显示复位质量能否达到解剖复位，与疗效相关性高，并且对于膝关节功能预后影响深远。

非手术治疗很难实现理想的复位效果，固定难度较大，外固定的时间也比较长，会引起关节畸形、关节僵硬等并发症，临床治疗效果受到影响。因此膝关节术后的功能恢复是重中之重。股骨髁间骨折是临床上常见的由高能量损伤造成的复杂性骨折，累及关节面，治疗困难且易发生膝内、外翻畸形，以及骨不连关节僵硬、创伤性关节炎等并发症，股骨髁间骨折的手术入路大致有股骨下段髁前外侧入路、外侧入路及后外侧入路三种[4]。要获得满意的膝关节功能，要求治疗过程尽可能达到解剖复位，坚强内固定和早期的功能锻炼。选择合适的内固定物是治疗成功的关键，股骨髁间骨折内固定物可选择 95°动力髁螺钉固定，股骨远端外侧髁支持解剖及锁定钢板、双钢板及髓内钉固定[5-7]。锁定加压钢板符合骨折治疗的 BO 原则，其优点：①锁定钢板起到人体内固定支架作用，利用其桥接原则应用于严重的粉碎性骨折。②锁定钢板稳定的整体结构，使得锁定螺钉的拔出强度远高于普通螺钉，减少术后内固定松动现象。③钢板固定时，无须与骨骼紧密接触，减少了组织剥离保留了局部血供，利于骨折愈合。④钢板依据解剖形状设计，术中无须精确塑形，降低手术难度、减少手术时间，特别适宜处理关节内骨折、老年骨质疏松、粉碎性骨折。使用锁定钢板操作过程简单，且获得坚强内固定，术后能够早期功能锻炼利于膝关节功能恢复。外侧锁定钢板为主板，内侧选用重建钢板或直形限制性钢板（辅助支撑固定）能很好地维持解剖复位位置，呈现立体固定，固定稳定，极大地避免了骨折移位而改变股骨后倾角、外翻角、髌骨关节及股胫关节关系，可早期负重功能锻炼，最大程度避免了关节僵硬。

参 考 文 献

[1] 毛晓晖，杨杰. 术前骨牵引与皮牵引对股骨骨折患者手术指标及功能结果的影响 [J]. 中国骨伤，2014，27（10）：800-803.

[2] 赵志钢，郭庆宝，郝佳杰，等. 可控加压空心螺钉在距骨骨折治疗中的应用（附 13 例疗效分析）[J]. 中国矫形外科杂志，2011，19（24）：2112.

[3] Palmu S A, Lohman M, Paukku R T, et al. Childhood femoral fracture can lead to premature knee-joint arthritis. 21-year follow-up results: a retrospective study [J]. Acta Orthopaedica, 2013, 84（1）: 71-75.

[4] 李卫康，戚浩天，赵永杰，等. 影响股骨髁间骨折术后膝关节功能的相关因素分析 [J]. 中国矫形外科杂志，2013，21（24）：2443-2448.

[5] 尹自飞, 孙斌峰, 杨小海, 等. 膝前正中切口入路治疗股骨髁间骨折 [J]. 中国骨伤, 2017, 30 (12): 1147-1150.

[6] 申国庆, 张浩, 龙大福, 等. 髓内钉结合空心钉治疗股骨髁部骨折 [J]. 中国骨伤, 2017, 30 (7): 656-659.

[7] 屠永刚, 任绍东, 陈坚, 等. 经胫骨结节截骨入路治疗股骨髁间复杂骨折 [J]. 中国矫形外科杂志, 2017, 25 (20): 1895-1898.

第六节 髌骨骨折

髌骨系人体中最大的种子骨，呈三角形，底边在上而尖端在下，后面披有软骨，全部是关节面。股四头肌腱连接髌骨上部，并跨过其前面，移行为髌下韧带，止于胫骨结节。

髌骨处发生骨折，即为髌骨骨折。

一、病因病机

髌骨骨折由直接暴力或间接暴力所致，以后者多见。

1. 损伤机制

1）直接暴力所致者，多呈粉碎性骨折，髌骨两侧的股四头肌筋膜以及关节囊一般尚完整，对伸膝功能影响较小。

2）间接暴力所致者，由于膝关节在半屈曲位时股四头肌强力收缩，髌骨与股骨滑车顶点密切接触成为支点，多呈横行骨折。髌骨两旁的骨四头肌筋膜和关节囊的破裂，两骨折块分离移位，伸膝装置受到破坏，如不正确治疗，可影响伸膝功能。

2. 骨折类型

（1）按骨折的移位程度分类 可分为无移位骨折和分离型骨折。分离型骨折为股四头肌强力收缩的间接外力所引起。

（2）按骨折的形态分类 可分为横行骨折、粉碎性骨折和纵行骨折，以横行骨折为多见，粉碎性骨折次之，纵行骨折少见。

1）横行骨折为股四头肌收缩的间接外力所致。

2）粉碎性骨折为髌骨直接遭硬物磕碰所致。

3）纵行骨折多发于髌骨的外侧部，亦为直接外力引起。因髌骨关节面有一纵行中间嵴，而两侧较薄弱，外侧尤著，若膝关节于最大屈位时跌倒，则髌骨嵴朝向腘窝而横架于髁间窝上，而靠髌骨的内、外两侧缘支撑。若遭硬物磕碰，将首先引起薄弱的外侧缘骨折。

（3）按骨折的部位分类 可分为髌骨体部骨折和上、下极部骨折，以体部骨折最多见，下极部骨折次之，上极部骨折罕见。

（4）按骨折后时间分类 可分为新鲜性骨折和陈旧性骨折。以骨折超过 3 周为陈旧性骨折。

3. 骨折特点

1）髌骨骨折多见于 30~50 岁的成年人，儿童极为少见。

2）骨折愈合不良，可影响膝关节功能。

二、诊断

1. 临床表现

患者有明显的外伤史，局部肿胀、疼痛，膝关节不能自主伸直，常有皮下瘀斑以及膝部皮肤擦伤，有分离移位时，可以摸到凹下呈沟状的骨折断端，可有骨擦音或异常活动。可拍膝关节侧、轴位 X 线片，以明确骨折的类型和移位情况。

2. 诊断要点

1）膝部有外伤史。

2）局部肿胀、疼痛，膝关节不能自主伸直，常有皮下瘀斑以及膝部皮肤擦伤。

3）有分离移位时，可以摸到凹下呈沟状的骨折断端，可有骨擦音或异常活动。

4）膝关节侧、轴位 X 线片，以明确骨折的类型和移位情况。

3. 鉴别诊断

髌骨骨折位置表现，骨折后肿胀明显，诊断并不困难。注意摄 X 线片时应采用侧位及斜位，侧位对判断横行骨折及分离程度较好，但对粉碎性骨折及纵行骨折较难判断，可拍摄斜位片，必要时加拍轴位片。

三、治疗

1. 整复方法

治疗髌骨骨折时，要求恢复伸膝装置的功能，并保持关节面的完整光滑，防止创伤性关节炎的发生。

患者平卧，先在无菌操作下抽吸关节腔及骨折断端间的血肿后，注入1%普鲁卡因溶液10～20ml 作局部麻醉，术者以一手拇指及中指先捏挤远端向上推，并固定之，另一手拇指及中指捏挤近端上缘的内外两角，向下推挤，使骨折近端向远端对位无移位的髌骨骨折，移位不大的裂缝骨折、星状骨折，可单纯采用抱膝圈固定膝关节于伸直位；横行骨折若移位在 1cm 以内者，可采用手法整复，抱膝圈固定膝关节于伸直位，如移位较大的髌骨骨折，手法整复有困难者，可采用抓髌器固定。

2. 固定方法

（1）石膏托或管形固定　适用于无移位髌骨骨折，无须手法复位，抽出关节内积血后包扎。用长腿石膏托或石膏管型固定患肢于伸直位 3～4 周，在此期间练习股四头肌收缩，去除石膏后练习膝关节屈伸活动。

（2）抱膝圈固定　无移位或移位不多（分离移位不超过 0.5cm）者可用此法。因骨折容易整复、比较稳定，用绷带量好髌骨轮廓大小做成圆圈，缠好棉花，用绷带缠好外层，另加布带 4 条（各长 60cm）。后侧垫一托板，长度由大腿中部到小腿中部，宽 13cm、厚 1cm，板中部两侧加上固定用的螺丝钉。骨折经整复满意，置患膝于托板上，膝关节后侧及髌骨周围衬好棉垫。将抱膝圈套于髌骨周围。固定带分别捆扎在后侧托板上。若肿胀消退，则根据消肿后髌骨轮廓大小缩小抱膝圈。继续固定至骨折愈合。

3. 外固定器疗法

抓髌器固定法：适用于有分离移位的新鲜闭合性髌骨骨折，在无菌操作下，麻醉后，抽净膝内积血，将抓髌器间距宽的双钩抓在髌骨上极前缘上，将其间距窄的双钩抓在髌骨下极前缘，拧紧加压螺丝，骨折即可自行复位。术后 2 日可进行行走锻炼。

4. 经皮穿针内固定

让患者仰卧，患肢伸直位。常规消毒后，在骨折远端的前缘进针点作局部麻醉。掌握骨折移位情况后，用左手触摸骨折块，然后对好其位置，手指用力抓紧，再用右拇指在髌骨平面上压平。令助手轻伸屈患膝关节 10°左右，以便让髌骨面与股骨关节面自下而上地接触，以利于骨折更满意复位；再令助手固定好近端较大块骨折块，术者进行调整，用右拇指挤压髌骨平面，防止两骨折块形成台阶。然后用已上好克氏针的手摇钻,用针尖顶住远端的骨折块前缘,慢慢摇动手摇钻,待钢针穿过骨折块进入近端骨头约 1cm 后,即把手摇钻取掉;量好钢针与髌骨直径等长或稍长后,剪去多余部分。用锤轻轻锤击针尾,直到克氏针完全进入固定部位后,保留 0.3~0.5cm 长的克氏针尾端露出,以便今后取出。如为横行骨折,应在骨折的内外侧向骨头的纵轴心进针,两根针必须形成"八"字形,方可有效地防止远端的韧带牵拉骨折块退出。如为粉碎性骨折,每一块骨都要打一根针固定。固定后将皮肤拉起覆盖于针尾端,形成闭合性内固定,然后包扎,长板超关节外固定或石膏托固定即可。

2 周后可下床,但严禁屈膝 90°;3~4 周后摄片复查。骨折愈合后,即切一小口取出克氏针,逐步开始膝关节功能锻炼。

5. 切开复位内固定

如髌骨已完全粉碎并移位,则将碎骨全部切除,同时直接缝合股四头肌腱与髌韧带,修复关节囊。手术后用石膏固定膝于伸直位 3~4 周,逐渐锻炼股四头肌及步行功能。髌骨陈旧骨折有创伤性膝骨关节炎者,可酌情进行理疗及髌骨全部切除术。一般髌骨切除术,膝关节屈伸功能仍比较满意,但多数病例,股四头肌伸膝肌力将减少约 25%,常不能恢复重体力劳动。

6. 预防与调护

注意调整抱膝圈扎带的松紧度或抓髌器螺旋盖的压力,松则不能有效地维持对位,紧则报膝圈影响肢体的血液循环。

7. 练功活动

在固定期间应逐步加强股四头肌的收缩活动,解除固定后,应逐步进行膝关节的屈伸锻炼。但在骨折未达到临床愈合之前,注意勿过度屈曲,避免将骨折处重新拉开。

四、特色治疗方法

1. 刘柏龄运用中药治疗骨折经验

药物:当归 15g,地鳖虫 15g,丹参 15g,苏木 10g,桃仁 15g,泽兰 10g,制没药 10g,制乳香 10g,骨碎补 15g,牛膝 15g,煅自然铜 10g,川续断 20g,延胡索 15g,三七 10g,甘草 10g。

方法:日 1 剂,水煎 2 次,取汁约 200ml。每次 100ml,每日 2 次。

2. 林如高运用中药治疗骨折经验

药物:当归尾 60g,川芎 30g,三七 30g,苏木 60g,酒大黄 300g,酒续断 90g,骨碎补 90g,醋煅自然铜 150g,泽泻 90g,茯苓 90g,枳壳 60g,桔梗 60g,酒防风 60g,白术 90g,血竭 30g,广木香 60g,五加皮 60g,杜仲 90g,白芷 60g,扁豆 60g,桃仁 60g,川红花 60g。

方法:上药共为细末,炼蜜为丸,每丸 9g,每日早晚各 1 丸,温开水或黄酒送服。

3. 石幼山运用中药治疗骨折经验

药物:血竭 10g,制乳香 10g,制没药 10g,制大黄 10g,地鳖虫 10g,红花 10g,当归尾 10g,麻黄炭 5g,参三七 5g,煅自然铜 5g,雄黄 5g,朱砂 5g,冰片 5g。

方法:上药共为细末,每日用开水送服 1~2g。

4. 王子平运用中药治疗骨折经验

药物:当归尾 12g,赤芍 10g,白芍 10g,生地黄 15g,红花 6g,地鳖虫 6g,骨碎补 12g,煅自然铜 12g,续断 12g,地钱草 10g,乳香 6g,没药 6g。

方法:日 1 剂,水煎 2 次,取汁约 200ml。每次 100ml,每日 2 次。

五、现代研究进展

髌骨是人体内最大的籽骨，由于它位置较表浅，所以易受到创伤。髌骨骨折多由于直接暴力或间接暴力引起。即使接受手术治疗的髌骨骨折患者，其生活质量也远低于健康人群[1]。因此必须重视髌骨骨折的治疗，找到适合的治疗方式，从而提高髌骨骨折患者的生活质量。髌骨骨折治疗方法很多，但治疗目的是一致的：①恢复伸膝结构的完整性；②整复关节面分离或错位；③保留髌骨[2]。髌骨骨折保守治疗的指征[3]：①骨折分离移位＜3mm 或关节面错位＜2mm，伸膝结构基本保持完整者；②伴有严重的内科合并症，以致无法耐受麻醉的患者；③严重骨质疏松症患者。方法包括石膏和支具固定。对于顺应性差的患者，可以使用长腿管型石膏进行固定，但是应该注意石膏褥疮。通常膝关节可以在支具保护下，早期伸直位进行负重锻炼；当疼痛减轻后，立即进行股四头肌和直腿抬高练习；伤后 1～2 周进行膝关节屈曲练习。手术指征[4]：①骨折分离移位＞3mm 或关节面错位＞2mm；②开放髌骨骨折；③带有髌骨关节软骨的骨折；④伸膝无力或功能丧失。治疗方法主要包括外固定、切开复位内固定、微创或髌骨部分（全部）切除等。很多文献着重于治疗方法探讨，对于髌骨骨折的最佳治疗方式仍存在争议[5]。Oh 等[6]使用垂直钢丝治疗 17 例髌骨骨折患者，所有患者关节功能良好，骨折均愈合且无感染的发生。Agarwala[7]使用双张力带+环形钢丝治疗髌骨骨折，所有患者膝关节活动度均超过 120°，并且没有出现骨折不愈合和畸形愈合。Camarda 等[8]使用 FiberWire® 不可吸收性外科缝线治疗髌骨骨折后认为，Fiber-Wire 编织线因为其可以减少材质对软组织刺激且强度高，故可取代金属钢丝治疗髌骨骨折。空心钉加张力带钢丝治疗髌骨骨折，有操作简单、固定坚强、内置物失败率低和对周围软组织刺激小的特点，特别适用于横行骨折的治疗[9]。因为髌骨骨折类型多样，故治疗方式也各不相同。克氏针张力带固定，可以治疗绝大多数髌骨骨折，并且廉价而有效；钢丝、Cable-Pin 系统和钢板治疗髌骨骨折各有特色；虽然髌骨部分切除术正逐渐被淘汰，但是对于严重粉碎性髌骨骨折，不失为一种明智的选择。在治疗髌骨骨折时，应根据骨折的具体情况和临床实际需要，选择恰当的治疗方法，尽可能解剖复位髌骨；坚强的固定可使患者进行早期功能锻炼，恢复关节最大功能；使用新的治疗方法，减少内置物的并发症。总之，髌骨骨折治疗要考虑到个体化特点，为患者选择最适合的治疗手段[2]。

参 考 文 献

[1] Vedel J O, Vistrup S, Larsen P, et al. Altered long-term health-related quality of life in patients following patella fractures: a long-term follow-up study of 49 patients [J]. European Journal of Trauma and Emergency Surgery, 2018, 44 (5): 707-716.

[2] 郑玉晨, 张金利, 舒衡生. 髌骨骨折的治疗现状 [J]. 中国矫形外科杂志, 2018, 26 (20): 1877-1881.

[3] 郭仕鑫, 尚剑. 髌骨骨折治疗方法的利弊分析 [J]. 医学综述, 2017, 23 (11): 2202-2205, 2210.

[4] Bucholz RW, Heckman JD, Courl-Brown CM. Rockwood and Greens fractures in aduls [M]. 北京: 北京大学医学出版社, 2016: 2269-2302.

[5] 李广磊, 刘平. 髌骨骨折手术治疗方式的研究进展 [J]. 中国修复重建外科杂志, 2021, 35 (8): 1057-1062.

[6] Oh H K, Choo S K, Kim J W, et al. Internal fixation of displaced inferior pole of the *Patella* fractures using vertical wiring augmented with Krachow suturing [J]. Injury, 2015, 46 (12): 2512-2515.

[7] Agarwala S, Agrawal P, Sobti A. A novel technique of *Patella fracture* fixation facilitating early mobilization and reducing re-operation rates [J]. Journal of Clinical Orthopaedics and Trauma, 2015, 6 (3): 207-211.

[8] Camarda L, La Gattuta A, Butera M, et al. FiberWire tension band for patellar fractures [J]. Journal of

Orthopaedics and Traumatology，2016，17（1）：75-80.

[9] Khan I，Dar M Y，Rashid S，et al. Internal fixation of transverse *Patella* fractures using cannulated cancellous screws with anterior tension band wiring [J]. Malaysian Orthopaedic Journal，2016，10（2）：21-26.

第七节 胫骨髁骨折

胫骨上端的扩大部分为内侧髁和外侧髁，其平坦的关节面称胫骨平台，故胫骨髁骨折又称胫骨平台骨折。

一、病因病机

胫骨髁部骨折多为间接外力引起。

1. 损伤机制

（1）直接暴力 多由高处跌下，足底触地，产生传达暴力所致。若两髁受力不相等时，则受力较大的一髁发生骨折；若内外两髁所受压力相等时，则两髁同时发生骨折。

（2）间接暴力 膝关节过度外翻或内翻时，亦可造成胫骨内髁或外髁骨折，骨折后多有不同程度的关节面破坏。

2. 骨折类型

（1）按骨折移位程度分类 可分为移位型骨折和无移位型骨折。单纯的无移位型骨折较少见。

（2）按损伤机制分类 可分为外翻型骨折、内翻型骨折和垂直挤压型骨折3种。

1）外翻型骨折：是由膝关节强力急骤外翻所致。由于膝关节外侧易遭外力打击，故该型骨折是胫骨髁部骨折中最多见的类型。当外翻应力使股骨外髁猛烈撞击胫骨外髁时，股骨外髁可像锤子样将胫骨外侧平台关节面压缩形成塌陷骨折；或使胫骨外髁由髁间隆突斜向外下胫骨外髁基底部骨折，或合并腓骨颈部骨折并向外分离移位；胫骨平台也可被凿子般的股骨外髁锐利的外侧缘劈开而形成劈裂性骨折。

2）内翻型骨折：是由膝关节强力内翻所致。由于膝关节内侧受对侧下肢的遮挡，不易遭受外力打击，故该型骨折较为少见。当内翻应力使股骨内髁猛烈冲撞胫骨内髁时，也可发生与上述胫骨外髁类似的骨折，即塌陷和由髁间隆突斜向内下胫骨内髁基底部的骨折等。

3）垂直挤压型骨折：是站位由高处坠下，胫骨平台受股骨两髁的猛烈冲撞而发生的胫骨双髁骨折，也称胫骨髁间骨折。该型骨折也较少见。

胫骨双髁骨折，又可根据骨折的局部形态和骨折线的走行方向，而分为倒Y形和倒T形骨折两种。①倒Y形骨折：骨折线是由胫骨髁间隆突向内下和外下斜向两髁基底部的骨折，为直接由股骨两髁的垂直挤压暴力所致。②倒T形骨折：骨折线是由胫骨髁间隆突垂直向下劈裂和两髁基底水平的骨折形成，为垂直冲击暴力首先造成胫骨两髁基底水平骨折后，暴力继续作用，则近折端受远折端尖锐骨折断端的冲击劈裂所致。

（3）按骨折发生部位分类 可分为胫骨外髁骨折、胫骨内髁骨折和胫骨髁间骨折3种，以胫骨外髁骨折为多见。

1）胫骨外髁骨折：是由膝关节外翻应力所致。与上述的外翻型骨折相同，故也可发生与外翻型骨折相同的各种情况。

2）胫骨内髁骨折：是由膝关节内翻应力所致。与上述的内翻型骨折相同，也可发生与内翻型骨折相同的各种情况。

3）胫骨髁间骨折：是由垂直挤压暴力所致。与上述的垂直挤压骨折相同，也可发生与其相同的倒 Y 形骨折和倒 T 形骨折。

（4）按关节面的损伤情况分类　根据对关节功能预后影响程度可分为不波及关节面的骨折和波及关节面的骨折两种。前者预后较好，后者易并发创伤性关节炎而影响膝关节功能。

胫骨髁部骨折虽属于关节内骨折，但由于骨折线的起始部位和走行方向不同，预后差别很大。

（5）按骨折的复杂程度分类　可分为单一骨折和复杂性骨折。

1）单一骨折中，由于损伤机制和损伤部位之别，又可分为前述的胫骨外髁骨折、胫骨内髁骨折和胫骨髁间骨折。

2）复杂性骨折，为强大暴力引起的复合性损伤，即除骨折外尚合并有韧带或神经的损伤，或为多发性骨折。常见的有以下几种情况：①胫骨外髁骨折合并膝关节内侧副韧带损伤，甚或前交叉韧带损伤。②胫骨外髁骨折合并腓骨颈部骨折和腓总神经损伤。③当暴力过大，胫骨髁部和股骨髁部受到猛烈撞击时，尚可引起胫骨髁和股骨髁的两相俱伤，即胫骨外髁骨折合并股骨外髁骨折，或胫骨内髁骨折合并股骨内髁骨折。

复杂性骨折损伤较重，除骨折外尚合并有程度不等的韧带损伤，对膝关节的稳定影响较大，预后功能较差。

（6）按骨折时间长短分类　可分为新鲜性骨折和陈旧性骨折。

（7）Schatzker 分型

Ⅰ型：外侧胫骨平台劈裂骨折，无关节面塌陷。

Ⅱ型：外侧胫骨平台劈裂骨折合并外侧关节面的粉碎和塌陷。

Ⅲ型：单纯外侧平台塌陷，无劈裂骨折，外侧平台骨皮质完整。

Ⅳ型：内侧胫骨平台骨折。

Ⅴ型：双髁骨折。

Ⅵ型：胫骨平台骨折合并干骺端骨折。

3. 骨折特点

1）本病多发生于青壮年。

2）胫骨髁骨折属关节内骨折，不容易整复又难以固定。

二、诊断

1. 临床表现

膝部明显瘀肿、疼痛、功能障碍，可有膝内、外翻畸形。若侧副韧带撕裂，则膝关节侧向试验阳性。X 线片可确诊。

2. 诊断要点

1）有外伤史。

2）膝部明显瘀肿、疼痛、功能障碍。

3）有膝部内、外翻畸形。如果有侧副韧带的损伤，则膝关节侧向试验阳性。X 线片可以明确诊断及骨折的类型。

3. 鉴别诊断

（1）膝关节侧副韧带断裂　同样有膝关节肿痛，不能活动；但拍摄 X 线片可做出鉴别诊断。

（2）膝交叉韧带断裂　同样有膝关节受伤史，有肿痛、活动受限。拍摄 X 线片可以发现骨折与否。

三、治疗

1. 整复方法

（1）手法整复 为恢复完好的膝关节功能，既要保持关节面完整，还要保持关节稳定达到满意的活动范围。要防止由于对位不良、轴向力线的改变和不稳定，单独或协同作用导致创伤性关节炎的发生。

1）对无移位或轻度塌陷型胫骨外髁或内髁骨折，无须手法整复，可固定膝关节于功能位置4～5周。

2）胫骨单髁骨折的整复手法：对移位不大的胫骨外髁或内髁骨折，以外髁骨折为例，可采用牵拉推挤复位法。一名助手固定大腿部，另一名助手持小腿下段先顺势牵拉，再逐步内收牵拉。术者两手相扣于膝内侧向外牵拉，使小腿内收，增大膝关节外侧间隙的同时，两拇指推挤胫骨外髁向内，使移位回复。胫骨内髁骨折复位时，上述手法可反向应用。

对塌陷型或移位明显的陈旧性或移位大的胫骨内髁或外髁骨折，单纯采用手法难以达到满意复位，故一般不宜采用手法复位。

3）胫骨髁间骨折：对移位较轻者，可采用牵引情况下配合推挤手法复位，即先行牵引矫正重叠后，再采用推挤复位法，矫正向两侧分离移位。对移位较大者，不宜采用单纯手法复位。

（2）牵引复位

1）对轻度塌陷型胫骨外髁或内髁骨折和无移位的胫骨单髁或双髁骨折，可外贴活血接骨止痛膏，膝关节置30°～40°屈曲位以小腿皮肤牵引3～4kg重量维持，4～6周骨折愈合后去牵引，扶拐下床，不负重，骨折钳夹固定法活动。

2）对移位较轻的胫骨内髁或外髁骨折，复位后外贴活血接骨止痛膏，配合跟骨牵引，用3～4kg重量维持，4～6周骨折愈合后去牵引扶拐下床不负重活动。

3）对移位较大的胫骨外髁或内髁骨折，可在无菌、局部麻醉和X线机监视下，用小腿固定钳经皮钳夹固定。助手先顺势牵拉逐步内收或外展牵拉。术者用小腿固定钳于胫骨内、外髁相对部经皮夹持，复位后去钳柄无菌包扎，膝关节置40°左右屈曲位固定。4～6周X线检查示骨折愈合后，去除钳夹扶拐下床活动。

4）对塌陷较重，如1cm的胫骨外髁或内髁骨折，可在无菌、局部麻醉和X线机监视下，采用钩拉复位固定器治疗。固定后膝关节置40°左右屈曲位，4～6周骨折愈合后去固定扶拐下床活动。

5）对移位较轻的胫骨髁间骨折，膝关节屈曲40°位，置板式牵引架上，先采用跟骨牵引矫正重叠后，再行两手相对推挤复位，然后以4kg重量维持牵引，局部外贴活血接骨止痛膏。6～8周根据骨折愈合情况，可去牵引扶拐下床活动。

6）对移位较大的胫骨髁间骨折，肢体置板式牵引架上，屈膝40°左右位，先行跟骨牵引，以4～6kg重量待重叠矫正后，再于无菌和局部麻醉下，行经皮钳夹固定（方法同"单髁骨折"），以矫正分离移位，然后减轻牵引重量为3～4kg维持。也可采用此前股骨髁复位固定器方法复位固定。4周后可去除跟骨牵引，6～8周可去除钳夹，扶拐下床活动。

2. 固定方法

（1）石膏托固定 对于无移位或轻度移位的劈裂骨折，或压缩性骨折不超过1cm者。外翻伤Ⅰ、Ⅱ度，移位不大的内翻伤与垂直伤，石膏托固定3～4周。

（2）钳夹固定法 适用于胫骨单髁骨折。小腿固定钳于胫骨内、外髁相对部经皮夹持，复位后去钳柄无菌包扎，膝关节置40°左右屈曲位固定。

（3）钩拉复位固定器　适用于塌陷较重胫骨外髁或内髁骨折，固定后膝关节置40°左右屈曲位，4～6周骨折愈合后去除固定扶拐下床活动。

3. 外固定器疗法

由于胫骨髁部骨折造成的骨折，容易引起软组织并发症及骨折愈合不良，因此对其治疗的概念从坚强的内固定转变到生物学固定。

临床上报道常用的有撬拨螺纹顶挤配合蒙泰贾外固定器治疗胫骨髁部骨折、Hybird 外固定支架治疗胫骨髁部骨折等。下面将撬拨螺纹顶挤配合蒙泰贾外固定器的方法介绍如下：

用撬拨螺纹顶挤配合蒙泰贾外固定器支撑治疗胫骨平台骨折，采用硬膜外麻醉，患者取仰卧位，术区皮肤常规消毒，铺无菌巾，经股骨髁上及胫骨（距远折端 5cm 处）各平行于关节面各穿 1 枚 3.5～4.0mm 斯氏针，装配术前消毒好的膝关节骨折复位固定器及顶针的螺母。在医学 X 线电视监视下，调整复位固定器的螺栓，逐渐加大两针距，配合手法复位或用直径 3mm 克氏针撬拨调整上下移位，视骨折块复位关节面平整后，于胫骨内、外两髁最理想的位置，将顶针螺母固定在复位器内外支承架螺杆上，再将顶针通过螺母经皮肤拧入胫骨髁处，拧紧两顶针固定侧方移位，结束操作，保持膝关节伸直位，患肢抬高 15°。

4. 经皮穿针内固定

若关节面塌陷者，可在 X 线机透视下，严密消毒，局部麻醉下将钢针刺入塌陷关节面下进行撬拨，使之复位，撬针时应避免伤及腓总神经。

内侧胫骨髁骨折，应在配合侧方牵引下，将劈裂骨折块复位。复位满意后（关节面平整），从内侧划线上 0.5cm 或下端骨折线上 1.0cm 处用 2.5mm 克氏针钻入，以刚穿透对侧骨皮质为度。然后距该针或后 1cm 处，由内向外穿入第 2 枚克氏针，使两针交叉或平行固定。

外侧胫骨髁骨折，进针点应在腓骨透前方，由前外向后内贯穿胫骨上端。向后的劈裂骨折予以前后对挤，或在骨折块上打入 1 枚克氏针向前撬拨。双侧胫骨髁骨折，先用 2 枚克氏针行两平台交叉或平行固定。若骨折不稳定，可再与胫骨远端用交叉克氏针固定。

5. 切开复位内固定

适应证：如果移位严重，且关节面有塌陷，手法无法复位者，应考虑切开整复或内固定。合并韧带断裂者，早期做韧带修补术或晚期做重建术。

6. 预防与调护

胫骨髁属关节内骨折，既不容易整复，又难以固定，因此应指导患者早期进行功能锻炼，晚期负重，以免发生膝关节僵硬以及晚期退行性病变。

7. 练功活动

早期应作股四头肌功能锻炼及关节屈伸锻炼，解除固定后，在床上练习膝屈伸活动或扶拐不负重步行锻炼，5～6 周后经检查骨折牢固愈合，方可下地练习负重，应注意负重过早可造成胫骨髁重新塌陷。

四、特色治疗方法

1. 林如高运用中药治疗骨折经验

药物：当归尾 60g，川芎 30g，三七 30g，苏木 60g，酒大黄 300g，酒续断 90g，骨碎补 90g，醋煅自然铜 150g，泽泻 90g，茯苓 90g，枳壳 60g，桔梗 60g，酒防风 60g，白术 90g，血竭 30g，广木香 60g，五加皮 60g，杜仲 90g，白芷 60g，扁豆 60g，桃仁 60g，川红花 60g。

方法：上药共为细末，炼蜜为丸，每丸 9g，每日早晚各 1 丸，温开水或黄酒送服。

2. 石幼山运用中药治疗骨折经验

药物：党参 15g，黄芪 15g，全当归 15g，炒白术 10g，炒川续断 15g，川独活 15g，制狗脊 10g，川芎 10g，红花 10g，骨碎补 15g，伸筋草 15g，五加皮 10g，煅自然铜 10g，炙甘草 10g。

方法：上药共为细末，水泛为丸，如绿豆大。日服 9g，饭前开水吞服。

3. 刘寿山运用中药治疗骨折经验

药物：生地黄 10g，白芥子 6g，制乳香 6g，制没药 6g，白及 6g，续断 6g，大黄 6g，五加皮 4.5g，骨碎补 4.5g，黄柏 3g，肉桂 2g，牡丹皮 1.5g。

方法：上药共为细末，白酒或醋调敷患处。

五、现代研究进展

胫骨髁骨折约占各种骨折的 1%，多发生于男性青壮年。胫骨髁骨折常影响胫骨关节面，可合并半月板交叉韧带、侧副韧带的损伤，最后可造成关节疼痛、僵硬、不稳定或畸形的结局[1]。胫骨髁骨折多为严重暴力骨折所致，常见于交通事故、高处坠落及伤膝关节的活动，受轴向压应力及内翻或外翻应力的联合作用，而造成各种形态的骨折。外翻应力造成胫骨平台的压缩骨折和劈裂骨折最为多见，内翻伤造成胫骨内髁的压缩骨折和劈裂骨折少见，高处坠落的垂直压缩应力可造成胫骨双髁的压缩骨折、劈裂骨折或粉碎性骨折，内外翻应力和过伸过屈应力可造成胫骨平台边缘部位的压缩或撕脱、前后交叉韧带附着处的撕脱骨折。传统手术方法治疗胫骨髁骨折暴露好，但存在手术中切口长、创伤大、出血多等缺点。术中因需要良好的显露而影响皮肤血运导致术后皮肤坏死，双髁骨折采用双侧钢板固定，可造成局部血供障碍而引起皮肤坏死。术后感染致骨延迟愈合、骨不连等并发症，患者术后恢复较慢等缺点。为了寻找一种创伤小、恢复快、并发症少的治疗方法，胫骨髁骨折手术中应用微创技术治疗。微创手术具有手术切口小、术中总出血量减少、术后伤口感染局部皮肤坏死率减小、骨折愈合时间加快、功能恢复时间早、恢复好等优点[2-3]。胫骨髁骨折在治疗上，随着手术和内固定的进步，对移位或压缩超过 5mm 骨折采取手术复位、内固定，在解剖复位的基础上术后早期活动关节，最大限度地恢复膝关节的功能[4]。对移位或压缩在 5mm 以下的则采取非手术治疗，牵引、石膏或支具制动，4 周后骨折初步愈合即去除固定，进行膝关节的非负重练习活动，8 周后负重行走，年龄较大者骨折合并骨关节炎，术后关节疼痛无法解决；双侧平台关节面严重粉碎性骨折，手术无法修复则行保守治疗，6 个月后行关节置换手术。不成功的胫骨髁骨折手术，其后果较非手术治疗更严重[5]，手术应慎重，手术者应根据自己的技术条件、手术经验和患者的具体条件谨慎地选择手术方案。传统手术方法治疗胫骨髁骨折暴露好，但手术中切口长、创伤大、出血多，伤口愈合时间长，术后固定时间较长，患者功能恢复较晚，康复慢，骨折愈合时间延长。近年来由于微创技术的发展，微创手术已成为治疗关节内骨折的重要工具[6-9]，与传统手术方法相比具有以下优点：患者切口小、美观，术中总出血量减少，术后伤口感染局部皮肤坏死率降低，术后固定时间减少，可早期进行有效的功能锻炼，早期负重行走，骨折愈合时间缩短，功能恢复时间早、康复明显加快等优点。微创手术治疗胫骨髁骨折，术中采用可吸收螺钉、可吸收棒内固定，骨缺损区用异体骨、人工骨充填，以防去除了术后螺钉退钉的并发症，术后无须再手术取出螺钉，避免了取髂骨的术后并发症，减轻了病人痛苦，但手术费用较大，而采用松质骨螺钉行内固定，手术费用低廉，不失为经济条件较差患者的合适选择。

参 考 文 献

[1] Elsoe R，Larsen P，Nielsen N P H，et al. Population-based epidemiology of tibial plateau fractures [J]. Orthopedics，2015，38（9）：e780-786.

[2] 徐强. 胫骨平台骨折微创手术治疗的现状 [J]. 中国矫形外科杂志，2021，29（20）：1858-1862.

[3] Wang Y Y，Wang J P，Tang J，et al. Arthroscopy assisted reduction percutaneous internal fixation versus open reduction internal fixation for low energy *Tibia* plateau fractures [J]. Scientific Reports，2018，8（1）：14068.

[4] Cho J W，Kim J，Cho W T，et al. Approaches and fixation of the posterolateral fracture fragment in tibial plateau fractures：a review with an emphasis on rim plating via modified anterolateral approach [J]. International Orthopaedics，2017，41（9）：1887-1897.

[5] 沈啟捷，刘兆杰，张金利，等. 胫骨平台双髁骨折中胫骨结节骨折的手术策略选择 [J]. 中华骨科杂志，2020，40（18）：1275-1281.

[6] Gill T J，Moezzi D M，Oates K M，et al. Arthroscopic reduction and internal fixation of tibial plateau fractures in skiing [J]. Clinical Orthopaedics and Related Research，2001（383）：243-249.

[7] 李璐兵，李飞，阿依丁，等. 胫骨平台骨折关节镜下复位内固定 [J]. 中国矫形外科杂志，2023，31（4）：325-330.

[8] 许岩，段德宇，刘国辉，等. 关节镜辅助复位内固定与切开复位内固定治疗胫骨平台骨折的疗效比较 [J]. 中华创伤骨科杂志，2021，23（2）：116-120.

[9] 崔猛，马信龙，孙杰. 胫骨平台骨折手术治疗方法研究进展 [J]. 中华创伤杂志，2021，37（4）：366-372.

第八节　胫腓骨干骨折

胫腓骨干骨折很常见，各种年龄均可发病，尤以 10 岁以下儿童或青壮年为多，儿童多为青枝骨折或无移位骨折。其中又以胫骨干骨折为多，胫腓骨干双骨折次之，腓骨干骨折少见。胫骨干中上段横截面呈三棱形，有前、内、外三棱将胫骨干分成内、外、后三面，胫骨嵴前突并向外弯曲，形成胫骨的生理弧度，其上端为胫骨结节。胫骨干下 1/3 处，横断面变成四方形。该中下 1/3 交界处比较细弱，为骨折的好发部位。

一、病因病机

1. 损伤机制

（1）直接暴力　由重物打击或挤压造成，暴力多从外侧或前外侧来，而骨折线多是横断、短斜，亦可造成粉碎性骨折。胫腓骨两骨折线都在同一水平，软组织损伤较严重。

（2）间接暴力　由高处坠下时的传达暴力或扭伤时的扭转暴力所致，多为斜行骨折或螺旋形骨折。双骨折时，腓骨的骨折线较胫骨为高。软组织损伤较轻。

2. 骨折类型

（1）根据骨折发生部位分类　可分为上段骨折、中段骨折和下段骨折，以中、下段骨折为多见。

（2）根据骨折的稳定程度分类　可分为稳定性骨折和不稳定骨折。①稳定性骨折：胫腓骨的单一骨折，因有互相支撑作用，故比较稳定，不易错位，横行骨折和锯齿状骨折在复位固定后也较稳定。②不稳定骨折：胫腓骨双骨折因失去相互支撑，多移位明显，且复位固定后，容易再错位；斜行骨折和螺旋形骨折复位固定后，受肌肉收缩影响也容易再错位。

（3）根据骨折移位情况分类　分为移位型骨折和无移位型骨折。胫腓骨单一骨折多无移位或错位轻微，儿童的崴扭伤常致无移位的螺旋形骨折或青枝骨折，而胫腓骨双骨折多为移位型且较多见。

（4）根据骨折形态分类　分为横行骨折、斜行骨折和粉碎性骨折。

1）横行骨折或短斜行骨折：多为打击、碰撞或踢伤所致，较为多见。因暴力多来自外侧，故胫骨常在暴力作用的外侧，有一三角形或称蝶形骨片。

2）斜行骨折：多为扭旋或崴伤所致。又有斜行和螺旋形之分，骨折线多不在同一平面。该型骨折局部软组织损伤较轻，偶有骨折断端刺穿软组织而皮肤嵌夹于骨折断端之间者。但由于是弯曲力所致，要注意区别有无隐匿性骨折线，防止复位中骨块分离。

3）粉碎性骨折：为直接暴力的压砸、碾轧所致。局部软组织损伤多较严重，甚或形成皮肤破裂、骨质裸露的开放性骨折。

（5）根据骨折与外界相通与否分类　可分为开放性骨折和闭合性骨折。因小腿部软组织较薄，故开放性骨折较多见。

（6）根据骨折时间长短分类　可分为新鲜性骨折和陈旧性骨折，以骨折超过 3 周为陈旧性骨折。

除上述各型外，还有因长途跋涉而致的胫骨或腓骨疲劳性骨折，以胫骨上段较多见，而腓骨则罕见。

3. 骨折特点

1）股四头肌和腘绳肌分别附着在胫骨上端的前侧和内侧，此二肌能使骨折近段向前、向内移位。小腿的肌肉主要在胫骨的后面和外面，由于肢体内动力的不平衡，故肿胀消退后，易引起断端移位。正常人的踝关节与膝关节是在两个相互平行的轴上运动，若发生成角和旋转移位，必然破坏两轴心的平行关系，既影响步行和负重功能，还可导致创伤性关节炎的发生。

2）胫骨的前缘与前内侧面表浅，仅有皮肤遮盖，骨折时容易刺破皮肤形成开放性骨折。腘动脉在进入比目鱼肌的腱弓后，分为胫前、后动脉，此二动脉都贴近胫骨下行，胫骨上端骨折移位时，有可能损伤血管。此外，胫骨骨折可造成小腿筋膜间隔区内肿胀，压迫血管，可引起缺血性挛缩。

3）胫骨的营养血管由胫骨干上 1/3 的后方进入，在致密骨内下行一段距离，而后进入髓腔，胫骨下 1/3 又缺乏肌肉附着，故胫骨干中、下段发生骨折后，往往因局部血液供应不良，而发生迟缓愈合或不愈合。

二、诊断

1. 临床表现

有明显的外伤史，患肢肿胀疼痛和功能丧失，可有骨擦音及异常活动。严重者可有肢体短缩、成角及足外旋畸形，胫骨上 1/3 骨折者，检查时应注意腘动脉的损伤。腓骨上端骨折时要注意腓总神经的损伤。

小儿青枝骨折或裂缝骨折，临床症状可能很轻。但患者拒绝站立和行走，局部有轻微肿胀及压痛。X 线片可以明确骨折类型、部位及移位方向。因胫腓骨干可不在同一平面骨折，故 X 线片应包括胫腓骨全长。

2. 诊断要点

1）有明显的外伤史。

2）患肢肿胀疼痛和功能丧失。

3）骨擦音及异常活动。严重者可有肢体短缩、成角及足外旋畸形。

4）X 线片可以明确骨折类型、部位及移位方向。

3. 鉴别诊断

结合临床及 X 线表现多可确诊，但疲劳性胫腓骨干骨折有时需与骨样骨瘤、青枝骨折、局部骨感染、早期骨肿瘤等相鉴别。

（1）骨样骨瘤　虽有骨皮质增厚及骨膜反应，但有较典型之瘤巢。

（2）青枝骨折　多发生于儿童，有确切外伤史。

（3）局部骨感染　以骨膜反应、骨皮质增厚为主，无骨小梁断裂及骨皮质切迹征，而且局部皮温较高。

（4）早期骨肿瘤　以花边样或葱皮样骨膜反应为主，逐渐出现骨质破坏，瘤骨及软组织肿块等。

疲劳骨折和以上各种骨疾病虽有相同的局部骨膜反应、骨皮质增厚硬化等表现，但它仍有自身的特点，只要抓住 X 线特点及临床病史，即可对疲劳性骨折做出正确的诊断。

三、治疗

1. 整复方法

（1）手法复位

1）胫腓骨单一骨折的整复：单一骨折以胫骨为多，多无移位，一般无须整复。对有轻度向内前成角者，可用牵拉推挤法复位。一名助手固定大腿，另一名助手持踝部牵拉，术者一只手置小腿后外侧做对抗，另一只手置成角突起部，向外后推挤使之平复。

2）青枝骨折、裂缝骨折整复：一般无须整复，对有明显弯曲的青枝骨折，可用对挤法复位。术者两手掌置弯曲部相对挤压即可矫正。

3）胫腓骨双骨折的整复：该型骨折因失去相互支撑作用，多移位较大，且不稳定，复位后易再错位。对较稳定的横行骨折和锯齿状骨折，可用折顶、摇摆、推挤法复位。一名助手固定大腿，另一名助手持踝部轻轻牵拉理正肢体后扶持，术者两手握持两断端，向前或向内提扳，使两断端成角相抵，然后配合助手牵拉，反折复位。复位后术者持断端做前后、左右轻轻摇摆，然后术者把持骨折端，让牵拉的助手一只手持足底缓缓向上做纵向推挤，使断端进一步吻合。斜行或螺旋形双骨折多有重叠和断端旋转分离移位，可采用牵拉推挤法复位。助手同前，牵拉矫正重叠后，术者两手掌置两斜行骨折端相对挤压，配以助手之轻微左右扭旋肢体，使骨折断端对合。对短斜行或粉碎性骨折，可采用牵拉推挤提按法复位——在助手牵拉下，以前述之推挤手法矫正内外错位，然后两拇指置近折端前侧向后按压，余指提远折端向前复位。

4）陈旧性胫腓骨干骨折的整复：该部骨折愈合较慢，虽时日较久，如 2～3 个月的胫腓骨干骨折，仍可采用手法处理，虽解剖位置不如手术满意，但损伤小，愈合较快，其功能恢复效果比手术要好。整复可在坐骨神经加股神经阻滞麻醉下进行。主要是成角畸形者，可采用牵拉按压扳提法矫正。对向内成角突起畸形者，取仰卧膝髋屈曲、外展外旋位，一名助手固定膝部，医者一只手持小腿下段外侧，向内扳提，另一只手向外按压成角高突部，或助手持小腿下段向内扳提，医者两手相叠按压成角高突部向外即可矫正。对向前成角突起者采用扳提按压法矫正，肢体中立位，医者一只手持小腿下段后侧向前扳提，另一只手掌按压向前成角高突部即可矫正。若腓骨愈合坚牢而影响手法矫正者，可在无菌条件下于小腿外侧做小切口，斜行截断腓骨后，再行手法矫正胫骨成角畸形。若为重叠移位者，可在上述方法的基础上，再加用扭旋手法，即助手固定小腿上段，术者持踝部行缓慢有力地内外扭旋肢体，使两断端分离，然后行持续牵引治疗。

（2）牵引复位　持续性牵引是骨折整复、固定的重要手段，有些不稳定的闭合性骨折，如斜行骨折、螺旋形骨折、粉碎性骨折，闭合性复位不能达到要求时，或肢体肿胀严重，不适于整复时，可行一段时间牵引治疗，以达到骨折复位、对线的目的。

治疗小腿骨折的牵引通常是骨牵引。牵引针可打于胫骨下端或跟骨之上，以跟骨牵引更为常用。跟骨牵引进针点是在内踝尖部与足跟下缘连线的中点，由内向外。内侧针孔应比外侧针孔略高 0.5～1cm，使牵引的小腿远端轻度内翻，以恢复其生理弧度，使骨折更接近于解剖复位。牵引初时的牵引重量为 4～6kg，待肢体肿胀消退，肌肉张力减弱后，减到维持重量 2～3kg。在牵引下早期锻炼股四头肌，主动活动踝关节与足趾。3～4 周撤除牵引，施行夹板外固定，直至骨痂形成，骨折愈合。

2. 固定方法

（1）夹板固定　适用于胫腓骨中、下段的稳定性骨折或易复位骨折，如横行骨折、短斜行骨折和长斜行骨折，尤其以胫骨中段的横断或短斜行骨折更为适宜。中 1/3 段骨折，夹板上方应达腘窝下 2cm，下达内外踝上缘，以不影响膝关节屈曲活动为宜。下 1/3 段骨折，夹板上达腘窝下 2cm，下抵跟骨结节上缘，两侧做超踝夹板固定。使用夹板时必须要注意加垫位置、方向，必须注意夹板松紧度，密切观察足部血供、疼痛与肿胀情况，必要时松解夹板。

（2）石膏固定　在治疗胫腓骨干骨折的应用上比较广泛。适用于比较稳定的骨折或经过一段时间牵引治疗后的骨折以及辅助患者进行功能锻炼等情况。最常用的是长腿管形石膏固定（取关节中立位，屈膝 15°～20°）。一般是在有垫的情况下进行的，打石膏要注意三点应力关系。固定期间要保持石膏完整，若有松动及时更换。因为肢体肿胀消退后易因空隙增大而致骨折再移位。在牵引治疗的基础上，肿胀消退后也可改用无衬垫石膏固定，保持与肢体之间的塑形。长腿石膏一般需要固定 6～8 周拆除。这种石膏固定，易引起膝、踝关节僵硬，下肢肌肉萎缩，较长时间固定还能引起骨质吸收、萎缩。

（3）外固定　外固定器固定治疗胫腓骨干骨折亦有很好的治疗效果，其原理是在骨折的远、近端部位穿入钢针，根据骨折移位方向的不同，通过固定在骨上钢针的调节使移位的骨折端复位，然后将万向关节及延长调节装置的锁钮旋紧，使已复位的骨折端稳定，患者可早期下地行走。

（4）小腿钳夹固定器固定　特别适用于不稳定的胫骨斜行骨折、螺旋形骨折的治疗。首先进行 X 线透视，以一只手的拇、食指对捏骨折线中部两侧，以确定钳夹位置、钳夹力的方向。然后局部消毒麻醉后，将钳尖直接刺入皮肤，直达骨质，钳夹力的方向应尽量做到与骨折线垂直，一定使固定钳尖端稍进入骨皮质内，做加压固定，以防滑脱。经 X 线检查，若骨折对位良好，用无菌敷料包扎两个钳夹入口，再以小腿夹板做辅助固定患肢。1 周后扶拐下地锻炼，6～8 周拆除钳夹，小腿夹板可继续固定 1～2 周。

3. 经皮穿针内固定

在整复后，选择适当长度的髓内针，长度计算以胫骨结节最高点至骨折端下 6～10cm。根据胫骨有向后方 5°～10°弧度的生理特点，将梅花针改制成凸向胫骨后方 5°～10°，可避免髓内针滑向后方。将针尾展开约 0.5cm，与梅花针体呈 90°，可防止针尾滑入髓腔。

4. 切开复位内固定

对整复不良，成角畸形以致膝、踝关节面不平行，肢体负重线不正，以及多次整复失败，畸形愈合，骨不连者，均应切开复位，酌情采用加压钢板、钢板螺丝钉、单螺丝钉、髓内针等内固定。术后再用长腿石膏外固定 10～12 周。

开放骨折：应早期彻底清创，争取一期缝合伤口；如有皮肤缺损，应设法施行减张切口、植皮等闭合伤口。如系伤后时间不太长，伤口污染不太重，清创比较彻底，手术的同时可行内固定。术后应加强抗感染措施。

5. 预防与调护

1）采用夹板固定时，要注意松紧度适当，既要防止消肿后外固定松动而致骨折重新移位，也要防止夹缚过紧而妨碍患肢血运而造成褥疮。

2）用外固定器固定者，应每日在针孔处滴 70% 酒精，防止针孔感染。

6. 练功活动

整复固定后，即作踝、足部关节屈伸活动及股四头肌训练。跟骨牵引者，还可用健腿和两手支持体重抬起臀部。稳定性骨折从第 2 周开始进行抬腿及屈膝关节活动，在第 4 周开始扶双拐作不负重步行锻炼。不稳定骨折，则解除牵引后仍需在床上继续功能锻炼 5～7 天后，才可扶双拐作不负重步行锻炼。此时患肢虽不负重，但足底要放平，不要用足尖着地，免致远折段受力引起骨折旋转或成角移位。锻炼后骨折部仍无疼痛，自觉有力，即可改用单拐逐渐负重锻炼，在 3～5 周内为了维持小腿的生理弧度和避免骨折段的向前成角，在床上休息时，可用两枕法。若解除跟骨牵引后，胫骨有轻度向内成角者，可令患者屈膝 90°、髋屈曲外旋，将患足放于健肢的小腿上，呈盘腿姿势，利用肢体本身的重力来恢复胫骨的生理弧度。8～10 周根据 X 线片及临床检查，达到临床愈合标准即可去除外固定。

四、特色治疗方法

1. 刘柏龄运用中药治疗骨折经验

药物：当归尾 15g，地鳖虫 15g，丹参 15g，苏木 10g，桃仁 15g，泽兰 10g，制没药 10g，制乳香 10g，骨碎补 15g，枳壳 15g，煅自然铜 10g，川续断 20g，鸡血藤 15g，红花 30g，三七 10g，甘草 10g

方法：日 1 剂，水煎 2 次，取汁约 200ml。每次 100ml，每日 2 次。

2. 林如高运用中药治疗骨折经验

药物：当归尾 60g，川芎 30g，三七 30g，苏木 60g，酒大黄 300g，酒续断 90g，骨碎补 90g，醋煅自然铜 150g，泽泻 90g，茯苓 90g，枳壳 60g，桔梗 60g，酒防风 60g，白术 90g，血竭 30g，广木香 60g，五加皮 60g，杜仲 90g，白芷 60g，扁豆 60g，桃仁 60g，川红花 60g。

方法：上药共为细末，炼蜜为丸，每丸 9g，每日早晚各 1 丸，温开水或黄酒送服。

3. 石幼山运用中药治疗骨折经验

药物：血竭 10g，制乳香 10g，制没药 10g，制大黄 10g，地鳖虫 10g，红花 10g，当归尾 10g，麻黄炭 5g，参三七 5g，煅自然铜 5g，雄黄 5g，朱砂 5g，冰片 5g。

方法：上药共为细末，每日用开水送服 1～2g。

4. 王子平运用中药治疗骨折经验

药物：当归尾 12g，赤芍 10g，白芍 10g，生地黄 15g，红花 6g，地鳖虫 6g，骨碎补 12g，煅自然铜 12g，续断 12g，地钱草 10g，乳香 6g，没药 6g。

方法：日 1 剂，水煎 2 次，取汁约 200ml。每次 100ml，每日 2 次。

五、现代研究进展

胫腓骨干骨折是一种常见的骨折，胫腓骨干骨折是四肢最常见的骨折，占 10%～15%，导致四肢长管状骨折发生原因大多为高处坠落、跌落、车祸等。因人体胫骨内侧面仅有皮肤覆盖，下 1/3 骨皮质较薄弱，且无肌肉附着，血供较差。因此胫骨中、下段骨折较多，且骨折迟缓愈合或不愈合的发生率较高，还会出现皮肤坏死骨外露、感染等并发症[1-2]。闭合性胫腓骨骨折的治疗原则：①保守治疗常在手法整复骨折后上长腿石膏或小夹板固定，对稳定性骨折效果较好，但对长斜行骨折、粉碎性骨折及高位骨折固定作用较差，需辅以跟骨牵引等治疗措施。②胫腓骨干双骨折胫骨处理同单骨折，关于腓骨骨折的治疗问题，很少被重视，但腓骨的稳定性与胫骨干骨折的稳定性有相关性。而且腓骨下骨折端无论向前、向后、向外、向内侧方移位，都能影响踝关节的功能，故近年来多主张解剖复位腓骨干骨折并行内固定。常用的内固定方法多采用钢板、螺丝钉；开放胫腓骨干骨折的治疗原则：应选择有利于软组织损伤的处理，依据损伤和污染的程度采用不同的内固定和外固定技术。如软组织损伤轻、伤口污染少、清创又较彻底的骨折，可采用髓内针或 Ender 针内固定骨折。如软组织有严重损伤和污染，骨折为粉碎型，应选用经皮穿针外固定支架固定；优点是创伤区不留金属异物，能保持骨的长度，方便伤口的观察和处理。

目前临床治疗成人胫腓骨干骨折的方法较多，其中闭合复位微创弹性髓内钉结合外固定支架是颇受青睐的一种，术中对患者损伤较小，无须剥离过多组织，便可达到复位、固定的目的[3]。宁廷民[4]等学者回顾分析治疗的 20 例胫骨干闭合性骨折患者。按照固定治疗方式的不同分为钢板螺钉组与交锁髓内钉组，每组各 10 例。通过对记录围术期资料，记录开始行走时间与完全负重活动时间，采用膝关节伸屈活动度（range of motion，ROM），膝关节 HSS 评分评价临床效果。行影像学检查，评价骨折复位、愈合与内固定物改变进行对比评价，得出钢板螺钉组的围术期指标明显优于交锁髓内钉组，钢板螺钉组患者的随访指标显著优于髓内钉组。结果显示，交锁髓内钉固定与钢板螺钉内固定对于闭合性胫骨干骨折均能起到良好的效果，相比之下，钢板螺钉内固定的临床效果更突出。蔡谦[5]等学者对于 94 例胫腓骨开放性骨折患者，采用半环槽式骨外固定器治疗，经临床试验研究表明，此方法通过克氏针与骨纵轴垂直穿入交叉固定的方式减少骨折端的剪切力，使骨断端应力呈均匀分布，且半环槽式外固定器具有牵引及弹性固定作用，符合生物力学原理，可有效防止骨折的成角、横向和重叠畸形，未出现骨折不愈合、二次骨折及小腿骨筋膜室综合征等并发症，可进行后期动力化固定，临床疗效满意，治疗胫腓骨开放性骨折具有感染率低、调整灵活、缩短骨折愈合时间、固定稳定等优点。

开放性胫腓骨干骨折是一种复杂的损伤[6]，其预后受多因素影响。由于胫骨离皮肤很近，容易造成广泛的软组织损伤和感染、骨不愈合等并发症。因此，它们与高截肢率、败血症甚至病死率有关。随着手术器械和技术的进步，以及循证医学指导的出现，并发症显著减少。但在开放性胫骨干骨折的治疗中，术后感染及骨不愈合仍然是一个挑战，仍需要进一步的研究探索。

参 考 文 献

[1] 张晓芳，刘波，刘辉，等. 以中医疗法为主的综合康复方案治疗踝关节僵硬 [J]. 中医正骨，2018，30（12）：47-49.

[2] Märdian S, Schwabe P, Schaser K D. Fractures of the tibial shaft [J]. Zeitschrift Fur Orthopadie Und Unfallchirurgie, 2015, 153（1）：99-117.

[3] 余洋，陈伟凯，崔伟，等. 微创弹性髓内钉结合外固定支架治疗粉碎性闭合胫腓骨干骨折 [J]. 中国骨伤，2015，28（5）：412-416.

[4] 宁廷民，宋毓敏. 钢板螺钉与髓内钉内固定闭合性胫腓骨干骨折的比较 [J]. 中国矫形外科杂志，2020，28（16）：1530-1531.

[5] 蔡谦，王许辉，张益波，等. 半环槽式骨外固定器治疗胫腓骨开放性骨折 [J]. 中国骨伤，2014，27（3）：255-257.

[6] 何武兵，陈锋，雷钦亮，等. 开放性胫腓骨骨折诊疗进展 [J]. 创伤外科杂志，2022，24（6）：401-407.

第九节　踝部骨折

踝关节由胫、腓骨下端和距骨组成。胫骨下端内侧向下的骨突称为内踝，其后缘向下突出者称为后踝，腓骨下端骨突构成外踝。外踝比较窄而长，位于内踝后约 1cm、下约 0.5cm，内踝的三角韧带也较外踝的腓距、腓跟韧带坚强，故阻止外翻的力量大，阻止内翻的力量小。内、外、后三踝构成踝穴，而距骨居于其中，呈屈成关节。胫腓骨下端之间被坚强而有弹性的下胫腓韧带联接在一起。距骨分为体、颈、头三部，其体前宽后窄，其上面为鞍状关节面，当作背伸运动时，距固体之宽部进入踝穴，腓骨外踝稍向外后侧分开，而踝穴较跖屈时能增宽 1.5～2mm，以容纳距骨体，当下胫腓韧带紧张时，关节面之间紧贴，关节稳定，受伤则多易造成骨折。而踝关节处于跖屈位（如下楼梯或下坡）时，下胫腓韧带松弛，关节不稳定，容易发生韧带损伤。

一、病因病机

1. 损伤机制

（1）内翻损伤　由高处跌下，足底外缘着地；或步行在平路上，足底内侧踏在凸处，使足突然内翻。骨折时，内踝多为斜行骨折，外踝多为横行骨折；严重时可合并后踝骨折、距骨脱位。

（2）外翻损伤　由高处跌下，足底内缘着地；或外踝受暴力打击，可引起踝关节强度外翻。骨折时，外踝多为斜行骨折，内踝多为横行骨折；严重时可合并后踝骨折、距骨脱位。

2. 骨折类型

（1）内翻型骨折　多为由高处坠地，足底外缘着地，使足强力内翻；或步行在平路上，足底内侧踏在凸处，使足突然内翻；或足处于固定位，小腿内下部受暴力撞击，足被迫内翻等，均可造成此类骨折。根据应力的大小，可出现轻重不同的 3 种情况。内翻应力作用于足踝部后，首先引起外侧韧带损伤或断裂，或在外踝尖端、中部或基底部被撕脱，或齐关节横断，骨折片向内错位。因外侧韧带较弱，撕脱外踝的情况较少见。若内翻应力继续作用，则外侧韧带被撕裂后，使距骨强力内翻，撞击内踝将其折断，骨折线多为斜行。典型的内翻骨折，是自内踝基底部向内上及呈垂直折断，此为常见的内翻性单踝骨折。若暴力不缓解，则可使外踝骨折后，并使距骨向内侧倾斜或移位而形成双踝骨折。若内翻应力作用时，踝关节处于跖屈足内收位，则内、外踝骨折后，可发生距骨后移位。外力继续作用，距骨向内后移位，撞击后踝而发生后踝骨折并距骨向后脱位，上述这 3 种情况，即形成所谓的Ⅰ、Ⅱ、Ⅲ度骨折。

（2）外翻型骨折　为由高处坠下足底内侧缘着地，或足处于固定位，外力撞击于小腿外下侧，使踝强力外翻引起。由于外力的强弱，也可出现轻重不同的 3 种情况。当外翻应力作用于踝关节内侧时，由于三角韧带坚强而不易断裂而常把内踝撕脱，呈横行骨折而向外移位。若外翻力继续作用，则外踝受距骨外侧的撞击，由于下胫腓韧带坚强不易撕断，常发生在下胫腓联合上方或下方的外踝斜行骨折，骨折线由内下斜向外上而形成双踝骨折，可连同距骨向外移位。若外翻应力使内踝骨折后，外踝被距骨外侧撞击而下胫腓韧带先被撕裂，外力继续作用而引起下胫腓关节分离，继而引起腓骨下段骨折，距骨可随同向外侧移位，偶而可引起胫骨后缘骨折，形成三踝骨折,距骨随同向后移位。

(3)外旋型骨折 暴力使足过度外展外旋,或足在固定情况下而小腿强力内旋,形成足的外展外旋,均可发生此型骨折。根据外力的大小,可发生下述几种不同的损伤。当足强力外展外旋时,外踝受距骨外侧面的冲击,若下胫腓韧带首先断裂,则下胫腓联合以上,腓骨下 1/3 细弱部发生斜行骨折或螺旋形骨折,个别可高达颈部骨折,骨折线由前下斜向后上,无移位时仅在侧位 X 线片上才能看到,若下胫腓韧带未断裂,则可发生外踝由内下斜向外上,经过或不经过下胫腓联合的外踝基底部骨折。若外力继续作用,则距骨向外倾斜,内踝被三角韧带撕脱或三角韧带被撕裂,形成双踝骨折。外力继续作用时,因三角韧带的牵拉力消失,则距骨随腓骨向外后旋转移位时,胫骨后缘被撞击而形成三踝骨折,而距骨随后踝骨折块向后移位。

(4)纵向挤压型骨折 由高处坠下,足底着地,体重沿下肢纵轴向下传导与地面反作用力相交会而引起。若踝关节处于直角位时,则胫骨下端关节面受距骨撞击,可被压缩,严重时可发生粉碎性骨折或 T 形、Y 形骨折,外踝亦往往呈横行骨折或粉碎性骨折。若由高处坠下时踝关节处于背伸或跖屈位,则胫骨关节面的前缘或后缘受距骨体的冲击可发生骨折,骨折片大小不一,有的可占关节面的 1/3～1/2,距骨也随骨折片向后上方或前上方移位。

(5)侧方挤压型骨折 踝关节一侧受直接暴力打击而另一侧挤于硬物上,或踝关节被挤夹于重物之间所造成的两踝骨折,多为粉碎性,骨折移位多不大,但常合并有严重的软组织损伤而形成开放性骨折。

(6)强力屈、伸引起的胫骨下关节面前缘骨折 此型骨折可由屈、伸两种相反外力引起。当由高处坠下踝关节背伸位足跟着地时,胫骨关节面前唇受距骨上面的撞击而发生大块骨折,腓骨也可随之骨折,距骨可随骨折块向前上方移位,此类损伤还可能伴有腰椎和跟骨的压缩性骨折,应注意检查,以防漏诊;踝关节强力跖屈位引起者,如足球运动员,足强力跖屈踢球时,胫骨关节面前缘可被踝关节前侧关节囊撕脱而发生骨折(较少见)。

(7)踝部骨骺移位和损伤 此类损伤为旋转外力引起,多发于儿童骨骺未融合前。儿童期胫骨下端骨骺线为一薄弱点,当踝关节遭受和成年人相同的外力时,即可引起胫骨下骺连同干骺端一三角形骨片向不同方向移位,腓骨在其下段细弱部发生骨折。这类骨折是在关节外,胫距关节多正常,骨骺也未受挤压,较成年人踝关节骨折预后要好。但儿童的内翻性扭伤,因胫骨下端内侧骨骺常受挤压而引起发育障碍,逐步发生踝关节内翻畸形。

3. 骨折特点

1)踝部损伤原因复杂,类型很多。韧带损伤、骨折和脱位可单独或同时发生。

2)根据受伤姿势可分为内翻、外翻、外旋、纵向挤压、侧方挤压、跖屈和背伸等多种,其中以内翻损伤最多见,外翻损伤次之。

二、诊断

1. 临床表现

局部瘀肿、疼痛和压痛,功能障碍,骨折时可有骨擦音。外翻骨折多呈外翻畸形,内翻骨折多呈内翻畸形,距骨脱位时,则畸形更加明显。X 线片可显示骨折脱位程度和损伤类型。

2. 诊断要点

1)有外伤史。

2)踝部瘀肿、疼痛,功能障碍。

3)骨折时可有骨擦音。外翻骨折多呈外翻畸形,内翻骨折多呈内翻畸形,距骨脱位时,则畸形更加明显。

4）X 线片可显示骨折脱位程度和损伤类型。

3. 鉴别诊断

踝部骨折主要是由外伤性因素引起，髁部骨折时，常易并发其他骨折与损伤，因此临床上在做出诊断时应与下面的几种疾病进行鉴别。

（1）踝部扭伤　轻者韧带拉松或部分撕裂；重者则完全断裂，并有踝关节半脱位或并发骨折脱位。踝关节扭伤后，病人外踝前下方或下方有疼痛、肿胀，急性期可有瘀斑。这时做足内翻的动作会加重疼痛，做足外翻则可无疼痛。

（2）跖骨骨折　受伤后足部疼痛、肿胀、皮下瘀斑，足部短缩畸形，不能行走，检查可发现骨折部局限性压痛，有纵向叩击痛，前足的正位、侧位及斜位 X 线片可准确判断骨折的部位、类型和移位情况。

三、治疗

1. 整复方法

（1）单踝骨折的整复　此型骨折多无移位，无须整复。对单纯下胫腓关节分离者，可用挤压法复位。一名助手扶小腿，术者两手掌置踝关节两侧相对挤压即可复位。

（2）内翻型双踝、三踝骨折的整复　该型骨折一侧受距骨冲撞，另一侧受韧带牵拉，骨折片多与距骨保持联系，随其脱位变位，故整复只要距骨复位，骨折也随之而复位，可采用牵拉推挤法复位。取患侧卧位，膝髋关节屈曲90°，一名助手固定小腿，另一名助手持前足及足跟牵拉，医者两拇指推挤内踝向外，余指置外踝部向内扳拉使踝关节外翻，两踝骨折即可复位。然后在助手保持对位下，术者一只手置踝前向后按压，另一只手持足前提并背伸使后踝复位。此型一般后踝骨折片较小，利用上述手法，矫正距骨向后移位的同时，利用踝关节背伸后关节囊的紧张，后踝骨折片即可复位。

（3）外翻型双踝、三踝骨折的整复　可采用牵拉推挤内翻法复位。患者取健侧卧位，膝关节屈曲90°，助手操作同前，术者两拇指推挤外踝向内，余指置内踝部向外扳拉，使踝关节内翻即可复位，若有下胫腓关节分离，应先用两手对挤矫正后，再行上述手法复位。若有三踝骨折并距骨向后移位者，在助手保持对位下，再用上述手法复位。

（4）外旋型双踝、三踝骨折的整复　患者取仰卧位，助手同前，医者站于患侧，若内踝为中部骨折。骨膜或韧带易夹于骨折间隙，应先用拇指由折隙向上下推挤解除嵌夹后，再采用牵拉推挤法复位。助手同前牵拉，医者两拇指由后外推挤外踝向内前，余指置内踝部扶持对抗，同时助手在牵拉下配以足的内收内旋，即可复位。若为下胫腓关节分离，腓骨下段骨折者，医者先以拇指由腓骨下段骨折处由外后向内、前、下推挤复位，再以两手掌于下胫腓关节部内外对挤矫正下胫腓关节分离后，再行上述手法整复内踝骨折，然后再用前述整复距骨向后移位手法，整复后踝骨折。

（5）纵向挤压型骨折的整复　对轻度压缩移位不大者，可用牵拉推接按压法整复。医者以两手置踝关节两侧相对推挤，再行前后按压，以矫正胫骨下端前后、内外的膨出移位。

（6）侧方挤压型骨折的整复　该型为直接暴力挤压所致，骨折多为粉碎而移位多不大，若皮肤完整可采用牵拉推挤屈伸法复位。助手牵拉同前，医者两手置踝关节两侧相对推挤，并同时配以牵拉之助手在保持牵拉力下做踝关节的背伸跖屈活动，使粉碎性骨折片进一步平复吻合。

（7）踝部骨骺移位或损伤的整复　对骨骺移位可采用牵拉推挤提按法复位。助手牵拉同前，医者以两手掌置踝关节两侧相对推挤矫正侧方移位，然后两拇指按压远端移位骨骺向后，余指提干骺端向前，即可复位。

（8）胫骨前缘骨折的整复 对强力跖屈引起的小片撕脱骨折无须整复。对强力背伸引起的大块骨折，可采用牵拉推按法复位。助手牵拉同前，医者两拇指置踝前折片移位部，向下向后推按，余指置踝后扶持对抗，同时配合牵拉之助手将前足向后推送，矫正距骨前移。

2. 固定方法

（1）踝关节塑形夹板固定 对单踝骨折可外贴活血接骨止痛膏，用踝关节塑形夹板固定踝关节于中立位，4～5 周即可。

（2）经皮钳夹固定 单纯的下胫腓关节分离，手法挤压复位后，于无菌和局部麻醉条件下，行内、外踝上部经皮钳夹固定，4～5 周即可去除。

（3）钢针固定 外旋型双踝、三踝骨折，内、外髁骨折复位后，若后踝折块较大，超过关节面 1/4 而复位后不稳定者，可在无菌、局部麻醉和 X 线机监视下，用 2mm 粗钢针，根据骨折片的偏内或外，由跟腱的内侧或外侧，经皮、骨块向前外上或前内上达前侧骨皮质固定，必要时也可用两根钢针交叉固定。若骨折块向后上移位而手法不能复位时，可在 X 线机监视下，先由骨折块上部进一钢针向下撬拨、推顶骨折块复位后，再行上述钢针固定。固定后针尾捏弯留于皮外，无菌包扎后，用踝关节塑形夹板内翻位固定。

（4）U 形石膏托固定 内翻、外翻、外旋三型骨折，复位后若内踝前侧张口而背伸位难以维持者，也可采用 U 形石膏托固定。需固定内翻位者，石膏托先由小腿外侧中段开始，经足底拉紧至小腿内侧中段，石膏宽度需达距骨头部，绷带缠绕成形后，即可维持踝关节于内翻背伸位。需固定外翻背伸位时，与上反向进行即可。3～4 周骨折稳定后，踝关节改中立位固定。5～6 周骨折愈合后，拔除钢针和解除外固定。

3. 经皮穿针内固定

可在骨折复位后，采用克氏针根据骨折的不同类型，进行固定。

4. 切开复位内固定

如手法整复失败或开放性骨折脱位，可考虑切开复位内固定，陈旧性骨折脱位则考虑切开复位植骨术或关节融合术。

5. 预防与调护

1）骨折手法整复后，早期应卧床休息，抬高患肢，以促进患踝血液回流，减轻瘀肿。

2）如患踝出现进行性加重的疼痛、肿胀、局部麻木，趾端皮肤苍白，常提示局部压迫过紧，应及时予以松解。

6. 练功活动

整复固定后，鼓励患者活动足趾，并进行一定背伸活动。双踝骨折从第 2 周起，可在保持夹板固定的情况下加大踝关节的主动活动范围，并辅以被动活动。被动活动时，术者一手握紧内、外侧夹板，另手握前足，只作背伸和跖屈活动，但不作旋转或翻转活动。在袜套悬吊牵引期间亦应多作踝关节的伸屈活动。

四、特色治疗方法

1. 刘柏龄运用中药治疗骨折经验

药物：当归 15g，地鳖虫 15g，丹参 15g，苏木 10g，桃仁 15g，泽兰 10g，制没药 10g，制乳香 10g，骨碎补 15g，牛膝 15g，煅自然铜 10g，川续断 20g，延胡索 15g，三七 10g，赤芍 10g，海桐皮 10g，甘草 10g。

方法：日 1 剂，水煎 2 次，取汁约 200ml。每次 100ml，每日 2 次。

2. 林如高运用中药治疗骨折经验

药物：当归尾 60g，川芎 30g，三七 30g，苏木 60g，酒大黄 300g，酒续断 90g，骨碎补 90g，醋煅自然铜 150g，泽泻 90g，茯苓 90g，枳壳 60g，桔梗 60g，酒防风 60g，白术 90g，血竭 30g，广木香 60g，五加皮 60g，杜仲 90g，白芷 60g，扁豆 60g，桃仁 60g，川红花 60g。

方法：上药共为细末，炼蜜为丸，每丸 9g，每日早晚各 1 丸，温开水或黄酒送服。

3. 石幼山运用中药治疗骨折经验

药物：血竭 10g，制乳香 10g，制没药 10g，制大黄 10g，地鳖虫 10g，红花 10g，当归尾 10g，麻黄炭 5g，参三七 5g，煅自然铜 5g，雄黄 5g，朱砂 5g，冰片 5g。

方法：上药共为细末，每日用开水送服 1～2g。

4. 王子平运用中药治疗骨折经验

药物：当归尾 12g，赤芍 10g，白芍 10g，生地黄 15g，红花 6g，地鳖虫 6g，骨碎补 12g，煅自然铜 12g，续断 12g，地钱草 10g，乳香 6g，没药 6g。

方法：日 1 剂，水煎 2 次，取汁约 200ml。每次 100ml，每日 2 次。

五、现代研究进展

踝关节是机体最主要的承重关节之一，由胫腓骨下端与距骨组成，踝关节是高度适配的屈成关节，人静态站立时，单个踝关节的受力为体重的 1/2 在平步行走时，单个踝关节的受力峰值可达体重的 5 倍。踝关节的主要功能是进行屈伸活动，同时将机体的负重形式由垂直柱转化为弓状平面。踝关节的生物特性决定了其易受到间接暴力，引起踝部扭伤，发生踝关节骨折。据统计，踝关节骨折的发病率位于各关节内骨折的首位。大多数踝关节骨折为关节内骨折，如果对位不好，极易形成创伤性踝关节炎，导致行动不便、踝部疼痛等后遗症，影响患者的远期预后和生活质量[1]。

随着对踝关节解剖特点及该部位骨折受伤机制认识的深入，临床分型更加注重综合因素，如暴力方向、大小、受伤时足部姿势等，目前较为常用的分类方法有 Lange-Hansen 分类法、Davis-weber 分类法和 AO 分类法，对骨折进行分型，其目的在于明确受伤机制，为临床诊断和治疗提供必要的理论指导，以 Lange-Hansen 分类法为例，该方法将踝关节骨折分为旋后/内收型、旋后/外旋型、旋前/外展型和旋前/外旋型四类，其主要依据为暴力方向和足部受伤时位置，并根据骨折程度及韧带损伤情况进一步细分不同亚类，这对不稳定骨折闭合复位具有重要的指导意义[2-4]。临床治疗踝关节的方法较多，可分为手术治疗和非手术治疗，具体方法的选择主要根据分型和分级，其中对单踝骨折、移位较小或经手法复位能够恢复的可选择非手术治疗，患者也更易接受，但是对于双踝骨折及移位较大的骨折，非手术治疗往往难以达到解剖复位，手术治疗效果更为理想，由于踝关节缺乏肌肉覆盖，发生骨折后容易引发感染等并发症，通常骨折移位越大，感染率越高，固定难度也越大，非手术治疗愈合缓慢，同时还无法有效防治并发症，而手术治疗可以在术中清除血肿、软骨碎片以及已嵌入骨折处的软组织，在稳定和恢复正常解剖结构的同时，可减少并发症的发生和外固定时间，以利于修复韧带损伤[5-6]。

针对不同类型三踝骨折患者选择合适的骨折复位顺序，可以降低三踝骨折手术难度、缩短手术时间、简化手术。一般来说，三踝骨折复位顺序可以大体归为内踝-后踝-外踝、后踝-外踝-内踝、外踝-后踝-内踝[7-8]。踝部骨折通常伴有局部韧带损伤，包学迅[9]等学者对三踝骨折合并下胫腓联合损伤的 13 例患者，在治疗上选择应用 Tight-Rope 钢板内固定，术后随访证明复位效果良好，均未出现踝穴增宽及距骨外移，骨折均获得骨性愈合，术后 12 个月 AOFAS

踝与后足功能评分（95.10±3.33）分，优9例，良3例，可1例，均未出现切口感染及内固定物松动、断裂或移位等并发症。吕岩[10]等学者回顾性分析48例单纯后踝骨折合并距腓前韧带（anterior talofibular ligament，ATFL）损伤患者的病例资料，其研究结果表明与采用单纯切开复位T形钛板内固定相比，采用切开复位T形钛板联合带线锚钉内固定治疗单纯后踝骨折合并ATFL损伤，能更好地缓解踝关节疼痛、改善踝关节功能、减少并发症发生，但二者在促进骨折愈合方面疗效相当。张国辉[11]等学者对80例踝关节骨折合并下胫腓骨联合损伤的患者进行临床研究，其中，35例采用开放复位内固定治疗（开放组），45例患者采用关节镜辅助复位内固定（镜下组），其结果为关节镜可术中评估踝关节骨折合并下胫腓骨联合损伤情况，有利于损伤的复位固定，踝关节镜不仅能在可视下找到病灶，对疾病进行很好的评估，且能同时进行治疗，诊断率高，治疗效果好，创伤小，复位准确，损伤修复完整[11]。

踝关节骨折有其明确的受伤机制，根据踝关节解剖特点和骨折分型确定治疗方案，可使患者获得更好的治疗，目前临床上对于解剖复位难度较大的踝关节骨折的治疗，更倾向于选择手术方式，其远期疗效更为理想，尤其是在生物力学研究的推动下，踝关节骨折治疗的手术方案有了更多的循证医学证据支持，加之新材料、新方法的推广应用，手术治疗踝关节骨折将使更多患者从中受益。

参 考 文 献

[1] Briet J P，Hietbrink F，Smeeing D P，et al. Ankle fracture classification: an innovative system for describing ankle fractures [J]. J Foot Ankle Surg，2019，58（3）：492-496.

[2] 曾林如，汤样华，朱芳兵，等. 手术治疗后Pilon骨折合并踝关节不稳[J]. 中国骨与关节损伤杂志，2014，29（2）：185-187.

[3] 王海鹏，顾峥嵘，刘云吉，等. 手术治疗踝关节骨折伴三角韧带损伤的疗效观察[J]. 中国修复重建外科杂志，2015，29（4）：416-419.

[4] 章东明，郭锦明，刘俊，等. 踝关节Ⅲ、Ⅳ度旋前旋外型骨折的手术治疗[J]. 中国骨与关节损伤杂志，2013，28（S1）：104-105.

[5] Berkes M B，Little M T M，Lazaro L E，et al. Articular congruity is associated with short-term clinical outcomes of operatively treated SER IV ankle fractures [J]. The Journal of Bone and Joint Surgery American Volume，2013，95（19）：1769-1775.

[6] Haluzan D，Ehrenfreund T，Simek Z，et al. Mathematical approximation of fibular malleolus curvature [J]. Injury，2013，44：S23-S25.

[7] Goost H，Wimmer M D，Barg A，et al. Fractures of the ankle joint: investigation and treatment options [J]. Deutsches Arzteblatt International，2014，111（21）：377-388.

[8] 刘振，徐英杰，李百通，等. 三踝骨折复位顺序选择的研究进展[J]. 创伤外科杂志，2017，19（11）：876-878.

[9] 包学迅，王贺辉，郁耀平，等. TightRope钢板内固定治疗三踝骨折合并下胫腓联合损伤[J]. 中医正骨，2017，29（8）：65-67.

[10] 吕岩，王爱国，马富强，等. 切开复位T形钛板联合带线锚钉内固定治疗单纯后踝骨折合并距腓前韧带损伤的临床研究[J]. 中医正骨，2023，35（1）：30-35.

[11] 张国辉，刘艳辉，李华，等. 关节镜辅助治疗踝部骨折合并下胫腓联合损伤[J]. 中国矫形外科杂志，2021，29（19）：1804-1807.

第十节　距骨骨折

距骨，古称"马蹄骨"。足部的骨骼由28块小骨组成，其中包括跗骨7块、跖骨5根、趾骨14根、固定的子骨2块，由韧带与肌肉相连，构成3个主要足弓即内侧纵弓、外侧纵弓与跖骨间的横弓。距骨为诸跗骨中较大的块状骨，位于诸跗骨上，足纵弓之顶，为足的主要负重骨之一，与跟骨一起，站立时负人体重量的一半。

一、病因病机

损伤的致病原因是内因和外因相互作用的结果。由于人体是统一的整体，皮肉筋骨，气血津液，脏腑经络互相联系，互相依存。脏腑健壮，津液代谢正常，则气血旺盛，阴阳调和，皮肉筋骨强健。脏腑亏损，筋骨萎弱。故外力损伤不仅使皮肉筋骨受损，而且常导致脏腑、经络、气血的紊乱，从而产生一系列内外症状。

1. 损伤机制

本病多由踝背伸外翻暴力所致，如机动车驾驶员足踩刹车时撞车，足踝强烈背伸，胫骨下端的前缘像凿子一样插入距骨颈体之间，将距骨劈成前后两段。如暴力继续作用，则合并跟距关节脱位，跟骨、距骨头连同足向前上方移位。待暴力消失时，因跟腱与周围肌腱的弹性，足向后回缩，跟骨的载距突常钩住距骨体下面之内侧结节，而使整个骨折的距骨体随之向后移位，脱位于胫腓踝穴之后方，距骨体向外旋转，骨折面朝向外上方，甚至还合并内踝骨折。踝者屈内翻暴力可引起距骨前脱位，单纯者跖屈暴力可因胫骨后踝与距骨体后唇猛烈顶压而引起距骨后唇骨折，临床较为少见。

2. 骨折类型

根据骨折发生的部位可将其分为距骨头骨折、距骨颈骨折、距骨体骨折。

跟骨骨折后常有足纵弓塌陷，跟骨结节关节角常因跟骨骨折而减小、消失或成负角。影响足弓后臂，从而减弱腓肠肌的力量及足的弹簧作用。

二、诊断

1. 临床表现

伤后局部肿胀、疼痛，不能站立行走。明显移位时则出现畸形。踝部与跗骨正侧位 X 线片可以明确骨折的移位程度和类型以及有无合并脱位。

2. 诊断要点

1）有外伤史。

2）局部肿胀、疼痛，不能站立行走。

3）有压痛、骨擦音，明显移位时则出现畸形。

4）踝部与跗骨正侧位 X 线片可以明确骨折的移位程度和类型以及有无合并脱位。

3. 鉴别诊断

如果骨折线经过关节面，发生创伤性关节炎的概率较高。同时对容易发生距骨体缺血性坏死的距骨颈骨折应加以鉴别。在做骨折诊断的同时，应注意是否合并脱位，防止发生漏诊。

三、治疗

1. 整复方法

单纯距骨颈骨折时，患肢膝关节屈曲至 90°，术者一手握住前足，轻度外翻后向下向后推压，另一手握住胫骨下端后侧向前端提，使距骨头与距骨体两骨折块对合；合并距骨体后脱位时，应先扩大畸形，即将踝关节极度背伸、稍向外翻，以解除载距突与距骨体的交锁，并将距骨体向前上方推压，使其复入踝穴，然后用拇指向前顶住距骨体，使踝关节稍跖屈，使两骨折块对合；距骨后唇骨折伴有距骨前脱位时，先将踝关节极度跖屈内翻，用拇指压住距骨体的外上方，用力向内后方将其推入踝穴。距骨脱位复位后，往往其后唇骨折片亦随之复位。

2. 固定方法

（1）固定范围　踝关节。

（2）固定器材　夹板或石膏固定。

（3）固定要点

1）骨折整复后，应将踝关节固定在跖屈稍外翻位。

2）后唇骨折伴有距骨前脱位者应固定在功能位。

3）切开整复内固定或关节融合术者，应用管形石膏固定踝关节在功能位。

（4）固定时间　骨折整复后，应将踝关节固定在跖屈稍外翻位 8 周；后唇骨折伴有距骨前脱位者应固定在功能位 4～6 周；切开整复内固定或关节融合术者，应用管形石膏固定踝关节在功能位 3 个月。

3. 经皮穿针内固定

患者取仰卧位，采用坐骨神经-股神经阻碍麻醉，患肢膝关节屈曲 90°，助手把住小腿。术者一手握前足，轻度外翻，向下向后推压，另一手握住胫骨下端后侧向前端提，使距骨头、距骨体两骨折块对合。合并距骨体后脱位时，将踝关节极度背伸，稍向外翻扩大畸形，解除载距突与距骨体的交锁，并将距骨体向前上方推压，使其复入踝穴，然后用拇指向前顶住距骨体，将踝关节稍跖屈，使两骨折块对合。若距骨体脱位难复位，可配合跟骨牵引，增加胫骨内侧与跟骨之间的间隙，同时再将足外翻，也可插入 1 枚骨圆针直接对距骨体进行撬拨。骨折复位后局部消毒、铺巾，助手维持位置，术者从距骨头前内侧和前外侧穿入 2 枚克氏针（3～4.5cm），在骨折端交叉后穿入距骨体，至距骨体外后侧和内后侧骨皮质下。术后石膏托固定踝关节中立位 6～8 周，骨折愈合后解除固定，开始功能锻炼。

4. 切开复位内固定

新鲜骨折手法整复失败，可切开整复。距骨体缺血性坏死、距骨粉碎性骨折、距骨体陈旧性脱位或并发踝关节严重创伤性关节炎者，应行胫距、距跟关节融合术。

5. 预防与调护

骨折早期需要防止足下垂，同时每 2～4 天检查一次固定情况，密切注意有无骨折再脱位，必要时进行 X 线检查，不可过早地把足放在跖屈位。距骨骨折容易引起骨的缺血性坏死，故中后期应重用促进骨折愈合的药物。

6. 练功活动

固定期间应作足趾、膝关节屈伸锻炼，解除固定前 3 周，应开始扶拐作逐渐负重步行锻炼；施行关节融合术者，则扶拐锻炼时间要长些。

四、特色治疗方法

林如高运用中药治疗距骨骨折经验

（1）早期治疗 于第1～2周用林氏活血镇痛汤，方用当归、白芍、生地黄、桃仁、制乳香、制没药、川芎、三七、防风、连翘、川续断等。或用消炎退肿汤，方用连翘、木瓜、砂仁、牛膝、制乳香、川芎、白芍、生地黄等。

（2）中期治疗 于第3～4周用跌打养营汤，方用党参、黄芪、当归、川芎、白芍、三七、川续断、砂仁、补骨脂、枸杞等。或养营丸，方用党参、黄芪、当归、川芎、白芍、杜仲、丹皮、三七、茯苓。

（3）后期治疗 于第4周后用跌打补骨丸，方用当归、三七、川芎、苏木、续断、泽泻、茯苓、杜仲、白芷、白扁豆、红花、桃仁、防风、五加皮、枳壳、木香等。

五、现代研究进展

1. 非手术治疗

目前，常用的手术单一的入路显露范围有限，而联合多个手术切口可能进一步破坏距骨血供，导致距骨缺血性坏死。关节镜下治疗距骨骨折是近几年出现的微创治疗理念，创伤小、显露范围广。因踝关节位置表浅容易穿刺定位，术中可根据骨折复位需要建立不同的手术通道，操作方便。适用范围如下：①新鲜的闭合性距骨骨折。②距骨颈骨折符合 Hawkins-Canae 分型Ⅰ～Ⅲ型。③距骨体骨折符合 Sneppen 分型Ⅱ～Ⅳ型。④骨折部位无严重骨缺损，不需要进行手术治疗。⑤无严重的脊柱或腹腔脏器合并损伤，不需进行手术治疗[1]。

2. 手术治疗

对于距骨骨折以往多采用广泛切开复位内固定术，常造成距骨血运的进一步破坏，增加了距骨的缺血坏死。王德明[2]采用经内踝截骨切开复位加压螺钉内固定治疗距骨骨折，术后距骨血运均正常，疗效优于传统术式。

参 考 文 献

[1] 郭雄飞，王挺，汤立新.关节镜复位内固定治疗距骨骨折 [J].中国矫形外科杂志，2020，28（22）：2045-2049.

[2] 王德明.经内踝截骨入路加压螺钉内固定治疗距骨骨折17例 [J].山东医药，2010，50（38）：112-113.

第十一节 跟 骨 骨 折

跟骨是足部最大一块跗骨，是由一薄层骨皮质包绕丰富的骨松质组成的不规则长方形结构。正常足底是三点负重，在跟骨、第1跖骨头和第5跖骨头三点组成的负重面上，跟骨和距骨组成纵弓的后臂，负担60%的重量。通过跟距关节可使足有内收、内翻或外展、外翻的作用，以适应在凹凸不平的道路上行走。跟骨结节为跟腱附着处，腓肠肌、比目鱼肌收缩，可作强有力的跖屈动作，跟骨结节上缘与跟距关节面成30°～45°的结节关节角，为跟距关节的一个重要标志。

一、病因病机

跟骨骨折，多由间接暴力引起。由高处坠下足跟着地，为跟骨骨折的最常见原因。由于坠地时，足常不能平衡着地，故可导致不同部位的骨折。如由高处坠地，身体重力沿胫骨经距骨向下传导至跟骨，而地面反作用力由跟骨着地点上传导至跟骨体，则跟骨可呈垂直压缩或劈裂骨折。如由高处坠下足踝外翻足跟着地时，则可引起跟骨结节纵行骨折；内翻足跟着地时，则可引起跟骨载距突部骨折；若由高处坠下足跖屈着地时，则小腿三头肌骤然收缩，可引起跟骨结节的横行撕脱骨折。足的强力扭旋，可引起跟骨的前突部骨折。

1. 损伤机制

跟骨骨折多由传达暴力造成。从高处坠下或跳下时，足跟部先着地，身体重力从距骨下传至跟骨，地面的反作用力从跟骨负重点上传至跟骨体，使跟骨被压缩或劈开，亦有少数因跟腱牵拉而致撕脱骨折。

2. 骨折类型

根据骨折的走向可分为不波及跟距关节面骨折和波及跟距关节面骨折两类。前者预后较好，后者预后较差。

3. 骨折特点

跟骨骨折后常有足纵弓塌陷，跟骨结节关节角常因跟骨骨折而减小、消失或成负角。影响足弓后臂，从而减弱腓肠肌的力量及足的弹簧作用。

二、诊断

1. 临床表现

伤后跟部肿胀、瘀斑、疼痛、压痛明显，足跟部横径增宽，严重者足弓变平。跟骨 X 线侧位、轴位片可明确骨折类型、程度和移位方向。轴位片还能显示距骨下关节和载距突。根据受伤史、临床表现和 X 线检查可作出诊断。

2. 诊断要点

1）有外伤史。

2）跟部肿胀、瘀斑、疼痛、压痛明显。

3）足跟部横径增宽，严重者足弓变平。

4）X 线侧位、轴位片可明确骨折类型、程度和移位方向。轴位片还能显示距骨下关节和载距突。

3. 鉴别诊断

从高处坠下时，若冲击力量大，足跟部先着地，脊柱前屈，引起脊椎压缩性骨折或脱位，甚至冲击力沿脊柱上传引起颅底骨折和颅脑损伤，所以诊断跟骨骨折时，应常规询问和检查脊柱及颅脑的情况。

三、治疗

1. 整复方法

（1）不波及跟距关节面的跟骨骨折　跟骨结节横行骨折是一种撕脱骨折，若骨折块大且向上移位者，可在适当麻醉下，患者俯卧，屈膝，助手尽量使患者足跖屈，术者以两手拇指在跟腱两侧用力推挤骨折块，使其复位。

骨折线不通过关节面的跟骨骨折，若跟骨体后部同跟骨结节向后向上移位，应予充分矫正。患者仰卧，屈膝 90°，助手固定其小腿，术者两手指相交叉于足底，手掌紧扣跟骨两侧，用力矫正骨折的侧方移位和跟骨体的增宽，同时尽量向下牵引以恢复正常的关节角。

（2）波及跟距关节面的跟骨骨折　对有关节面塌陷，粉碎而移位较多者，可用手掌扣挤足跟，尽量矫正跟骨体增宽，手法宜稳、细，在摇晃足跟时，同时向下用力，以尽可能纠正结节关节角。

（3）针拨复位法　对于波及跟距关节的跟骨骨折，有时手法复位很难获得成功，则可用骨圆针撬拨复位。如为中部的压缩塌陷，则可以骨圆针穿入其塌陷下方撬起，将骨折块与距骨贯穿固定；如骨折块连于后部，则自后方沿跟骨纵轴穿针，利用杠杆作用将骨折块抬起，并向跟骨前部贯穿固定。

（4）跟骨结节牵引　适宜于跟骨结节骨骺分离，骨折片明显上移，或跟骨体部冠状位骨折，后骨折段向上移位者。在常规无菌操作下，用一骨圆针，在跟骨结节部的后上方穿入，作向后向下的牵引，使向上移位的跟骨结节得以复位，恢复跟骨结节关节角下部的正常位置。牵引时间3～4周，并早期进行功能锻炼。

2. 固定方法

（1）固定范围　用小腿两侧弧形夹板作超踝关节固定。

（2）固定器材　钢针、夹板。夹板采用小腿两侧弧形夹板。

（3）固定要点　无移位骨折一般不作固定。对有移位的跟骨结节横行骨折，接近跟距关节骨折及波及跟距关节面未用钢针固定者，可用夹板固定，即在夹板两侧各置一棒形压垫，用小腿两侧弧形夹板作超踝关节固定，前面用一弓形夹板维持患足于跖屈位，小腿后侧弓形板下端抵于跟骨结节之上缘，足底放一平足垫。

（4）固定时间　6～8周。

3. 经皮穿针内固定

在麻醉、透视和无菌操作下进行，先用4mm骨圆针从跟骨结节向前钉入跟骨，针尖达骨折线后将针尾向足底方向扳压以恢复跟骨结节关节角，再将针继续击入跟骨远折端达跟骰关节面下0.5mm。另取1枚4mm骨圆针从距骨尾（后结节）向前钉入距骨头下。将两针的尾端分别向上、下撑开，尽力恢复结节关节角，并用撑开装置固定保持位置。

4. 切开复位内固定

切开复位可以应用钢针或骨刀撬拨距下关节面，然后植入松质骨或骨黏合剂，促使距下关节面稳定复位，同时恢复跟骨结节角及正常足弓。但应掌握适应证，一般青年及重体力劳动者适用，以Ⅲ度舌状骨折及关节压缩性骨折适用。严重的跟骨粉碎性骨折导致距下关节和中跗关节僵硬及创伤性关节炎，常须行关节固定术以恢复正常足弓。

5. 预防与调护

骨折整复固定后，早期主动活动足趾与小腿肌肉，拆除固定后，再用弹力绷带包扎，并循序渐进增加活动量。累及跟距关节者，外固定拆除早期不可做过量的足背伸活动，后期锻炼时无锐痛，后期以锻炼时无锐痛、活动后无不适为度。

6. 练功活动

骨折经复位固定后，即可作膝及足趾屈伸活动，待肿胀稍消减后，可扶双拐下地不负重行走，并在夹板固定下进行足部活动，关节面可自行模造而恢复部分关节功能，6～8周后逐渐下地负重。

四、特色治疗方法

现代验方

桃红四物汤药方：白芍、当归、生地黄、川芎、桃仁、红花各15g，取3袋五苓散，取水煎煮，以 300ml 药量为 1 剂，早晚分别服用 150ml，连续用 2 周。用于跟骨骨折围术期内，可快速缓解患者的疼痛感与肿胀感，进一步提高预后效果，促使患者尽快康复。

五、现代研究进展

有研究认为[1]，Sanders Ⅱ型或伴开放性创面的跟骨骨折中，采用外固定器固定的方案有利于软组织修复和关节面骨折复位。芦克洲等[2]利用钢板内固定治疗跟骨骨折，随后开展术后随访，结果显示术后恢复良好。多数临床医生认为，关节融合术适用于部分很难恢复正常关节面及正常解剖形态的粉碎性跟骨骨折，尤其对 Sanders Ⅳ型跟骨骨折，该方能够很好地保护足踝的功能并且能够使后期距下发生关节炎的概率降到最低[3]。

参 考 文 献

[1] 吴少泉. Sanders Ⅱ、Ⅲ型跟骨骨折术后两种不同外固定方法疗效的比较 [J]. 生物骨科材料与临床研究，2016，13（4）：49-51，54，82.

[2] 芦克洲，周金贤，贾磊，等. 跟骨异形接骨板治疗 Sanders Ⅲ、Ⅳ型跟骨骨折的疗效分析 [J]. 浙江创伤外科，2012，17（4）：493-494.

[3] 张志文，黄玉良，邬哲慧，等. 微创距下关节融合术治疗跟骨骨折所致距下关节创伤性关节炎的创伤程度及骨代谢评估 [J]. 海南医学院学报，2016，22（21）：2555-2557，2561.

第十二节 跖 骨 骨 折

跖骨骨折是足部最常见的骨折。第 1 跖骨头与第 5 跖骨头是构成足内外侧纵弓前方的支撑点，与后方的足跟形成整个足部主要的三个负重点。5 根跖骨之间又构成足的横弓，跖骨骨折后必须恢复上述关系。跖骨骨折多见于成年男性，是足部常见的骨折之一。治疗时应注意恢复和保持足弓的解剖形状，以便获得足的良好负重功能。

一、病因病机

跖骨骨折，多由直接暴力引起，如重物压砸、车轮碾轧等，可引起多根跖骨骨折，且多为粉碎或横行骨折，软组织损伤也较严重。间接的扭转外力也可引起跖骨骨折，且多为斜行骨折，易合并跖跗关节脱位。如足强力内翻时，可引起第 5 跖骨基底或结节部撕脱骨折；足强力跖屈外翻时，可引起第 1 跖骨基底部的骨折、脱位。由高处坠落前足着地时，可引起第 1、2 跖跗关节骨折、脱位。若由高处坠落前足跖屈伴内翻着地时，可发生第 5 跖跗关节向背、外侧的骨折、脱位，甚或全跖跗关节向背、外侧的骨折、脱位；若由高处坠落前足跖屈伴外翻着地时，可发生第 1 跖跗关节向背、内侧的骨折、脱位，甚或伴发局部的向背、外侧的骨折、脱位，从而形成分离性骨折脱位。严重的跖骨骨折可导致足部骨筋膜间隔综合征，要密切观察病情。长途跋涉可引起跖骨疲劳性骨折。

1. 损伤机制

跖骨骨折多有直接暴力，如压砸或重物打击而引起，以第 2、3、4 跖骨较多见，可几根跖骨同时骨折。间接暴力如扭伤等，亦可引起跖骨骨折。长途跋涉或行军则可引起疲劳骨折。骨折的部位可发生于基底部、骨干及颈部。

2. 骨折类型

按骨折线可分为横行骨折、斜行骨折及粉碎性骨折。因跖骨相互支持,骨折移位多不明显。按骨折的原因和解剖部位,临床上跖骨骨折可分为下述 3 种类型。

(1)跖骨干骨折　多由重物压伤足背所致,多为开放性、多发性,有时还并发跖跗关节脱位,且足部皮肤血供较差,容易引起伤口边缘坏死或感染。

(2)第 5 跖骨基底部撕脱骨折　由足内翻扭伤时附着于其上的腓骨短肌或腓骨第三肌的猛烈收缩所致,一般骨折片的移位不严重。

(3)跖骨颈疲劳骨折　好发于长途行军的战士,故又名行军骨折,多发于第 2、3 跖骨颈部,其中尤以第 2 跖骨颈发病率较高。由于肌肉过度疲劳,足弓下陷,第 2、3 跖骨头负重增加,超过骨皮质及骨小梁的负担能力,即逐渐发生骨折,但一般骨折段不致完全断离,同时骨膜产生新骨。

3. 骨折特点

1)跖骨疲劳骨折由于无明显的暴力外伤史,因此容易漏诊。

2)跖骨骨折临床上常见骨折。

二、诊断

1. 临床表现

伤后局部疼痛、压痛、肿胀,活动功能障碍,有纵向叩击痛。跖骨骨折应常规摄前半足正、斜位 X 线片。

2. 诊断要点

1)有外伤史。

2)局部疼痛、压痛、肿胀,活动功能障碍,有纵向叩击痛。

3)跖骨骨折应常规摄前半足正、斜位 X 线片。

3. 鉴别诊断

第 5 跖骨基底部撕脱骨折的诊断应与跖骨基底骨骺未闭合、腓骨长肌腱的子骨相鉴别,后两者压痛肿胀不明显,骨片光滑规则,且为双侧性。跖骨颈疲劳骨折最初为前足痛,劳累后加剧,休息后减轻,2～3 周后在局部可摸到有骨隆凸。由于没有明显的暴力外伤史,诊断常被延误。X 线检查早期可能为阴性,2～3 周后可见跖骨颈部有球形骨痂,骨折线多不清楚,应注意不要误诊为肿瘤。

三、治疗

1. 整复方法

有移位的跖骨干骨折、骨折脱位,或多发性骨折,可采用手法整复。在适当麻醉下,先牵引骨折部位对应的足趾,以矫正其重叠及成角畸形,以另一手的拇指从足底部推压断端,使其复位。如仍有残留的侧方移位,仍在牵引下,从跖骨之间用拇食二指用夹挤分骨法迫使其复位。最后用分骨垫放置背侧跖骨间隙之间,上方再以压力垫加压包扎于足托板上。跖骨骨折上下重叠移位或向足底突起成角必须纠正,否则会妨碍将来足的走路功能。而侧方移位则对功能妨碍较少。

2. 固定方法

(1)固定器材　外用夹板或胶布固定。

（2）固定要点 跖骨干骨折、骨折脱位，或多发性骨折，用分骨垫放置背侧跖骨间隙之间，上方再以压力垫加压包扎于足托板上。

（3）固定时间 第5跖骨基底骨折、行军骨折或无移位的骨干骨折可应用局部敷药，外用夹板或胶布固定6周，第5跖骨基底骨折片常有软组织嵌入，骨折线消失时间常比较长，只要症状消失，即可负重行走，不必待X线片示有骨性愈合才进行负重。

3. 经皮穿针内固定

用1.5~2mm克氏针从跖骨头背侧方钻入远折端骨髓腔，手法加撬拨使骨折复位满意后，将克氏针继续击入近折端而后固定。包扎针眼，外用石膏托加强。

4. 切开复位内固定

开放性骨折或闭合性骨折在手法复位失败后，可采用开放复位内固定，术后用石膏托固定4~6周。对于陈旧性跖骨颈骨折而跖骨头向足底移位影响走路时可施行跖骨头切除术。

5. 预防与调护

适当休息，早期用足弓支持，胶布固定包扎或石膏固定约3周，可防止过多骨痂形成。以后可用足弓垫（横弓垫及纵弓垫），分散重力，至症状消失。愈合后无后患。

6. 练功活动

复位早期，可做踝关节的屈伸活动。2周后开始进行足趾的跖屈、背伸活动，解除外固定后，行患肢全面的功能锻炼，并可穿配有足弓垫的硬底鞋下地轻负重行走，以后逐渐负重步行。

四、特色治疗方法

现代验方

活血散（乳香、没药、血竭、贝母、羌活、木香、厚朴、制川乌、制草乌、白芷、麝香、紫荆皮、生香附、炒小茴香、炮穿山甲、煅自然铜、独活、续断、狗脊、川芎、木瓜、肉桂、当归）煎水外敷。

五、现代研究进展

陈王等对29例跖骨骨折患者采用手法整复闭合穿针，术后配合石膏托外固定，发现其操作简单、固定牢靠、手术创伤小、骨折愈合快、功能恢复好，并能急诊进行手术。

王新德[1]等对21例闭合复位克氏针横行支撑固定治疗新鲜跖骨骨折进行研究后发现此疗法具有操作简单、手术时间短、创伤小、固定牢靠、对邻近关节无干扰等优点。

参 考 文 献

[1] 王新德，王自方，孟维娜，等. 闭合复位克氏针横行支撑固定治疗新鲜跖骨骨折 [J]. 实用手外科杂志，2020，34（2）：229-230.

第十三节 趾骨骨折

趾骨古称"足五趾骨"。《医宗金鉴·正骨心法要旨》云："趾者，足之指也。名曰趾者，所以别于手也，俗名足趾。其节数与手指骨节同。"趾骨与手指骨近似，除蹈趾为两节外，其余足趾均为三节。除末节外，每节趾骨都有远近两个关节面，与相应的跖骨头或趾骨头相连接，构成趾跖或趾间关节。末节趾骨远端无关节面，有甲粗隆。其中蹈趾较粗大，碰撞、压砸等，引起骨折机会较多。第 1 跖趾关节的跖侧面，有内、外两个小籽骨，直接外力挤压时，可引起骨折疼痛，甚至经久不愈。

一、病因病机

趾骨骨折较为多见，尤以踇趾骨折为多。《医宗金鉴·正骨心法要旨》云："趾骨受伤，多与跗骨相同，惟奔走急迫，因而受伤者多。"趾骨骨折，多为直接暴力引起。如重物坠落压砸，或急迫奔走，趾端碰撞于硬物等，均可引起趾骨骨折。

1. 损伤机制

趾骨骨折多因重物砸伤或踢碰硬物所致。前者多为粉碎性骨折或纵裂骨折，后者多为横行骨折或斜行骨折，且常伴有皮肤或甲床的损伤。

2. 骨折类型

根据骨折发生的部位，可分为第 1、2、3、4、5 趾骨骨折。

（1）根据骨折移位情况分类　可分为移位性骨折和无移位性骨折，以无移位或轻度移位骨折为多。

（2）根据骨折的楔形分类　可分为横行骨折、斜行骨折和粉碎性骨折，以横行骨折和粉碎性骨折多见，为重物压砸引起；斜行骨折，为趾端碰撞于硬物所致。重物压砸于足背后，由于跖骨头与地面的夹挤，可引起趾的籽骨骨折，以内侧籽骨多见，常为粉碎性。

3. 骨折特点

1）第 5 趾骨由于踢碰外伤的机会多。因此骨折较常见，第 2、3、4 趾骨骨折较少发生。

2）第 1 趾骨较粗大，其功能也较重要，第 1 趾骨近端骨折亦较常见，远端多为粉碎性骨折。

二、诊断

1. 临床表现

趾骨骨折后，伤趾疼痛、肿胀、有青紫瘀斑。有移位者外观可有畸形，合并皮肤和指甲损伤者，局部容易引起感染。

2. 诊断要点

1）有外伤史。

2）伤趾疼痛、肿胀、有青紫瘀斑。

3）有移位者外观可有畸形，合并皮肤和指甲损伤者，局部容易引起感染。

4）X 线检查可明确骨折的部位和类型。

3. 鉴别诊断

应注意合并皮肤和指甲损伤者，避免引起感染。

三、治疗

1. 整复方法

有移位的骨折，应手法复位。患者正坐，术者用一手拇、食两指捏住患趾近段的内外侧，另一手拇、食两指捏住患趾远段上下侧，在牵引下，将远骨折段向近端推挤接正。

2. 固定方法

（1）固定器材　可用竹片小夹板或邻趾固定。

（2）固定时间　3～4 周。

3. 经皮穿针内固定

用 1.5～2mm 克氏针从趾骨头背侧方钻入远折端骨髓腔，手法使骨折复位满意后，将克氏针继续击入近折端而后固定。包扎针眼，外用石膏托加强固定。

4. 切开复位内固定

若复位不稳定，或伴有趾骨脱位，可行手术切开复位，小钢针内固定治疗。钢针经骨髓腔进入近节趾骨，也可进入跖骨，固定 3～4 周即可。有甲下血肿，可在趾甲上开小窗引出。开放性骨折，清创时拔去趾甲，清除小碎骨，用跖侧皮瓣闭合创口，视情况可同时用小钢针内固定。

5. 预防与调护

注意合并皮肤和指甲损伤者的处理，避免引起感染。解除固定后注意跖趾关节功能的恢复。

6. 练功活动

解除固定后，患者进行足趾的屈伸功能练习，以恢复跖趾关节活动的灵活性。

四、特色治疗方法

现代验方

用外敷红花散治疗。用干红花 50g 磨碎之后和蜂蜜调和，外敷在骨折局部，并用纱布固定和包扎，避免污染。每天换药 1 次。

五、现代研究进展

对于无明显移位的闭合性趾骨骨折，采用邻趾绷带固定等保守治疗可以取得很好的治疗效果，但是对于开放性或移位明显的趾骨骨折，为了使软组织在有利的条件下恢复，且防止因足趾畸形产生痛性胼胝和维持前足正常的生物力学环境，需要手术固定治疗。采用闭合复位经皮克氏针固定治疗足第 2～5 近节趾骨骨折，有较好的疗效[1]。

邻近跖、趾骨基底位置，或是头部骨折，多通过外固定手术治疗，但是固定的效果并不理想。然而，若通过内固定手术治疗，会扩大患者剥离软组织范围，对其愈合的情况构成直接的影响。严重的情况下，还会使得患者出现肌腱粘连的情况，或出现相关的并发症，导致其足部功能恢复速度、效果均受到影响。为此微型外固定支架治疗取得了很好的治疗效果[2]。

趾骨骨折以往多采用夹板或石膏托固定，对于开放性损伤，骨折移位明显或不稳定者采用克氏针简单固定后石膏固定。一些骨折因延误诊治或皮肤条件不良而不能尽早手术，错失最佳手术时机而造成了陈旧损伤，疗效往往不满意，常会引起后期创伤性关节炎的发生，导致足趾疼痛，活动受限，影响负重行走，给患者造成终身痛苦。现应用微型钢板螺钉治疗足部拇趾近节趾骨陈旧骨折，效果良好[3]。

参 考 文 献

[1] 赵有光，李兵，张明珠，等. 闭合复位经皮克氏针固定治疗足第 2～5 近节趾骨骨折 [J]. 外科研究与新技术，2016，5（2）：102-104.

[2] 鲁卫华. 微型外固定支架治疗复杂性跖趾骨骨折的临床研究 [J]. 世界最新医学信息文献，2016，16（34）：47-48.

[3] 王良，张文龙，曲家富，等. 微型钢板治疗拇趾近节趾骨陈旧骨折 [J]. 实用骨科杂志，2015，21（3）：277-279.

第四章　躯干骨折

第一节　肋骨骨折

肋骨骨折又称胁骨骨折、肋断等。肋骨骨折是临床上一种常见的躯干骨折，是在直接暴力的作用下，肋骨的完整性或连续性遭受破坏。国外有人统计 15 000 例胸外伤病人中 70% 为胸壁伤，其中40%有肋骨骨折。肋骨骨折可为单根或多根，同一肋骨又可在一处或多处骨折，但一般为一处骨折。肋骨骨折严重时可伤及内脏。根据皮肤是否完整，肋骨骨折可分为闭合性骨折和开放性骨折。由于作用力的方向不同，肋骨可向内或向外折断移位。

一、病因病机

《医宗金鉴·正骨心法要旨》载："其两侧自腋而下，至肋骨之尽处，统名曰胁，胁下小肋骨名季胁，俗名软肋。肋者，单条骨之谓也，统胁肋之总，又名曰下二肋，又称发骨"，"发骨者，即胸下之边也。上下二条，易被损伤，左右皆然"。《伤科补要》说："胁下小肋名季胁，俗名软肋，统胁肋之总。"具有缓冲外力的作用。青少年肋骨与肋软骨柔软而富有弹性，因而不易折断。成年以后，尤其是老年人，由于气血虚衰，骨质脆弱，肋骨失去弹性，肋软骨趋于骨化，所以容易发生骨折。

1. 损伤机制

（1）直接暴力　骨折发生于暴力作用的部位，呈横断或粉碎性，骨折片多向内移位，易刺伤肺脏。造成气胸、血胸的机会较多。

（2）传达暴力　当外力作用于胸壁前部，使胸腔后径缩短，左右径增长，致肋骨的侧部断裂。骨折线多为斜行，骨折片向外突出，刺破胸膜的机会较少，如力量很大，骨片偶尔刺破皮肤，造成穿破性骨折。

（3）混合暴力　常系直接和传达暴力合并作用的结果。直接冲击力使局部骨折，而其余力未尽，残余力量即成为传达暴力，造成该肋骨的另处骨折（一骨双折），此种骨折常造成胸内损伤。

（4）肌肉收缩　肋间肌急骤强力的收缩造成下部肋骨骨折，可见于严重咳嗽者、打喷嚏者、产妇及百日咳者。

2. 骨折类型

（1）非穿破性骨折

1）不全骨折：线状或青枝骨折，多见于儿童，外力较小时，亦可见于成人。

2）完全骨折：又可分为横行骨折、斜行骨折、粉碎性骨折。

3）多发性骨折：又可分为一骨双折、数根肋骨骨折。

（2）穿破性骨折　多因传达暴力或火器伤所致。

二、诊断

1. 临床表现

伤后局部肿胀、疼痛，深呼吸、咳嗽、喷嚏和躯干转动时疼痛加剧。局部软组织可能有血肿、瘀血等受伤痕迹。骨折处有明显压痛，有时可摸到骨擦音，按压骨折的肋骨，两手前后或左右挤压胸廓，均可引起骨折处剧痛，称为胸廓积压征阳性，是诊断的主要体征之一。病人不敢深呼吸，喜好坐位。常以手捂盖损伤部位，自己能指出最痛点，一般即为骨折处。

多根肋骨多处骨折时，胸壁软化下陷，在呼吸运动时与正常胸廓步调不一致，出现反常呼吸（矛盾呼吸）。吸气时胸内负压增高，正常部的肋骨上举胸廓扩大，但骨折部分的胸壁反而陷落；呼气时胸内负压减低，正常部分的肋骨下降胸廓缩小，而骨折部分的胸壁反而隆起，这样就降低了肺的呼吸功能。同时两侧胸腔内压力不一致，吸气时伤侧压力较高，呼气时伤侧压力较低，使纵隔在呼吸运动中来回扑动，阻碍静脉血液回流，影响循环功能，产生呼吸困难、发绀、休克等严重症状。

肋骨骨折时可产生多种胸部并发症，骨折断端穿破肺部时就产生气胸、血胸、纵隔及皮下气肿、咯血，甚至休克等。骨折处疼痛，病人呼吸浅短，不敢咳嗽咳痰，致呼吸道内的分泌物积留，堵塞支气管，引起肺不张和肺部感染。

2. 诊断要点

1）有明确的胸外伤史。

2）单纯/肋骨骨折的主要症状为局部疼痛，深呼吸及咳嗽时加重。

3）多发性肋骨骨折常并发肺挫伤、血胸、气胸、血气胸及皮下气肿。

4）受伤部位有瘀斑、局部压痛、胸廓挤压试验阳性。

5）实验室和其他辅助检查

a. 血常规检查：一般肋骨骨折可无明显变化，多根多段骨折或合并严重的气胸、血胸，可有白细胞增高，红细胞及血红蛋白下降。

b. X 线检查：非常重要且必须做的检查，X 线片不仅可以证实诊断，且可以查明有无气胸和血胸，如肋骨骨折向外移位，特别是骨折发生在骨与软骨交接处，X 线检查可能阴性，不能因此而否定肋骨骨折的诊断。因肋骨骨折多发生在两侧，单纯正面片往往显示不清，应加拍胸廓斜位片可确定肋骨骨折的部位和数目，亦可察看胸膜腔和肺部有无并发症。可明确诊断及确定骨折部位、类型，有无合并气胸、血胸。

c. 超声检查：可测定胸腔积血的部位及容量。

d. 胸部 CT：必要时可作此检查，目的是明确开放伤口的路径，骨折移位情况，气胸、血胸的部位、范围、积血容量及肺损伤、肺压缩的程度及纵隔气肿的范围。

e. 动脉血气分析：了解损伤对呼吸功能的影响、缺氧及酸中毒的程度。呼吸困难时往往出现低氧血症及高碳酸血症。

3. 鉴别诊断

（1）胸壁挫伤　胸壁受到直接暴力的撞击或挤压等明显的挫伤史，未足以使肋骨骨折，但可造成胸壁软组织挫伤。其临床表现有时与肋骨骨折非常相近，胸壁挫伤的临床表现为伤处多有青肿疼痛，痛有定处，咳嗽、深呼吸时疼痛加重，睡觉翻身痛，但肋骨骨折一般症状较重，检查时可见压痛明显，胸廓挤压试验阴性，局部微肿，有时甚至有皮下瘀斑。X 线平片或斜位片可排除肋骨骨折。但肋骨轻微的裂缝骨折早期往往不易发现，易被误诊为胸壁挫伤。此时，需待 10～14 天后重摄 X 线片，才发现骨折线（骨折端钙质吸收）。

（2）胸壁扭伤（岔气）　强力举重，用力不当，或身体扭转、咳嗽也可出现胁下作痛，甚至胸肋部胀满，不敢深呼吸及咳嗽，俗称"岔气"。症状与肋骨骨折有相似之处，但其受伤机制及病理表现与肋骨骨折不同，肋骨骨折为肋骨本身受外力作用而受伤，有时伴有肋椎关节半脱位。肋间肌肉韧带撕裂伤后，可造成组织间出血、渗血、酸性代谢产物积聚，从而压迫刺激肋间神经，引起肋间神经痛。患者往往自觉窜痛，痛无定处，有时出现带状灼痛区。X 线检查亦可无特殊发现，若有肋椎关节半脱位，则可见伤处肋骨稍向下移位，造成肋间隙不等宽。

三、治疗

1. 整复方法

对无明显移位的肋骨骨折，无须手法整复，对有明显移位并伴有内脏损伤、血胸、气胸等严重并发症者，先处理其并发症，或在处理其并发症的同时复位固定其肋骨。

（1）立位整复法　患者取正坐位，双手抱头，一助手立于患者后方，以膝顶其背，双手握其肩，缓缓向后拉开，使患者尽力挺胸。医者摸至骨折断端后，嘱患者深吸气，再根据骨折端情况，向内或向外移位不同处理。若为向外弯曲移位，以手掌轻按凸起处，闻听骹声响，即可复位。若为向内移位，由助手抱患者肩部轻向健侧弯曲，医者以双手掌轻按骨折端前后端。同时使患者缓缓坐正，凹者平复，即可复位。

（2）坐位整复法　根据上法原理，嘱患者正坐，助手在患者背后，将一膝顶住患者背部。双手握其肩，缓缓用力向后方拉开，使患者挺胸，医者一手扶健侧，一手按定患侧，用推按手法将高凸部分按平。若后肋骨骨折，助手扶住胸前，令患者挺胸，医者在患者背后，用推接法将断骨矫正。

（3）卧位整复法　患者取仰卧位，一助手双手平按患者上腹部，令患者用力吸气，至最大限度再用力咳嗽，同时助手用力按压上腹部，术者以拇指下压突起之肋骨端，即可复位。若为凹陷骨折，在咳嗽的同时，术者双手对挤患部两侧，使下陷者复起。

（4）切开整复法　多根双段肋骨骨折，往往移位较大，造成"浮动胸壁"，必须迅速固定胸部，减少反常呼吸引起的生理障碍，需及时予以切开复位并行固定。

2. 固定方法

（1）胶布固定法　在轻微损伤时，适用于 5～9 肋骨骨折。每条胶布宽 7cm，比病人胸廓半周长约 10cm。病人坐位，两臂外展或上举，当呼气之末，即胸围最小时，先在后侧超过中线 5cm 处贴紧胶布，由后绕向前方跨越前正中线 5cm。第一条贴在骨折部，而后以叠瓦状（重叠 1cm）向上和向下各增加 2～3 条，以跨越骨折部上、下各两条肋骨为宜。胶布固定法手续简便，取材容易，可以减轻骨端摩擦及疼痛。但其缺点为固定不牢，妨碍呼吸，不利于咳嗽、咳痰，应用不当反可促成骨折移位。在多根骨折、老年肥胖病人不宜采用。若皮肤对胶布过敏或患有支气管哮喘、慢性支气管炎、肺气肿，或老年人心肺储备能力有限者，因半环式胶布固定可加重呼吸限制而不宜采用。

（2）硬纸壳绷带固定法　先整复有移位的骨折。患者坐位，取小号绷带 1m，放在胸前正中线，跨越肩部，后置背正中线，呈"∩"状。取已制好的带硬纸壳绷带，内附药饼置于骨折处，上下左右适宜，硬纸壳上的绷带按顺时针呈覆瓦状在胸廓缠 4～5 圈，始端留在外，将绷带缠尽，末端与始端绷带打结。围胸绷带松紧度可用跨肩绷带调节，一般 2～3 天自我调节 1 次。

（3）肋骨牵引固定法　在浮动胸壁的中央，选择 1～2 条能承受压力的肋骨，在局部麻醉下，用持巾钳夹住内陷的肋骨，通过滑动牵引来消除胸壁浮动。牵引重量用 0.5～1kg 即可，牵引时间一般为1~2周。新鲜开放性肋骨骨折，在开胸处理胸腔内脏器之后，可用钢丝把骨折两个断端固定在一起。横行骨折，采用钢丝穿孔固定法。斜行骨折采用横行钢丝绑捆法，在绑扎处作一小骨槽，以利于固定，防止滑脱。

（4）内固定术　在严重多根多处肋骨骨折或双侧肋骨骨折时，胸壁塌陷，病人无法进行呼吸时可采用"内固定术"来抢救。先进行气管切开，插入带有气囊的气管导管。连接正压麻醉机，进行人工辅助呼吸，用正压的空气（或氧）通过气管，使肺脏膨胀，胸壁膨起，通过胸内压力，把下陷的肋骨"固定"在吸气的位置（也就是胸围最大的位置）。"内固定术"要连续进行3~5天，直到病人能自如呼吸为止。

3. 切开复位内固定

（1）麻醉方法　病人取侧卧位，使术侧向上在所需相应肋骨皮肤上作一皮丘，垂直进针，碰到肋骨后，沿肋骨表面缓慢下滑到肋骨下缘，并有落空感后将针尖倾斜向头端，使针尖到达肋骨面的下缘，接近肋间神经沟，回抽无血或气体，注入0.5%利多卡因5ml，如一条肋骨骨折则，必须阻断两条肋间神经（骨折肋骨与上一肋的肋间神经），否则阻滞不全。

（2）切开复位　克氏针固定待麻醉显效后，以骨折断端为中心沿肋骨中间切开3cm长切口，逐层切开剥离骨膜，将两肋骨断端修剪复位，在距骨折断端2cm肋骨中间处用直径15mm克氏针钻孔，以钻透骨皮质为宜，然后取一直径为12mm、长6cm的克氏针，于距尖端2cm处折一约30°弯度，针尖向上自骨孔打入骨折两断端，以针尖刚刚穿出骨皮质为宜，然后将针尾折弯，埋于皮下肌层缝合包扎。此手术方法操作简单，无须特殊准备，直视下解剖复位，固定牢固可靠。

4. 预防与调护

肋骨骨折患者由于骨折部位的特殊性，主要症状为局部疼痛，在深呼吸、咳嗽时牵引作痛，动则痛甚，多难平卧。我们不但要对已经发现的问题采取正确的护理措施，而且要对潜在的护理问题作出预防，针对这些潜在问题告知患者注意事项、预防措施，以避免这些问题的发生，这样才能使患者减轻病痛，在最少的时间内能够好转、痊愈出院。

1）避风寒，防感冒，防肺部感染是肋骨骨折护理的一个重要内容。病室应经常保持适宜的温度和湿度，室内禁止吸烟，以消除刺激咽喉、支气管引起的咳嗽，并应注意通风换气，寒暖失常时宜及时增减衣服棉被，注意患处保暖。咳嗽时嘱患者用手掌按压患处，鼓励咳嗽，防止肺部感染。

2）密切观察肋骨骨折病人的呼吸、循环状况。呼吸困难，鼻翼煽动，唇、舌、指甲发绀等缺氧症状，面色潮红，呼吸道痰鸣音、咳喘等为肺部感染象征。胸、颈部皮下气肿、血肿及范围有无增大，颈静脉有无怒张等。定期测血压、脉搏；脉搏增快，血压下降，面色苍白的患者，应当考虑有无血胸、气胸。针对上述情况，采取相应措施。如出现胸部反常运动时，即可用棉垫置于反常呼吸处，以绷带固定，并应立即报告医生，进行肋骨牵引固定术等方法，阻止反常呼吸，防止纵隔摆动出现呼吸循环衰竭。

3）骨折多为意外事故所致，除局部组织损伤外，情志亦受刺激，使人体气机紊乱，脏腑阴阳气血失调，骨骼失去气血的温煦濡养，不利于愈合，给予精神鼓励和安慰，耐心劝导做到"适其意志"的情志护理。

4）在骨折愈合过程中，调理脾胃。食物具有四性五味，各有归经，"调和五味，骨正筋柔，气血以流，腠理以密"。故应注意饮食卫生，不暴食偏食，冷热相宜，还应根据患者不同的体质，辨证施食。注意饮食卫生可达到加速骨折愈合的功效。

5. 练功活动

患者经整复固定后，一般均应下地活动，治疗期间指导患者做双上肢的伸展运动、扩胸运动以及体侧运动，并在运动中结合有节律的深呼吸运动。锻炼时必须循序渐进。重伤员需卧床者，可抬高头取半坐卧位，并锻炼腹式呼吸运动。有痰者，护理人员需扶住伤处，鼓励病人咳痰，待症状减轻后即应下地活动。练功活动每次锻炼约 20 分钟，每日 2 次，以患者感到微出汗为度。

四、特色治疗方法

1. 林如高运用中药治疗骨折经验

药物：当归尾 60g，川芎 30g，三七 30g，苏木 60g，酒大黄 300g，酒续断 90g，骨碎补 90g，醋煅自然铜 150g，泽泻 90g，茯苓 90g，枳壳 60g，桔梗 60g，酒防风 60g，白术 90g，血竭 30g，广木香 60g，五加皮 60g，杜仲 90g，白芷 60g，扁豆 60g，桃仁 60g，川红花 60g。

方法：上药共为细末，炼蜜为丸，每丸 9g，每日早晚各 1 丸，温开水或黄酒送服。

2. 刘寿山运用中药治疗骨折经验

药物：生地黄 10g，白芥子 6g，制乳香 6g，制没药 6g，白及 6g，续断 6g，大黄 6g，五加皮 4.5g，骨碎补 4.5g，黄柏 3g，肉桂 2g，牡丹皮 1.5g。

方法：上药共为细末，白酒或醋调敷患处。

3. 王子平运用中药治疗骨折经验

药物：当归尾 12g，赤芍 10g，白芍 10g，生地黄 15g，红花 6g，地鳖虫 6g，骨碎补 12g，煅自然铜 12g，续断 12g，落得打 10g，乳香 6g，没药 6g。

方法：日 1 剂，水煎 2 次，取汁约 200ml。每次 100ml，每日 2 次。

五、现代研究进展

1. 非手术治疗

目前临床保守治疗肋骨骨折多采取固定治疗及镇痛治疗等。王道猛等[1]研究指出，多发性肋骨骨折患者采取肋骨固定板治疗效果良好，患者疼痛明显缓解，肺不张与肺感染等并发症率较低，安全可靠。姚益等[2]纳入 85 例肋骨骨折患者进行分组研究，其研究结果发现，肋骨骨折患者采取氟比洛芬酯注射液与洛索洛芬钠凝胶贴膏联合治疗效果较好，患者疼痛缓解，炎症因子得以控制，恢复较快。沈凤等[3]研究指出，多根多处肋骨骨折患者采取内固定治疗效果较好，患者恢复较快，并发症少。宋锐强等[4]指出，多发肋骨骨折患者采取保守治疗具有较好效果。张密[5]研究指出，胸廓外固定治疗肋骨骨折效果较好。同时，中医药治疗该病具有较好效果。李广兵[6]研究指出，复元活血汤加减治疗肋骨骨折具有较好效果，能改善患者肺功能与胸部功能活动度。曾维等[7]纳入肋骨骨折患者 39 例进行研究，发现中药五通散熏蒸治疗该病效果明显，且患者恢复好。郭艺贞等[8]研究指出，中医外治法治疗肋骨骨折效果较好。阳锦伟等[9]纳入 60 例肋骨骨折患者研究发现，活血疏肝汤对肋骨骨折（气滞血瘀型）患者具有积极影响，治疗效果明显，患者恢复佳。华伟等[10]研究指出，肋骨骨折血气胸患者采取金黄膏外敷、活血复元散内服治疗取得较好效果，患者症状消失，恢复快，疼痛明显缓解。张桢阳等[11]指出，闭合性肋骨骨折患者采取自制活血通络接骨膏外敷治疗效果明显。魏东华等[12]指出，单纯性肋骨骨折患者采取加味活络效灵丹中药熏洗治疗效果较好。

2.手术治疗

赵芝乔等[13]研究指出,肋骨骨折患者伤后 72 小时进行胸腔镜手术效果较好。张奕[14]指出,多发性肋骨骨折合并血气胸患者采取胸腔镜辅助经胸内固定手术治疗效果较好。王志勇等[15]指出,多发性肋骨骨折采取胸腔镜辅助下内固定手术治疗效果佳。郭小川等[16]指出,胸腔镜辅助小切口手术在多发性肋骨骨折合并肺撕裂伤患者中应用能明显改善患者症状,促进患者恢复。

参 考 文 献

[1] 王道猛,钱斌,顾向森,等.肋骨固定板治疗多发性肋骨骨折的临床疗效[J].西南军医,2020,22(1): 19-22.

[2] 姚益,谢晓阳,李晓亮,等.氟比洛芬酯注射液联合洛索洛芬钠凝胶贴膏对肋骨骨折患者非手术治疗的影响[J].创伤外科杂志,2021,23(9):659-662,677.

[3] 沈凤,戴明,李春胜.多根多处肋骨骨折手术与非手术治疗的疗效比较[J].中华卫生应急电子杂志,2021,7(2):90-92.

[4] 宋锐强,邓彦超,王志鹏,等.保守治疗与切开复位内固定术治疗多发肋骨骨折疗效的系统评价[J].中国循证医学杂志,2018,18(12):1329-1336.

[5] 张密.消瘀止痛药外敷配合胸廓外固定治疗肋骨骨折的早期疗效观察[D].重庆:重庆医科大学,2021.

[6] 李广兵.复元活血汤加减配合肋骨固定带治疗肋骨骨折的疗效观察[J].大医生,2021,6(9):98-100.

[7] 曾维,赵英华.中药五通散熏蒸治疗对肋骨骨折患者的临床症状体征改善及 VAS 评分的影响[J].内蒙古中医药,2021,40(5):96-97.

[8] 郭艺贞,龙秀南,刘洁,等.中医外治法联合 TDP 远红外线灯照射对缓解肋骨骨折患者疼痛的护理研究[J].当代医学,2020,26(20):178-179.

[9] 阳锦伟,周昭辉,雷金达.活血疏肝汤辅助治疗气滞血瘀型肋骨骨折临床观察[J].山西中医,2020,36(8):29-31.

[10] 华伟,江亮,徐军,等.金黄膏外敷与活血复元散内服联合治疗肋骨骨折血气胸的临床疗效观察[J].现代诊断与治疗,2020,31(6):854-855.

[11] 张桢阳,丁积勇,孟永久,等.自制活血通络接骨膏外敷治疗闭合性肋骨骨折的临床观察[J].中国中医药科技,2020,27(5):815-816.

[12] 魏东华,王建军,何伟,等.加味活络效灵丹中药熏洗治疗单纯性肋骨骨折的疗效观察[J].中国中医急症,2020,29(8):1470-1472.

[13] 赵芝乔,陈坚龙,林勋业.不同手术时机行胸腔镜辅助内固定术治疗对肋骨骨折患者术后呼吸衰竭的影响分析[J].临床医学工程,2021,28(10):1315-1316.

[14] 张奕.胸腔镜辅助经胸内固定手术治疗多发性肋骨骨折合并血气胸44例效果分析[J].中国伤残医学,2021,29(5):31-32.

[15] 王志勇,钟继平.胸腔镜辅助下内固定手术治疗多发性肋骨骨折患者的临床疗效及安全性[J].医疗装备,2021,34(1):129-131.

[16] 郭小川,向毅.胸腔镜辅助小切口手术与传统开胸手术治疗多发性肋骨骨折合并肺撕裂伤的效果比较[J].中国当代医药,2021,28(11):93-96.

第二节　脊　柱　骨　折

脊柱骨折十分常见，占全身骨折的 5%～6%，且以胸腰段脊柱骨折多见。脊柱是人体内负重、运动、吸收震荡和维持平衡的重要结构。圆柱状的椎体及其后方对称的关节突关节是负重及稳定的合理结构。富有弹性与张力的脊柱和纤维环加上四个生理曲度的排列使脊柱更具有吸收震荡功能，并且扩大了胸腔和盆腔的容积，能容纳众多的脏器。脊柱骨折可以并发脊髓或马尾神经损伤，特别是颈椎骨折-脱位合并脊髓损伤者，最高可达 70%，能严重致残甚至丧失生命。

一、病因病机

汉代张仲景在《金匮要略·脏腑经络先后病脉证》中提出了"千般疢难，不越三条"的主张，即"一者，经络受邪，入脏腑，为内所因也；二者，四肢九窍，血脉相传，壅塞不通，为外皮肤所中也；三者，房室、金刃、虫兽所伤"，并指出三因之间是互相关联的。本病主要的致病原因就是暴力。

1. 损伤机制

（1）屈曲型损伤　当患者从高处坠落时，足或臀部、躯干前屈或头枕部触地颈椎前屈，上部体重之冲力使脊柱急骤过度前屈所致，即形成一个向前的绞链折力，使脊柱相应部位的椎体前半部分受到上下椎体、椎间盘的挤压而发生椎体前缘楔形骨折，其后部可造成齿状突棘上韧带、棘间韧带、关节突关节囊受到牵张应力而断裂，上位椎体向前下方移位，引起半脱位，甚至双侧关节突跳跃脱位，但椎体后侧皮质并未断裂，多发生于活动度较大的下颈椎和胸腰段接合部，这类损伤极为严重，脊髓损伤难免，预后差。

（2）伸直型损伤　当患者高空仰面落下时，背部或腰部撞击在地面的木梁或其他坚硬物体上，使脊柱骤然过伸而致伤，前纵韧带断裂，椎体横行裂开，棘突互相挤压而断裂，或上椎体向后移位。另外，骑车摔倒头面部触地或急刹车乘客头面部撞击挡风玻璃或椅背，使颈椎过度伸展也致前纵韧带断裂、上椎体向后移位等类似的损伤。这种损伤不稳定，临床极为少见。

（3）屈曲旋转型损伤　脊柱受到屈曲和向一侧旋转的两种复合暴力作用，轻者为脊柱扭伤，即受累的关节囊、韧带损伤，局部充血水肿，甚或部分纤维撕裂，以及反应性肌痉挛等软组织损伤，重则造成单侧关节突骨折或脱位、纤维环破裂，甚则椎体间发生脱位，椎管变形，脊髓受压。

（4）垂直压缩型损伤　暴力与脊柱纵轴方向一致，垂直挤压椎骨，而造成椎体纵向压缩性骨折，椎体变得扁而宽，故亦称为"手风琴样骨折"。若此种暴力更为急猛，可使邻位髓核爆发应力而将椎体劈裂，此种劈裂骨折也称爆破骨折。这种骨折椎体后缘挤入椎管压迫脊髓，也可并发椎间盘中心型突出而压迫脊髓。若引起寰椎爆裂骨折则称为 Jefferson 骨折，使椎骨裂开，骨折块常突向椎管压迫脊髓。

（5）侧屈型损伤　当患者从高处坠落时一侧臀部触地，或因重物压砸使躯干向一侧弯曲，而发生椎体侧方楔形压缩性骨折，其对侧受到牵张应力，引起神经根或马尾神经牵拉性损伤。

（6）水平剪力型损伤　又称安全带型损伤，多属屈曲分离型剪力损伤。当高速行驶的汽车在相碰瞬间患者下半身被安全带固定，躯干上部由于惯性而急剧前移，造成经棘上棘间韧带-后纵韧带-椎间盘水平断裂；或经棘突-椎板-椎体水平骨折，往往移位较大的脊髓损伤较多见。

（7）撕脱型损伤　由于肌肉急骤而不协调收缩，造成棘突或横突撕脱骨折，脊柱的稳定性不受破坏，骨折移位往往较小。

2. 骨折类型

（1）根据受伤机制分类

1）屈曲型损伤：脊柱相应受力部位的椎体前缘楔形骨折，其后部可造成齿状突棘上韧带、棘间韧带、关节突关节囊受到牵张应力而断裂，或引起半脱位，甚至双侧关节突跳跃脱位。

2）伸直型损伤：脊柱骤然过伸而致伤，前纵韧带断裂，椎体横行裂开，棘突互相挤压而断裂，或上椎体向后移位。

3）屈曲旋转型损伤：脊柱受到两种复合暴力作用，轻者为受累的关节囊、韧带损伤，局部充血水肿，甚或部分纤维撕裂，以及软组织损伤，重则造成单侧关节突骨折或脱位、纤维环破裂，甚则椎体间发生脱位，椎管变形，脊髓受压。

4）垂直压缩型损伤：暴力垂直挤压椎骨而造成椎体纵向压缩性骨折，椎体变得扁而宽。若此种暴力更为急猛，骨折椎体后缘挤入椎管压迫脊髓，也可并发椎间盘中心型突出而压迫脊髓。

5）侧屈型损伤：脊柱受力椎体侧方楔形压缩性骨折，其对侧受到牵张应力，引起神经根或马尾神经牵拉性损伤。

6）水平剪力型损伤：可使受力水平的棘上棘间韧带-后纵韧带-椎间盘水平断裂；或经棘突-椎板-椎体水平骨折，往往移位较大脊髓损伤较多见。

7）撕脱型损伤：可使棘突或横突撕脱骨折，脊柱的稳定性不受破坏，骨折移位往往较小。

（2）根据解剖部位分类

1）依据受累平面所处的脊柱：颈椎（$C_{1\sim7}$）、胸椎（$T_{1\sim10}$）、胸腰段（$T_{11\sim12}$）、腰椎、骶腰椎等骨折脱位。

2）依脊椎骨的结构：椎体骨折与附件骨折。后者包括横突、棘突、关节突、椎弓根、峡部、椎板等骨折。

（3）根据脊髓有无损伤分类

1）无神经损伤：单纯脊柱骨折或脱位。

2）有神经损伤：脊柱骨折脱位合并脊髓或马尾神经的完全或部分损伤。临床表现有不同平面的完全截瘫或不完全截瘫、布朗-塞卡综合征以及一种神经根损伤的征象。

（4）根据脊柱损伤后的稳定性分类

1）稳定型：即不经整复也无移位倾向，椎体压缩高度未超过50%；单纯横突骨折或第3腰椎以上的椎弓骨折。

2）不稳定型：即对神经功能有潜在危险的或对脊柱结构有潜在破坏的为不稳定型，不经整复及妥善固定则随时都有再移位倾向。椎体高度压缩超过50%；椎体畸形角>20°；伴脊髓神经功能损害；骨折伴脱位；压缩性骨折伴棘突或棘间韧带断裂等。

脊柱可分为前、中、后三柱分类。椎体前纵韧带、椎体的前2/3及纤维环的前半部分组成脊柱的前柱；后纵韧带、椎体后1/3及纤维环的后半部分组成中柱。后柱则包括后关节囊、黄韧带、脊柱的附件、关节突和棘上韧带及棘间韧带。中柱和后柱包裹了脊髓和马尾神经，该区的损伤可以累及神经系统，特别是中柱的损伤，故脊柱的稳定性依赖中柱的完整。椎体楔形骨折不破坏中柱，属稳定型损伤。爆裂骨折破坏前柱与中柱，屈曲分离损伤、骨折脱位均破坏前、中后柱，均属不稳定型损伤。后方棘间韧带伴有后纵韧带损伤者亦为不稳定型损伤。椎体压缩性骨折的程度可用分度法表示。依据侧位X线片椎体前缘压缩<1/4为Ⅰ度；压缩为1/4～1/2为Ⅱ度；压缩1/2～3/4为Ⅲ度；压缩>3/4者为Ⅳ度。被压缩椎体的正常高度标准则以上下邻位椎体的高度之平均值为准。椎体的纵向压缩、后缘压缩或侧方压缩也可依此法测量。脱位有前后脱位及侧方脱位两种，脱位方向均以上位椎体的移动方向表示。如前后脱位在侧位 X 线片上椎体移动在其下缘前后径的 1/4 以内者为Ⅰ度；移动 1/4～1/2 为Ⅱ度；移动 1/2～3/4 为Ⅲ度；移动 3/4～4/4 为Ⅳ度；两椎体完全分离乃至重叠者为Ⅴ度。侧方脱位也可依此理分度。

二、诊断

1. 临床表现

（1）共同的症状与体征　脊柱骨折因部位不同而临床表现不尽相同，但损伤部位的疼痛是最主要的表现，局部疼痛、肿胀、瘀紫，后突畸形，局部压痛，骨折处两侧骶棘肌痉挛，不能站立，翻身困难，脊柱各方向活动障碍。当棘间韧带撕裂并有移位时，可触及增宽的棘突间隙，伴脊髓损伤者，则伴有不同程度的截瘫，出现相应的神经系统症状，重者可有昏厥，甚至有危及生命的症状体征。

（2）特殊症状与体征　由于损伤脊椎的部位不同，可表现出不同的症状体征。

1）颈椎骨折脱位：①$C_{1\sim2}$ 骨折脱位，常合并颅脑损伤，形成颅脑颈椎联合损伤，$C_{1\sim3}$ 骨折脱位可造成高位截瘫，往往危及生命。②颈椎关节半脱位或暂时性脱位：以 $C_{4\sim5}$ 或 $C_{5\sim7}$ 最常见。通常由于重物压砸于头部致使颈椎屈曲引起，也可由于汽车刹车时，乘客惯性及前冲力而使头部向前急冲，颈椎突然向前摆动，然后又迅速弹回原位，此种前后摆动犹如"挥鞭"，故又称挥鞭损伤，不少这样的病例经简单的后伸运动，脱位即自行整复。主诉为颈部疼痛，转动不便，活动时疼痛更甚。

2）胸椎骨折脱位：$T_{1\sim10}$ 多为压缩性骨折，约占总数的 80%。椎间韧带未撕裂，或仅部分纤维撕裂，棘突后突，可有血肿和脊髓压迫征象。少数患者可伴有小关节突骨折或骨折脱位，损伤脊髓可造成截瘫。

3）胸腰椎骨折脱位：临床上，$T_{10}\sim L_5$ 脊椎损伤最常见。此类骨折主要因屈曲或屈曲加旋转性外力所致。表现为椎体压缩性骨折，粉碎性骨折，骨折脱位，椎弓骨折，横突、棘突骨折。上述损伤如波及脊髓，则临床上可出现脊髓损伤的症状和体征如截瘫，损伤平面以下的肢体麻木、无知觉，不能活动，排尿及大便功能困难。

2. 诊断要点

1）有严重外伤病史，如高空坠落，重物打击腰背部，塌方事件如被泥土、矿石掩埋等。

2）局部疼痛、肿胀、瘀紫，后突畸形，局部压痛，骨折处两侧骶棘肌痉挛，不能站立，翻身困难，脊柱各方向活动障碍。

3）X 线检查为首选的检查方法，所有脊柱损伤合并或不合并截瘫，均应照脊柱正、侧位片（对寰枢椎骨折与脱位者摄张口正位片）；必要时拍摄斜位片。对 X 线片，要详细分析椎体后缘、椎板前缘与脊髓之间的关系，以及椎弓、关节突与椎间孔的关系。在 X 线片上明确以下几点：①损伤椎体的改变为前楔形压缩性骨折、侧楔形或爆裂骨折。对楔形改变者，应明确压缩程度如何。②有无脱位及脱位程度，以椎体后缘线计算。③椎管矢状径改变，例如压缩性骨折椎体后上角突入椎管多少，爆裂骨折椎体骨折块后移程度，侧位 X 线片看不清者应照侧位断层。④脊椎后突角的度数。⑤有无棘上韧带损伤。⑥有无椎板、关节突、横突棘突骨折。⑦为判断陈旧性脊柱损伤有无不稳定，应照损伤节段脊柱的前屈与后伸侧位片。

4）CT 检查：可以显示椎体的骨折情况，还可以显示出有无碎骨片向椎管内突出，向椎管内移位程度，关节突骨折移位，椎板骨折下陷突入椎管的程度，并可以计算出椎管前后径与横径损失多少。检查以每隔 3mm 断一个层面为宜。但 CT 片不能显示出脊髓损伤情况，为此必要时应行磁共振（MRI）检查。

5）磁共振（MRI）检查：可以显示出椎体骨折出血所致的信号改变和前方的血肿，还可以看到因脊髓损伤所表现出的异常高信号。

6）脊髓造影：对于脊柱损伤后的稳定期，检查脊髓受压、蛛网膜粘连等，则脊髓造影比 CT 更为准确清晰。但 CT 加造影显示更佳。

7）诱发电位检查

a.体感诱发电位（CEP）：根据临床统计在颈髓损伤，颈 5 节段存在，正中神经 CEP 可引出，颈 6 节段存在，尺神经 CEP 可引出，在颈髓伤及中央型损伤中，尺神经 CEP 损伤最重，在胸腰段脊柱脊髓损伤，CEP 检查有重要意义，此段脊髓圆锥、腰骶神经根混在，股、胫、腓 3 神经 CEP 均引出，表明脊髓与神经根损伤均不完全，均可恢复，三者 CEP 均不引出，表明脊髓与神经根损伤严重且无恢复，股神经 CEP 可引出，胫、腓神经 CEP 引不出者，表明腰神经不全损伤有恢复，而脊髓损伤无恢复 CEP。检查对于鉴别诊断及估计预后有很大意义。

b.运动诱发电位（MEP）：CEP 检查只代表脊髓的感觉通道有无传导功能，MEP 则刺激大脑皮质通过脊髓运动通道（锥体束），在其支配之上肢或下肢的相应肌肉引起收缩，以肌电图形式检出，MEP 的引出表明脊髓运动功能存在。脊髓损伤时，感觉通道与运动传导束相同破坏 CEP，可以代表，而二者不同损害，则需分别检查 CEP 与 MEP 才代表整个脊髓功能情况。

3.鉴别诊断

（1）颈椎骨折脱位与急性颈部扭挫伤　两者患者均可有外伤史，活动受限局部疼痛，急性颈部扭挫伤多为某一方向活动受限，X 线正、侧位片无骨折脱位。

（2）胸腰椎骨折与青年性椎体骨骺炎　青年性椎体骨骺炎多发于 $T_7 \sim T_{11}$，无外伤史，系椎体骨骺发育中生理紊乱所致，X 线片上，可见椎体相对面的形态不规则，髓核变性，引起椎间面的凹陷，并在邻近骨上有保护性骨沉积和椎间隙变窄，多个椎体发生楔形改变。

（3）外伤性脊椎滑脱症与先天性椎弓根未闭之滑脱症　先天性椎弓根未闭之滑脱症患者无明显外伤史，X 线片显示峡部裂纹光滑清楚。

三、治疗

1.整复方法

（1）颈椎骨折脱位　对单纯寰椎前脱位、齿状突骨折合并寰椎前脱位及第 3～7 颈椎半脱位者，可试行手法复位。

1）寰椎前脱位及枢椎冠突骨折合并寰椎前脱位：患者取俯卧位，头伸出床头，助手两手扳住患者双肩以固定，术者一手托枕部，一手托下颌部，扣紧缓慢进行牵引，调整力线，并逐步使头后伸，以达到使骨折脱位复位。复位后，将患者置于仰卧位，颈后垫一合适的软枕，保持颈后拉伸。

2）第 3～7 颈椎半脱位：患者俯卧于整复床上，两肩与床头对齐。一助手托住两肩向下牵引，一助手两手分别扣住枕部与下颌部，缓缓用力拔伸牵引，持续 1～2 分钟，以便颈部肌肉放松，术者立于一侧，如系双侧半脱位，术者拇指按于伤椎下一棘突上，令上方助手在牵引的基础上将头颈后伸，术者同时两拇指用力下压棘突，即可复位。复位后，患者症状可立即减轻或消失，棘突复位，畸形消失。如一侧半脱位，助手牵引同上，术者一手拇指按于伤椎偏歪之棘突向健侧推，在拔伸按压的同时，上方助手将患者头颈略背伸向伤侧旋转，即可复位。复位后可用颌枕带牵引，重量 2.5～3kg，颈后垫一软枕，保持颈椎轻度后伸位，2～3 周后去除牵引。

3）颈椎骨折合并脱位：对无合并脊髓损伤者，可试行手法复位。屈曲型骨折，可采用颈部过伸复位，其复位机制与单纯颈椎脱位相仿，患者仰卧于硬板床上，两肩与床头对齐，助手双手扳住患者双肩，术者一手托住病人后枕部，一手托住下颌部，双手扣紧，缓缓地在中立位进行拔伸牵引，并逐步使颈部后伸，使其压缩性骨折得以复位。侧屈型骨折亦可用手法矫正侧屈畸形。对于伸直型骨折，整复与屈曲型骨折相反，在牵引过程中，逐步使颈部屈曲。复位后，头后枕一软枕头，保持颈部在屈曲位。

（2）胸腰椎骨折脱位　目前胸腰椎骨折脱位整复方法较多，总的原则是逆损伤的病因病理并利用脊柱的稳定结构复位。屈曲型损伤应伸展位复位，过伸型损伤应屈曲位复位。再复位时应注意牵引力的作用方向和大小，以防骨折脱位加重或损伤脊髓。如牵引过伸按压法、垫枕练功自身复位法、悬吊牵引复位法、双踝悬吊复位法、二桌法、托肾法。

1）牵引过伸按压法：适用于屈曲型损伤。在施以手法前应仔细收集病人情况，了解 X 线下骨折压缩程度，有无脊髓损伤，作出正确诊断，否则将带来不良后果。患者俯卧硬板床上，双上肢自然下垂，攀紧床头，助手立于患者头侧，两手把持腋窝处，另一助手立于足侧，双手握双踝，两助手同时用力，逐步进行牵引，至一定程度后，逐渐向上徐徐吊起，远离床面，被拉开后，术者双手重叠，压于骨折后突部位用力下压，借助前纵韧带伸张力，使其曲者可直，使后突得以平复，使压缩得以复位，恢复其脊柱病变段生理弧度、检查患椎后突完全消失后，系紧固定带，再慢慢将患者放回仰卧位，进行 X 线和 CT 检查有无移位，后关节错缝、局部侧突趋向矫正，治疗过程中，手法运用要稳、准、缓、柔，不可急速刚暴，避免造成难以挽救的严重医源性损伤，术后局部垫置富于弹性的坚韧杉树皮，有利于脊椎的正常生理弧度，巩固整复效果。

2）垫枕练功自身复位法：患者平卧硬板床，以伤椎为中心垫枕，垫枕高度约 10cm，数日内加高至 20cm。垫枕采用长条形的沙袋，其上加海绵的凉液枕（夏天常用的水枕）干毛巾和滑石粉备用。这样既保证枕的高度，形状，又较柔软，患者易接受。只要全身状况允许，伤后第 2 日即可开始腰背伸肌功能锻炼。练功原则：尽早开始，坚持不懈，循序渐进。可先在床上进行直腿抬高锻炼。5 点练功法（即头部、双肘关节与双踝关节 5 点支撑）：要求复位后第 1天开始。要领：颈尽量后伸，头顶着床面，双肘撑稳，双膝屈曲双足支撑，双手托腰，一并用力，使腰后伸，挺胸腹部，锻炼腰背肌力量，且逐渐增加次数和幅度。3 点练功法：要求复位后第 2 周开始，双足与头之间距离尽量缩小，依靠头及双足的支撑，使臀背部离床，达到较 5点支撑更大的腰背伸。飞燕式：要求复位后第 6 周开始，俯卧位，双手置臀部，用力背伸，胸部、双下肢离床。以上锻炼，均要求患者保持正确姿势，坚持至疲劳为止，为 1 次，每日 100～500 次；功能锻炼持续半年以上。复位 6 周后，患者可戴支具下床活动。3 个月内不可弯腰及下蹲。

五点支撑锻炼：患者仰卧，在头顶双肘及双足底的五点支撑下，用力收缩背伸肌，使背部、腰臀部及下肢呈弓形撑起，躯干完全离开床面。每日练功 4～5 回。每回可 20～50 次，依体质情况，次数逐渐增多，幅度逐渐加大。一般在伤后 1 周内均可达到这步练功要求。

三点支撑锻炼：前臂环抱于胸前，以两足底及头顶三点支撑，用力收缩背伸肌，使全身后伸腾空，躯干完全离开床面。此步宜在伤后 2～3 周内达到最大范围。这是压缩椎体自身复位的关键阶段。每日练功时第一步与第二步连接做，次数与第一步相同。

一般椎体压缩性骨折，经过 3～4 周的上述步骤刻苦锻炼即能达到大部分复位。

3）悬吊牵引复位法：是对垫枕练功自身复位法的一个补充，对脊柱严重脱位、椎体侧方压缩较严重者；在地震或战伤、工业塌方等重大事故中突然有大批伤员集中，并需迅速处理时，则可应用悬吊牵引复位法，然后再辅以垫枕练功疗法。

首先应做好伤员的思想工作，讲明悬吊牵引的目的要求及主要过程，让病人心中有数，以免紧张或恐惧。捆好胸部吊带：先穿上绒垫背心，再把帆布吊带捆在外边。然后促使伤员转成俯卧位，将尼龙绳套在牵引架的滑车上，准备悬吊。

悬吊复位的步骤如下。

垂直悬吊：二人牵拉尼龙绳，另二人分扶伤员的胸部及骨盆部，将病人慢慢悬吊在牵引架双杠上。伤员两臂扶在双杠杆上，同时助手由胸壁两侧用手向上托推胸带，以减轻胸部压力。

推背摆动：助手继续托住两侧胸壁，术者用一手掌托住后凸棘突的两侧，徐徐推送躯干向前，约达 40°时，放松推力，则病人身体自然向后摆回。而术者手掌仍应继续推住棘突部，使摆动过程中脊柱始终保持过伸位，使重叠嵌插移位的椎体离开异常位置。

对抗牵引：若椎体压缩明显，尤其对重度的纵向压缩性骨折或脱位完全乃至重叠者，则在病人骨盆上方系一宽皮带，由一助手拉着向下牵引，同时由臂力大的两助手向上推托病人胸廓以作对抗牵引。

过伸复位：由两助手向后牵引两足使脊柱过伸，再将病人的大腿的前部垫枕，躯干保持过伸，头高脚低，对椎体骨折脱位严重者，术者须用两手环抱患处棘突的两旁，稳准持续地用力向下过伸牵拉，同时术者头额部顶住伤员的胸骨柄，利用三点挤压原理整复骨折脱位。

若椎体有侧方压缩或脱位，则助手牵引两腿偏向健侧，术者两手环抱健侧腰部，向患侧牵抖，即可使之复位。拍片证实复位满意，便可将病人轻轻放下，保持脊柱过伸位，解除胸带，轻轻按摩拍打胸壁。

复位后处理：伤员仰卧，腰下垫以长枕；翻身护理时也应保持脊柱过伸位，并积极指导病人背伸肌锻炼，方法步骤同前述。

4）双踝悬吊复位法：病人俯卧于复位床上，将双踝悬空吊起。如没有复位床，亦可在屋梁上装一滑轮，将双足吊起，徐徐悬空，使胸腰段脊柱过伸，复位后用支架固定脊柱于过伸位。

5）二桌法：用高低不等的二桌，高低差为 25～30cm，平排在一起，将病人置于二桌上，患者头朝高桌，然后将高桌逐渐移至上臂中段，将低桌渐渐移至大腿中段处，借助病人体重，使胸腰部悬空。此时，术者可用手掌托住病人的腹部，慢慢下沉，以减轻疼痛，达到脊柱过伸的目的，2～5 分钟后，脊柱的胸腰部明显过伸，此时前纵韧带被拉紧，被压缩之椎体得以复位后，立即上一石膏背心或金属胸腰过伸支架固定。

6）托肾法：让病人仰卧于手术台上，胸腰段置于肾托上，然后逐渐摇起肾托，将病人的胸腰段挺起拱桥形，使脊柱后伸。复位后，可在腰部置软枕，仰卧位休息。

2. 固定方法

（1）颈椎骨折脱位　对于大部分颈椎损伤，尤其是疑有脊髓或神经根损伤者，或估计手法复位后不能维持稳定状态者，可采用牵引固定。可选用颌枕带或颅骨牵引。牵引时，屈曲型骨折，在伸直位牵引；伸直型骨折，先于中立位牵引，逐渐改为稍屈位牵引；纵向挤压造成颈椎裂开时，其前后纵韧带多未损伤，在较大重量牵引下可使韧带拉紧，骨折随之复位，宜采用中立位颅骨牵引。

1）颌枕带牵引：用于需要牵引时间短、牵引力较小、骨折移位不多及颈部仅稍需固定的患者。一般重量不超过 4kg，否则影响张口。牵引期间注意牵引带不能滑脱至颈部，以免压迫颈部血管及气管。同时要保持颈部过伸位，时间为 3～4 周。去牵引后改为颈托或石膏领固定。适用于无移位的齿状突骨折、3～7 颈椎半脱位或不伴有脊髓损伤的全脱位及颈椎骨折脱位严重而合并脊髓及神经根损伤不严重而无须快速重量牵引复位者。

2）颅骨牵引法：适用于在短时间内大重量快速牵引复位者。一般牵引重量应根据患者颈部肌肉发达情况、关节交锁程度及部位而定。一般第 1 颈椎开始，重量为 4kg，每向下一椎体，则加 1kg，有时颈部肌肉发达者，可增至 15kg 复位，复位后维持重量为 4kg。牵引时，一般不采用过伸复位法，以在中立位或轻度屈曲（15°～20°）为宜。因过伸复位时，上下关节突嵌顿较紧，颈椎越伸展，嵌顿就越紧，不但不能达到复位目的，反而有加重脊髓损伤的危险。开始牵引后，每隔 1 小时在床边拍摄颈侧位 X 线片一次，至嵌顿的关节突被拉开后，则可在肩后垫一软枕，使颈部逐步伸直。若无骨折和脊髓损伤，可持续牵引 3～4 周后再解除牵引。如有椎体及关节突骨折应延长牵引时间。此法适用于寰枢椎骨折脱位较严重，或伴有脊髓损伤而不能以手法复位者；或第 3～7 颈椎完全脱位及颈椎骨折合并脱位而无法用手法复位者。在牵引时，应抬高床头作反牵引，并应根据复位情况及时调整牵引方向及重量。

（2）胸腰椎骨折脱位　对于不合并脊髓损伤的病人，经过手法复位 5～6 周后，软组织基本愈合，骨折已趋向稳定。可采用夹板腰围固定或腰背"工"形板固定。病人离床下地活动直至骨折愈合，对于伸直型损伤患者，应头下垫枕抬高，膝下用枕头垫起，使髋膝关节躯干于中立位或微屈曲 2 个月。

3. 切开复位内固定

（1）颈椎骨折脱位　颈椎内固定方法很多，按手术入路划分主要包括前方内固定及后方内固定。颈椎前方内固定：应用指征为不稳定型颈椎外伤行脊髓或神经根前方减压及植骨后，如颈椎脱位经牵引复位后、椎体爆裂性骨折或未能复位的行颈椎脱位性椎体次全切除术或跨节段椎体植骨等。颈椎内固定技术多以钢板及螺丝钉作为基本固定物。常见方法包括 Orozco 和 Liovet 设计 AO "H" 形钢板及 Casper 设计的梯形钢板等。颈椎后方内固定：应用指征为颈椎外伤行后方手术减压后及颈椎脱位伴关节突绞锁行后路手术复位者。颈椎后方内固定的主要方法包括棘突基底或椎板下钢丝内固定、关节突钢板螺丝钉内固定及椎板与关节突钩-板螺丝钉内固定等。目前颈椎后方内固定以关节突钢板螺丝钉内固定应用较多。

（2）胸腰椎骨折脱位　脊柱内固定的目的是稳定、缩短脊柱损伤患者的住院时间，并有益于患者进行早期活动与康复锻炼。下面主要介绍几种内固定。

1）Harrington 撑开器固定术：适用于损伤在 10～14 天内的，伴或不伴截瘫的患者；不稳定性爆裂型骨折；屈曲压缩型骨折，前柱压缩 50% 以上的年轻患者；过伸分离型骨折；骨折脱位型椎体移位轻度或中度，前纵韧带完整者。但损伤已超过 2 周以上，骨折处已机化；平移剪力骨折脱位型，三柱韧带均损伤者；屈曲分离型骨折者均不宜用此法。

2）Luque 器械固定术：适用于损伤在 10～14 天内的，伴或不伴截瘫的患者；胸腰椎屈曲旋转骨折脱位型或平移剪力骨折脱位型；腰骶段骨折脱位或并发截瘫者，可将 Luque 棍弯成矩形圈置入。但超过 2 周以上；不稳定性爆裂型骨折均不宜用此法。

3）经椎弓根内固定器固定术：①椎弓根短节段内固定器固定术（改良 Dick 内固定器）主要适用于 T_8～S_1 的各种不稳定骨折脱位或合并截瘫者，最多用于爆裂性骨折或前纵韧带断裂者，同时需行椎板切除或后外侧入路减压手术者。但损伤超过 2 周以上或陈旧性骨折脱位者。②RF 系统即脊柱复位、固定系统，适用于两周以内的新鲜下胸段、腰段不稳定骨折；脊柱畸形如脊椎滑脱、脊柱后弯畸形。脊柱肿瘤，包括部分或全部椎体切除；腰椎间盘病变行间盘切除后，需行后路椎间植骨融合者；需要广泛减压而导致脊柱不稳的椎管狭窄及脊柱的其他疾病；腰段减压手术后，植骨融合失败，脊柱不稳定及假关节形成者。

4. 预防与调护

（1）避免摔倒　脊柱骨折是因为外力的作用，导致脊柱的完整性遭到破坏。日常生活中患者应避免摔倒，外出时应注意交通安全，对于高空作业的工作人群，还要避免高空坠落，从而可以预防脊柱骨折的发生。

（2）预防骨质疏松　尤其是老年人群要加强钙的补充，饮食上可以多摄入含钙较丰富的食物，比如鸡蛋、牛奶、瘦肉等，这些食物能够加强骨质，能够避免骨质疏松，同时也可以预防脊柱骨折。

（3）合理用药　患者日常生活中要合理用药，避免长期使用容易导致骨质疏松类的药物，防止骨量减少和骨密度降低，以此也可以预防脊柱骨折。

5. 练功活动

对于颈椎骨折脱位，牵引和固定期间，应加强四肢肌肉和关节的锻炼。解除牵引及固定后，逐步进行颈部屈伸、侧屈及旋转活动。早期应避免做与移位方向相同的动作，即屈曲型应避免前屈，伸直型避免后伸，侧屈型避免作向患侧屈，以防骨折未坚强愈合而发生再骨折。对于胸腰椎骨折脱位通过练功活动可达到复位和治疗的效果，不但能使压缩的椎体复原，保持脊柱的稳定，而且由于早期活动可加强腰背肌肌力，不致产生骨质疏松现象，亦可避免或减少后遗慢性腰痛。伤后若无休克等合并症的单纯压缩性骨折，应在复位后第 2 天起逐步练功，一般 4 周以后可戴夹板下床活动，对于不稳定骨折，卧床 1～2 周后开始练功，下床时间应在 6～8 周以后，而且须用胸腰椎夹板固定。伤后 4 个月内应避免向前动作。

四、特色治疗方法

1. 林如高运用中药治疗骨折经验

药物：当归 9g，川芎 4.5g，白芍 9g，生地黄 9g，桃仁 6g，制乳香 4.5g，制没药 4.5，三七 4.5g，防风 6g，连翘 9g，骨碎补 9g，续断 9g，茯神 12g，炙甘草 3g，枸杞 9g。

方法：日 1 剂，水煎 2 次，取汁约 200ml。每次 100ml，每日 2 次。

2. 施维智运用中药治疗骨折经验

药物：党参 9g，黄芪 9g，松节 6g，川芎 4.5g，秦艽 4.5g，当归 9g，白芍 6g，白术 6g，伸筋草 15g，熟地黄 9g，桑枝 15g，木香 3g，陈皮 4.5g，川续断 9g，补骨脂 9g。

方法：日 1 剂，水煎 2 次，取汁约 200ml。每次 100ml，每日 2 次。

3. 王子平运用中药治疗骨折经验

药物：当归尾 12g，乳香 30g，没药 30g，自然铜 30g，骨碎补 30g，桃仁 30g，大黄 30g，雄黄 30g，白及 30g，血竭 15g，地鳖虫 15g，三七 15g，红花 15g，儿茶 15g，麝香 15g，朱砂 6g，冰片 6g。

方法：上药共为细末，每次服 2～3g，每日 2 次。

五、现代研究进展

胸腰椎骨折的保守治疗包括卧床制动、体位复位、石膏固定、牵引、佩戴矫形支具以及物理康复锻炼等。WOOD 等[1]对 47 例无神经症状的胸腰椎骨折患者进行了长达 22 年的随访，结果发现手术组与非手术组患者在邻近节段退变、矫正高度丢失方面的差异较小，但在疼痛及功能评价方面非手术组反而表现出更高的舒适性及更低的疼痛发生率，该结果无疑在提醒我们应重视保守治疗。然而对于保守治疗时间的长短众多学者持不同意见。

手术治疗：后路手术是胸腰椎骨折的常规手术方式，如果不是长节段胸腰椎骨折，临床医师更倾向于选择短节段内固定手术（short segment pedicle instrumentation，SSPI），以最大限度地保留胸腰段的活动度，减少手术创伤。SSPI 目前已经成为后路手术中的主流。后路内固定术分为跨伤椎和经伤椎（又称为"三平面固定"技术）两种内固定方式。李世梁等[2]对存在不同程度椎管占位的42例胸腰椎骨折患者进行回顾性研究发现，当椎管占位＞30%时，间接减压会导致椎体内出现"蛋壳效应"，需经伤椎椎弓根打压植骨填塞松质骨空隙。

微创手术治疗：经皮椎弓根螺钉固定技术（percutaneous pedicle screw fixation，PPSF）以多裂肌与最长肌间隙为手术入路，可横向也可纵向做1.5～2.0cm的手术切口，无须大范围剥离椎旁肌肉，避免了椎旁肌过度牵拉以及脊神经后支损伤导致的背肌失神经性萎缩和肌纤维瘢痕化[3]。Regev等[4]在尸体上进行了椎弓根置钉后内侧分支神经横断风险的研究，发现传统开放手术与PPSF置钉的多裂肌相关神经损伤比为4∶1，与Ringel等[5]、文天林等[6]、罗春山等[7]多位学者认为多裂肌失神经性萎缩可导致术后腰背部慢性疼痛的观点一致。相较于传统开放手术，PPSF的优点在于手术创伤小，患者术后下床时间早，住院时间短，切口感染发生率较低，术后并发症少。另外PPSF可联合多种辅助手段，扩大手术适应证，如在术中即时导航系统的辅助下可提高置钉的准确性[8]，联合应用可注射硫酸钙可及时恢复前柱的稳定性、减缓术后矫正高度丢失等[9]。但由于手术切口小，难以充分暴露手术部位，术中需多次透视确定钉道位置，无疑会增加手术医师及患者的射线暴露。同样的，因切口较小，手术医师的操作空间小，对局部后凸畸形的矫正作用不及传统开放手术。另外，中空内固定螺钉不同于常规内固定螺钉，费用较SSPI高而固定强度却较弱[10]，故总体而言PPSF的手术适应证相对有限。

Wiltse经肌间隙入路手术的切口长度及位置与传统手术基本一致，不同点在于该手术沿脊柱正中仅剥离至腰背肌筋膜层，采用最长肌与多裂肌间隙钝性分离的方法暴露进针位置，其理论基础在于椎旁肌由独立血供滋养、独立神经支配，肌间隙少有血管交通支及神经分支[11]，因此减轻了对椎旁肌肉的损伤，减少了脊神经分支损伤所致的术后背部慢性疼痛、僵硬。该术式对椎旁肌肉的损伤程度、出血量、手术时间、射线暴露程度、术后并发症以及局部椎体畸形矫正程度介于传统手术与经皮置钉手术之间。

胸腔镜下的前路手术彭明等[12]研究发现，采用胸腔镜下前路手术治疗胸腰椎骨折在减压、局部重建、植骨融合甚至神经功能恢复方面同样可获得满意的效果，同时还具有创伤小、出血少、恢复快等优点。该手术方式是传统前路手术与腔镜技术的联合，需要在手术医师具有丰富的前刀路手术经验的基础上开展，手术难度大，花费较传统手术高。

参 考 文 献

[1] Wood K B，Buttermann G R，Phukan R，et al. Operative compared with nonoperative treatment of a thoracolumbar burst fracture without neurological deficit: a prospective randomized study with follow-up at sixteen to twenty-two years [J]. The Journal of Bone and Joint Surgery American Volume，2015，97（1）：3-9.

[2] 李世梁，杜兰翔，孙海东，等. 伴有椎管占位的单节段胸腰椎爆裂骨折手术策略 [J]. 中国矫形外科杂志，2019，27（12）：1063-1067.

[3] 刘俊涛，王小勇，黄建军，等. 经皮微创椎弓根钉技术与切开复位内固定治疗胸腰椎骨折的疗效比较 [J]. 中国骨与关节损伤杂志，2016，31（1）：71-73.

[4] Regev G J，Lee Y P，Taylor W R，et al. Nerve injury to the posterior rami medial branch during the insertion of pedicle screws: comparison of mini-open versus percutaneous pedicle screw insertion techniques [J]. Spine，2009，34（11）：1239-1242.

[5] Ringel F，Stoffel M，Stüer C，et al. Minimally invasive transmuscular pedicle screw fixation of the thoracic and lumbar spine [J]. Neurosurgery，2006，59（4 Suppl 2）：ONS361-ONS366；discussionONS366-7.

[6] 文天林，孟浩，王飞，等. 经皮与开放椎弓根螺钉内固定术治疗无神经损伤胸腰段骨折的疗效对比 [J]. 中国脊柱脊髓杂志，2016，26（5）：401-407.

[7] 罗春山，李波，田晓滨，等. 经皮与开放手术治疗胸腰椎骨折的比较研究 [J]. 中国矫形外科杂志，2009，17（22）：1692-1694.

[8] 孔祥清，孟纯阳，张卫红，等. 微创经皮穿刺椎弓根内固定术治疗胸腰椎骨折的临床疗效观察 [J]. 中国矫形外科杂志，2015，23（8）：692-695.

[9] 江伟，刘兵，余游，等. 微创短节段经皮椎弓根螺钉结合经椎弓根注入可注射硫酸钙治疗胸腰椎骨折 [J]. 中国矫形外科杂志，2016，24（2）：114-118.

[10] 周诗丰，肖建如，冯新民，等. 经皮与Wiltse入路椎弓根螺钉内固定治疗胸腰椎骨折比较 [J]. 中国矫形外科杂志，2019，27（20）：1825-1830.

[11] 杨飞，卢苇，武永刚. Wiltse肌间隙入路与传统入路治疗胸腰椎骨折的比较 [J]. 中国矫形外科杂志，2018，26（10）：903-908.

[12] 彭明，曹新峰，彭国栋，等. 胸腔镜辅助小切口手术与传统脊柱前路手术治疗胸腰椎骨折的病例回顾分析 [J]. 中国骨伤，2012，25（9）：747-750.

第三节 外伤性截瘫

外伤性截瘫皆因脊髓损伤所致，是脊柱骨折与脱位最严重的并发症，脊柱的各部位骨折与脱位均可并发脊髓损伤，脊髓的损伤多见于年轻人，儿童脊髓损伤较为少见，80%为40岁以下的男性，脊髓损伤多发生于颈椎下部，其次为脊柱的胸腰段。严重的完全性脊髓损伤，难以完全恢复，可导致终身严重残疾，对患者个人、家庭和社会都是一个严重的问题，并造成沉重社会和经济负担。

一、病因病机

外伤性截瘫，古称"体惰"，现临床上多以"痿证"论治。《灵枢·寒热病》说："若有所堕坠，四肢懈惰不收，名曰体惰。"脊髓损伤有开放性与闭合性之分。开放性脊髓损伤多由战时大器外伤所致；闭合性脊髓损伤多见于高处坠下、重物压砸、翻车撞伤、工矿事故、交通事故或地震灾害等。脊髓损伤是脊髓骨折脱位的严重并发症。脊椎骨折时，椎体或椎弓的骨折可能刺伤或压迫脊髓；脊椎移动时，脊椎往往被移动的上下两脊椎呈剪式挤压，严重者部分或完全断裂。

1. 损伤机制

（1）脊髓震荡 由于脊髓功能在创伤后处于抑制状态，脊髓本身无器质性损伤，仅有功能上暂时性传导中断，可由于脊柱结构对脊髓的一过性撞击，或脊髓内神经细胞受到强烈刺激而发生超限抑制。临床表现为伤后立即出现的损伤平面以下运动、感觉功能不完全障碍，呈弛缓性瘫痪，一般1~3周后可完全恢复，不留后遗症。

（2）脊髓受压 可使其功能障碍致病人瘫痪，但病人脊髓本身未受到直接损伤，当压迫因素迅速解除时，其功能可全部或大部分恢复。若不及时处理，压迫日久或程度过重，脊髓组织因循环障碍而导致缺氧、坏死、液化，最后使脊髓丧失本身的功能。

1）血液凝聚：脊椎骨折与脱位后，骨块、韧带、椎间盘等机械性创伤致使脊髓的实质性损伤，椎管内组织受挫。出血部位有造成硬膜外血管破裂出血、蛛网膜下腔出血或脊髓髓质内出血，形成血肿，压迫脊髓。前两者系脊髓周围组织损伤出血，后者则为脊髓本身受挫出血。这种情况出血时甚为广泛，可累及数个脊髓节段，造成不同程度的临床症状与体征。

2）组织水肿：脊髓挫伤后，由于周围组织肿胀，影响血液循环，使水肿加重，脊髓受压更甚。一般损伤后组织水肿可持续1～2周。

3）断骨压迫：移位的椎体，骨折片、突入的筋腱及其他异物均可压迫脊髓。在解除压迫后，脊髓功能可部分或全部恢复。脊髓虽未断裂，但因长期受压，组织变性，甚至缺血坏死，导致永久性损害。

（3）脊髓断裂　脊髓本身遭受骨折脱位或异物的损伤，是脊髓最严重的实质性损伤，发生神经细胞的破坏，神经纤维束的撕断，甚至脊髓完全横断等病变。主要是由骨块、韧带或其他锐器等直接损伤所致，伤后脊髓断端灰质中央出现进行性出血坏死，血管痉挛，轴浆外溢，溶酶体释放，脊髓自溶。脊髓的神经束为无髓鞘纤维，纤维被切断后不能再生。当脊髓完全横断损伤后，断面以下首先表现为"脊髓休克"。但 Stauffer 认为99%的此类病人在24小时内出现球海绵体肌反射，表明脊髓休克的结束。以后截瘫由弛缓性瘫痪转变为痉挛性瘫痪，并出现病理反射。

（4）马尾神经损伤　第2腰椎以下骨折脱位可引起马尾神经损伤。损伤平面以下感觉、反射消失，肌肉弛缓性瘫痪，膀胱无张力等。

2. 骨折类型

外伤性截瘫根据脊髓损伤的情况，可分为脊髓震荡、脊髓受压和脊髓断裂等；根据功能障碍程度，分为暂时性、不完全性和完全性3种；根据脊髓损伤平面的高低，分为高位和低位两种。损伤在颈膨大或以上者，则出现高位截瘫，上肢和下肢均瘫痪；损伤在颈膨大以下者，不论损伤平面是在胸段还是在腰段，则仅出现下肢偏瘫，称为低位截瘫。

二、诊断

1. 临床表现

（1）颈髓损伤　多是颈椎骨折脱位的并发症。膈神经主要由颈2～4脊神经组成，颈髓4以上的完全横断，称为高位横断，患者表现为四肢瘫痪，膈肌、肋间肌和腹肌瘫痪，呼吸困难，如无人工辅助呼吸，多因窒息而迅速死亡，古称该部为"致命之处"。第5颈椎以下损伤，由于膈神经未受累，患者呈腹式呼吸，若脊髓横断，从锁骨以下的躯干及下肢瘫痪，感觉完全消失，而上肢则有区域性感觉障碍、部分运动丧失，称为四肢瘫痪。横断水平越低，上肢瘫痪越不完全。如颈髓7横断者，肱三头肌瘫痪，失去伸肘功能，但肱二头肌为颈髓5、6所支配，故屈肘功能正常，因此呈现典型的屈肘位瘫痪。颈髓横断后，大部分交感神经作用消失，损伤平面以下无出汗功能，体温失调，随环境温度而升降，夏有高热，冬有低温，常是致死原因之一。此外还有二便不通等功能障碍。

（2）胸髓损伤　常为背脊骨折之并发症。胸髓损伤则下肢呈痉挛性瘫痪，膝、跟腱反射亢进，感觉消失平面高者达腋窝，低者达腹股沟，二便不知，初为不通，而后失禁。胸髓1～5节段损伤，肋间肌尚能保留活动，常发生姿势性低血压，即由平卧搬起时可突然发生晕厥。胸髓6～9损伤，腹直肌上部未损害，脐孔被牵拉向上。胸髓10损伤，腹直肌下部功能存在，腹壁反射上、中部存在。胸髓12损伤，全部腹肌功能良好，腹壁反射存在，而提睾反射消失，下肢呈痉挛性瘫痪。

（3）腰髓损伤　多为第10、11胸椎骨折脱位的并发症。伤后下肢运动与感觉完全或部分消失，呈痉挛性瘫痪，膝、跟腱反射亢进，初伤二便不通，久则形成反射性排尿。腰髓1损伤，下肢运动、感觉全部消失。腰髓 2～3 损伤，感觉平面达大腿前上 1／2，能屈髋。腰髓 4～5 损伤，屈髋、大腿内收及伸膝均有力，患者可站立，走路呈摇摆步态，下肢后部、小腿前部和鞍区感觉消失。

（4）骶髓损伤　多为第 12 胸椎与第 1 腰椎骨折脱位的并发症。足部活动功能部分障碍，下肢后侧及鞍区感觉消失，膀胱、直肠和性功能失常。

2. 诊断要点

1）有明显的外伤史。

2）外伤性截瘫根据明显的外伤史、临床表现以及体格检查，一般不难作出诊断。

3）但对于脊髓神经的损伤程度与定位却较难作出明确的判断，X 线片只能显示骨折、脱位的部位和椎管内有无碎骨片，从而间接地推断脊髓神经的损伤情况，但不能准确地反映脊髓本身的损害程度。认真进行神经系统的检查，包括感觉、运动、反射、括约肌功能及自主神经功能检查，并了解各部位脊髓损伤的不同表现，从而作出进一步的判断。

对脊髓及马尾神经损伤者，临床应进行全面的神经系统检查，以了解脊髓损伤平面及其程度。

a. 感觉：包括触觉、痛觉、温度觉、震动觉、关节位置感觉、两点分辨觉等。检查后按感觉改变区域及程度详细用图纸记录。每周观察记录 1～2 次并动态观察。一定区域感觉消失、减退或过敏均表示一定节段的脊髓或神经根遭受损伤，一般而言，截瘫平面的判定主要依靠感觉检查。检查应由感觉缺失区-减退区-正常区-过敏区顺序进行，并注意两侧对比和避免对病人的暗示。胸椎脊髓损伤，肋间神经支配的感觉平面丧失，即表示截瘫平面，肚脐可为胸 9～10 的分界，腹股沟为胸 12 与腰 1 的分界，股中部为腰 2，股下 1/3 及膝前为腰 3，胫前内至内踝为腰 4，胫前外至足背踇趾为腰 5，腓侧外后，足外缘及足底为骶 1，小腿后正中及股后为骶 2，会阴部及骶骨后区为骶 3～5，会阴区的检查不可忽略，下肢感觉丧失，但会阴区保存感觉者，仍表示为不完全截瘫，恢复的希望较好。

b. 运动：检查损伤平面以下肌肉运动情况，如颈段脊髓损伤，则应检查四肢；颈段以下脊髓损伤则检查两下肢即可。应按各部位不同肌群及不同的功能进行检查。

脊髓损伤程度的评定标准：为了判断脊髓损伤的程度、疗效及预后，制定了一些评级标准，主要有以下几种判断方法。①截瘫指数法：深浅感觉完全丧失为 2，完全存在为 0，部分丧失为 1；肌肉运动完全丧失为 2，正常肌力为 0，部分丧失为 1；膀胱及直肠括约肌（大小便功能）完全失去控制为 2，正常为 0，部分丧失为 1。三者之和，6 者为全瘫，0 者为正常，1～5 者为不全瘫。此方法简单易记，便于掌握，但在不全瘫中，对恢复程度之表示有时不够确切。②Frankel 评定标准（1969 年）：A 为无感觉及运动功能。B 为感觉功能不完全丧失，无运动功能。C 为感觉功能不完全丧失，无有用的运动功能。D 为感觉功能不完全丧失，具有有用的运动功能。E 为正常功能，可能有痉挛状态。③美国脊髓损伤协会（ASIA）根据 Frankel 分级修订的标准（1969 年）：A 为完全性损害。在损伤平面以下（包括骶段 4～5）无任何感觉和运动功能保留。B 为不完全损害。在损伤平面以下（包括骶段 4～5）存在感觉功能，但无运动功能。C 为不完全损害。在损伤平面以下存在感觉和运动功能，但大部分关键肌肌力在 3 级以下。D 为不完全损害。损伤平面以下存在感觉和运动功能，且大部分关键肌肌力大于或等于 3 级。E 为感觉和运动功能正常。但一般也可按肌肉收缩及肢体活动程度作一粗略估计，将肌力分为 6 级：0 级，完全瘫痪；1 级，可见肌肉收缩，但无肢体活动；2 级，在除去地心引力的影响后，肢体可主动活动；3 级，可克服地心引力作主动运动，但不能对抗阻力；4 级，能对抗阻力，但较正常肌力为小；5 级，肌力正常或接近正常。

c. 反射：包括浅反射、深反射及病理反射。浅反射应检查腹壁反射、提睾反射及肛门反射等。反射在上肢应检查肱二头肌反射、肱三头肌反射等；在下肢应检查膝腱反射与跟腱反射等。病理反射在上肢有霍夫曼征；在下肢有巴宾斯基征；查多克征、奥本海姆征、戈登征及髌阵挛、踝阵挛。在胸腰段脊髓损伤，有时小腿及足肌痉挛不明显，仅靠踝阵挛阳性为上神经单位损伤。

d. 括约肌功能：在脊髓休克期间，或脊髓、马尾神经完全横断早期，括约肌功能完全丧失。患者无尿潴留，膀胱胀满至一定程度时，尿液自尿道口溢出。肛门括约肌完全松弛，大便干便秘，大便稀时则失禁。如脊髓、马尾神经不全断裂或脊髓压迫，可致不同程度的括约肌功能丧失。

e. 自主神经功能：在脊髓损伤的早期，损伤平面以下表现为无汗、皮肤划痕试验阴性、血管舒缩功能障碍，可致静脉及淋巴回流不畅，下肢可有水肿，胃肠道蠕动减弱，产生不同程度的腹胀。

4）X线检查：既可判断脊柱损伤的部位、类型、程度和移位方向，又可间接了解脊髓损伤平面，估计其损伤程度。当致伤暴力结束后，移位的骨折脱位可因肌肉收缩或搬运而自行复位，虽然脊髓损伤很重，但X线片却不能显示骨折移位情况，因此X线片必须与临床相结合，才能做出正确的诊断。

5）CT检查：可显示X线片不能显示的骨折、椎管形态及骨块突入侵占情况，对检查脊柱、脊髓损伤特别重要。

6）MRI：能清楚地三维显示脊柱及脊髓改变和其相互关系，尤其对软组织如椎间盘突出移位，脊髓受压的部位、原因、程度和病理变化的判断十分准确。

7）电生理检查：最主要的目的是确定截瘫程度。完全性脊髓损伤时SEP无诱发电位波出现，不完全损伤时，则可出现诱发电位，但波幅降低和（或）潜伏期延长，其中尤以波幅低意义更大。

8）腰椎穿刺及奎肯施泰特试验：在脊柱脊髓损伤时，进行腰椎穿刺及奎肯施泰特试验，可帮助确定脑脊液的性质和蛛网膜下腔是否通畅，了解脊髓损伤程度和决定是否手术减压。在脊髓损伤早期，如为脊髓震荡或脊髓水肿，脑脊液多澄清，少数有蛛网膜下腔出血者，脑脊液混有不同数量的血液，陈旧者可呈褐黄色。蛛网膜下腔梗阻的轻重与脊髓受压程度虽有密切关系，但并非总能反映脊髓损伤情况，如脊髓横断伤，在搬动病人时，移位的椎体已经复位，虽原来可能有完全性梗阻，但检查时脑脊液通畅或仅有轻度梗阻。单纯脊髓水肿也可能引起完全梗阻，随着血肿吸收和水肿消退，原来是完全性梗阻的可变为部分性，或虽为部分性，但趋减轻。如无改善，或恢复到一定程度不再进展，可能还有一定程度的实质性压迫，应考虑手术治疗。总之，不能单纯依靠奎肯施泰特试验结果，而应结合损伤程度、类型、临床表现、影像学检查及病情发展等进行全面考虑，才能做出正确判断。

9）颈脊髓造影：主要是通过导管向脊髓腔内注入碘作为对比剂，从而显示脊髓的形态和功能定位，临床上主要用于判断脊髓损伤、脊髓空洞症等疾病。

10）椎间盘造影：对急性颈椎骨折脱位病人进行脊髓造影有一定危险，而椎间盘造影则较为安全。大谷氏对单发性椎体压缩性骨折的上下椎间盘进行造影检查，发现合并有椎间盘损伤者的比例很高，若不予处理，日后必将导致椎间隙狭窄而成为颈椎病。此外，对有严重神经症状而X线片未能显示有骨折、脱臼的病人，应该想到其为外伤性急性颈椎间盘突出症的可能性。

11）选择性脊髓动脉造影：颈脊髓前动脉的显影率在行双侧椎动脉造影时为50%，在行两侧甲状颈干动脉造影时为 80%。应用选择性脊髓动脉造影的 X 线片放大技术对研究脊髓细微血管的改变帮助很大，脊髓外伤以后，患者常伴有血管的改变，对预后的估计都有帮助，若怀疑有血管损伤而应用常规方法未能发现问题，可行脊髓动脉造影。

12）体感诱发电位：应用电刺激周围神经时，在皮层的相应感觉区可记录出感觉诱发电位。脊髓损伤时，用以判断脊髓功能和结构的完整性，以及对预后的估计有一定帮助。

体感诱发电位对截瘫预后的估计：①于受伤 24 小时以后进行检查，根本不能引出诱发电位者，截瘫患者多半不能恢复正常。②伤后即能引出诱发电位，或者开始不能引出，后来却能引出异常诱发电位者，包括潜伏期延长、波形变异，波的持续时间延长、波幅减低，表明截瘫患者的功能可有部分恢复。③不完全截瘫患者感觉存在，可引出其正常诱发电位，对预后的估计没有帮助。

估计体感诱发电位时应考虑以下影响因素：①病人在接受检查时的精神状态，过度紧张或呈睡眠状态对此均有影响。②头皮引导电极安放的位置不准，不在皮层代表区头皮的相应部位。脊髓内镜检查还处于实验阶段。脊柱损伤时，应用直径为 1.9mm 的脊髓内镜可直接观察黄韧带、硬膜外腔、蛛网膜下腔、马尾及其伴行的血管，甚至可穿透硬膜前壁观察硬膜外腔的前间隙，对了解马尾神经的损伤情况有所帮助。

13）放射性同位素脊髓显影术：同位素、脊髓显影检查法，目前尚处于研究阶段，多用于诊断脊髓外伤并怀疑有脊髓血管畸形的病人。

14）H 反射测定法：用单一脉冲电流刺激周围神经，可在相应肌腱部位记录到，一个潜伏期较短的电反应变化波。这是运动神经纤维受到刺激后引起的直接电反应，称为 M 波。在这以后，经较长的潜伏期出现第二个肌电反应。这是由于感觉神经纤维受到刺激后，通过脊髓中枢兴奋运动神经元引起的反射性肌电反应，即为"H"反射。这一检查方法是用于判断脊髓灰质是否完整的有效方法。

3. 鉴别诊断

（1）脑外伤　有头部外伤史，一般均伴随意识障碍和头痛、头晕、喷射样呕吐等颅内压增高表现。应注意询问受伤经过和伤后意识状况，并仔细进行脑神经检查，CT 及 MRI 常有助于明确诊断。

（2）脊髓出血性疾病　可为脊髓内出血、蛛网膜下腔出血、硬膜下或硬膜外出血。多有血管畸形、动脉硬化、血液病病史。一般起病急，多有根性疼痛，运动及感觉障碍范围随解剖部位有所不同，膀胱直肠括约肌障碍也属常见。蛛网膜下腔出血有脊膜及神经根刺激症状，脊髓内与硬膜外出血常有脊髓压迫表现。病人无或只有轻度脊柱损伤，而脊髓损伤累及节段多，进行性加重是其临床特点。

（3）癔症性瘫痪　偶见。正常生理反射存在、浅反射活跃或亢进、病理反射阴性为此症的特征之一。须在认真除外其他器质性病损的前提下慎重诊断。

（4）脊椎结核　可引起截瘫，但无明显外伤史，病程进展缓慢，可见椎体破坏，椎间隙变窄，且有椎旁脓肿，并伴有低热、消瘦、血沉增快等临床表现。

（5）脊椎肿瘤　可引起截瘫，无外伤史，病程缓慢，椎体有破坏，但椎间隙一般不变窄，无椎旁脓肿伴有恶病质表现。

（6）颈椎病　可引起截瘫，多见于中老年人，无明显外伤史，椎体前后缘及小关节均有增生，钩椎关节变尖，椎间隙可变窄等。

三、治疗

1. 整复方法

对于外伤性截瘫患者，脊柱骨折脱位是引起截瘫的主要原因，恢复脊柱直观形态是脊髓减压的最直接有效的途径，常用的脊柱复位方法：①颈椎稳定性损伤可采用 Glisson 带牵引术。②颈椎不稳定性损伤常用颅骨牵引法。近年来国外一些学者采用 Halo-头盆环牵引装置，并认为其具有高度的稳定性和牵引作用。③寰枕联合处高位颈椎损伤，头颅在脊柱上方保持中立位比任何牵引或手法复位更为重要。④胸、腰椎骨折脱位可根据不同的情况采取卧床休息、悬吊牵引、闭合手法复位和姿势复位法（以上具体方法可见前面脊柱骨折部分）。以上方法不成功或症状加重，则采取手术疗法。

2. 预防与调护

应建立与遵守安全防范规章制度，尽可能避免发生外伤性截瘫。一旦发病，脊髓损伤的一系列并发症不仅给患者日常生活带来很大不便，也是危及其生命的严重问题，因此，调护的重点在于积极主动地预防并发症的发生，及早发现并加以治疗。

3. 练功活动

强调损伤患者的康复应从伤后之日开始。早期练功可促进全身气血运行，加强新陈代谢，提高机体抵抗力，防止肺炎、褥疮、尿路感染等并发症，是调动患者主观能动性去战胜截瘫的一项重要措施。被动活动肢体可防止肌肉挛缩、关节僵硬，未瘫痪肌肉的主动锻炼对防止肌肉萎缩是十分重要的。由于患者存在不同程度的肌肉瘫痪，其每一个动作和做每一件事，都要经过训练及锻炼才能逐步学会，坚持循序渐进，活动范围及活动量由小到大、持之以恒的原则，经过康复治疗的截瘫患者能够逐渐生活自理，参加工作及进行体育锻炼等社会活动。现代康复治疗已经是截瘫治疗过程中很重要的、不可缺少的一个组成部分。

（1）主动训练 早期平卧可进行双上肢自由伸屈，活动肩、肘关节。晚期脊柱骨折愈合良好后，可取平卧位，并增加双上肢活动量，伤者可进行一些日常生活训练，如进餐、穿衣、练习写字等。每日早、中、晚进行，病人平卧，做深呼吸运动，每次5～10分钟，能促进肺扩张，有利于肺部气体交换，防止肺不张和坠积性肺炎。病情许可时，鼓励病人在床上自由翻动，定时变换体位，防止尿中沉渣成团而形成尿路结石。

（2）被动锻炼 截瘫病人主要是双下肢功能障碍，家属必须帮助伤者进行功能锻炼。在活动双下肢前，先用温水浸泡和擦洗关节及肢体，以促进关节及肢体血液循环，使肌腱和软组织软化，便于活动。浸泡和擦洗完毕，再按摩肢体肌腱和肌肉，促使肌腱和肌肉松弛，再行关节活动。活动下肢时可由远到近，由趾端、踝关节开始。踝关节可行背屈、内收、外展。膝关节可行伸屈活动，髋关节先行抬腿运动，再行内收外展活动，每日2～3次，每次10～15分钟。对不完全性截瘫伤者，制备双拐训练下肢功能等。根据伤者爱好，合理安排每日起居生活及锻炼时间等。康复指导的目的是帮助伤者的肢体功能恢复至最佳状态，并使伤者认识到做好不同康复期功能锻炼的指导，对保证手术效果也起着决定性作用。

四、特色治疗方法

1. 刘永军运用中药治疗外伤性截瘫经验

药物：鹿角、龟甲、枸杞子、丹参、川芎、穿山甲、伸筋草、血竭、杜仲等中草药组成，根据不同时期及症状，随症加减。

方法：每日 1 剂，水煎服。

2. 张海深运用中药治疗外伤性截瘫经验

药物：黄芪 30～90g，桂枝 20～30g，赤芍 30～40g，白芍 20～30g，怀牛膝 20g，炒山甲 10～15g，鹿角胶 10g（烊化），水蛭 15g，地龙 20g，全虫 10g，蜈蚣 2 条，骨碎补 15g，金银花 30g，赤小豆 40g，地鳖虫 10g，胆南星 10g，伸筋草 15g，天竺黄 10g，甘草 10g，小麦 60g，大枣 10 枚为引。

方法：每天 1 剂，水煎，早、晚各 1 次分服。二便潴留者加枳实 10g，厚朴 10g，大黄 15～25g（后下），车前子 30g（包煎）；腰膝酸软，畏寒肢冷，小溲清长者加杞果 30g，肉苁蓉 15g，淫羊藿 20g；舌质红、苔光者加生、熟地黄各 30g，山萸肉 15g，石斛 20～30g。

3. 王集勇等运用中药治疗外伤性截瘫经验

药物：生川乌、生草乌、生附子、党参、丹参各 20g，黄芪 30g，当归、续断、威灵仙、杜仲、三七各 15g，蒲黄、甘草各 5g。

方法：每日 1 剂，其中生川乌、生草乌、生附子先煎沸 3 小时后再加入其他药继续煎，服后根据患者是否唇舌麻木等不良反应调整生川乌、生草乌、生附子的剂量，连续用药 10 天休息 1 天，用药期间密切观察不良反应，据此调整剂量及是否继续用药。

五、现代研究进展

蒋为等[1]针灸联合物理疗法收到良好的治疗效果，能够显著改善患者感觉和运动功能。

孙朝润[2]中西医结合治疗外伤性截瘫对 24 例外伤性截瘫患者进行中西医结合治疗，中医对急性期、早期采取通督活络、活血化瘀；中后期用补养肝肾、强筋健骨，西药主要是神经营养剂，配合针刺、穴位注射和功能锻炼，有显著的疗效。

参 考 文 献

[1] 蒋为，刘熙. 针灸联合物理疗法对外伤性截瘫患者康复效果的研究 [J]. 实用临床医药杂志，2015，19（24）：35-38.

[2] 孙朝润. 中西医结合治疗外伤性截瘫的体会 [J]. 第六届中医特色诊疗学术会议：2013，138-140.

第四节　骨 盆 骨 折

骨盆骨折（pelvic fracture）主要由于压砸、轧碾、撞挤或高处坠落等损伤所致，多系闭合性损伤，亦可肌肉剧烈收缩发生撕脱骨折。枪弹、弹片等火器伤所致者为开放性骨盆骨折，常合并有腹腔脏器损伤。盆壁的血管及静脉丛很多，骨盆骨折常合并有大量出血，休克发生率很高，为一种严重损伤。近年来随着交通事故的增多，高能量损伤致严重骨盆骨折日益增多。

一、病因病机

中医理论认为脊柱或骨盆骨折后，大多恶血内留，蓄于下焦，致使腑气不通，气机郁滞，故而出现腹胀或腹痛之症。下焦血瘀气滞，可致大肠传导失司，推陈无力，故有便秘、大便不通之症。甚则瘀而化热，灼伤肠中津液，则大便干结更甚，下焦蓄血，亦可致气化失司，可有小便不通，正如《素问·缪刺论》所说"人有所堕坠，恶血留内，腹中满胀，不得前后，先饮利药。"由于瘀血阻滞，一则阻滞阳气之运行；二则气随血脱而致阳气虚弱，使膀胱气化无权，开合失司所致。故排尿困难。

1. 损伤机制

（1）稳定性骨盆骨折　骨盆环的一处或几处发生骨折，但骨盆环的稳定性未遭受破坏，此类骨折骨折线走向几乎不影响负重，合并症少，治疗容易，预后较好。属于此类骨折的有以下几种。

1）前环耻骨支、坐骨支骨折、耻骨联合分离，或三者同时发生。耻骨支是骨盆环的结构弱点，骨盆受损伤时，耻坐骨支骨折的发生率最高，占骨盆骨折的 3/5～2/3。不论单支或多支、单侧或多侧骨折，由于骨盆后环未遭破坏，骨盆的稳定性仍旧保持，一般无须整复骨折，经卧床休息可痊愈。

2）髂骨翼裂隙骨折：常因直接暴力损伤所致，因髂骨翼内外均有丰厚的肌肉及骨膜覆盖，骨折多无明显移位或轻度移位，对骨盆环稳定性无大影响；但因为松质骨，出血较多。

3）撕脱骨折：多见于青少年，运动损伤。常由于突然而未加控制用力，肌肉猛烈收缩，将股部长而有力的肌肉从骨盆起点处连同一部分骨质撕脱下来，常见的有髂前上棘、髂前下棘、坐骨结节撕脱骨折。这些骨折对骨盆环的稳定性没有影响，将肢体置于该肌肉松弛位，可近于复位。

4）骶骨横行骨折：多由后仰坐倒所致，故常发生在两骶髂关节下缘联线水平以下，可有轻度向前移位。

5）尾骨骨折或脱位：单纯骨折者少见，多伴有脱位。部分女性尾椎发育畸形呈钩状，易与脱位混淆，在确定是否为新鲜损伤时应以临床体征为主。

（2）不稳定骨盆骨折　骨盆的前环与后环联合损伤并发生移位，使骨盆的稳定性遭到破坏，常伴有盆壁软组织损伤，如尿道、直肠、阴道、神经等。前已述及，骨盆结构的稳定性主要取决于后环的完整，按后环损伤部位，不稳定骨盆骨折分为以下几类。

1）骶髂关节脱位：骶髂关节的上半部为韧带关节，无软骨关节面，在骶骨与髂骨之间有许多突起与凹陷，互相嵌插借纤维组织相连，甚为坚固。骶髂关节的下半部有耳状软骨面、少量滑膜及前后关节囊韧带，是真正的关节，比较薄弱。常见骶髂关节脱位，又分为 3 种：①经耳状关节与韧带关节脱位；②经耳状关节与骶1、2 侧块骨折发生脱位；③经耳状关节与髂骨翼后部斜行骨折发生脱位。前两者脱位的骨折线与身体长轴平行，脱位的半侧骨盆受腰肌及腹肌牵拉，向上移位，很不稳定，不易保持复位。后者髂骨翼后部斜行骨折线，对脱位半侧骨盆向上方移位有一定阻力。

2）骶髂关节韧带损伤：施加于骨盆的暴力，使骨盆前环发生骨折，使骶髂关节的前侧韧带或后侧韧带损伤，使关节间隙张开，但由于一侧韧带尚存而未发生脱位，骨盆的旋转稳定性部分破坏，发生变形。

3）髂骨翼后部直线骨折：骨盆后环中骶髂关节保持稳定，在该关节外侧髂骨翼后部发生与骶髂关节平行的直线骨折，骨折线外侧的半个骨盆受腰肌腹肌牵拉，向上移位。

4）骶孔直线骨折：骶髂关节完整，在其内侧 4 个骶孔前后孔发生纵向骨折，各骨折线连起来使上 4 个骶骨侧翼与骶骨管分离，该侧半骨盆连骶骨侧翼被牵拉向上方移位，由于骶 1 侧翼上方为第 5 腰椎横突，该侧骶骨翼上移的应力，可撞击第 5 腰椎横突发生骨折。此类型骨折损伤，骨折线与身体纵轴平行，靠近体侧骨盆上移位较多，可达 5cm 以上。复位时需要强大的牵引力。以上四类不稳定骨盆骨折的后环损伤部位，都在骶髂关节或其邻近，其损伤机制及骨盆变形有共同的规律。

5）按损伤机制与骨盆变形可分为压缩型、分离型与中间型 3 种，现分述于下：分离型：

骨盆受到前后方向的砸击或两髋分离的暴力，例如两骶前部着地，两侧髂骨组成的骨盆环前宽后窄，反冲力使着地重的一侧髂骨翼向外翻，先使前环耻、坐支骨折或耻骨联合分离，应力的继续，髂骨更向外翻，使骶髂关节或其邻近发生损伤。骨盆环的变形是伤侧髂骨翼向外翻或扭转，使对侧半骨盆分开，故称分离型或开书型。由于髂骨外翻，使髋关节在外旋位。压缩型：骨盆侧方受到撞击或侧方砸击力，先使其前环薄弱处耻骨上下支发生骨折，应力的继续，使髂骨翼向内压（或内翻），在后环骶髂关节或其邻近发生骨折或脱位，侧方的应力使骨盆向对侧挤压并变形。耻骨联合常向对侧移位，髂骨翼向内翻，骨盆为环状，伤侧骨盆向内压、内翻，使骨盆环发生向对侧扭转变形。中间型：骨盆前后环发生骨折或脱位，但骨盆无扭转变形。在骶髂关节脱位，髂骨翼后部直线骨折及骶孔直线骨折中，均可见到压缩型、分离型与中间型。而骶髂关节韧带损伤则无中间型，其压缩型，骶髂关节后侧韧带损伤，前环耻、坐骨支骨折，骨盆向对侧扭转变形；其分离型，骶髂关节前面韧带损伤，前环耻、坐骨支骨折，伤侧髂骨翼外翻，骨盆向伤侧扭转变形。

（3）骶骨骨折 多由直接打击、挤压砸击所致，轻者骶骨发生裂隙骨折，未发生移位者不影响骨盆的稳定性。严重者则发生变位及前环骨折，成为不稳定骨盆骨折。由于骶骨管中有马尾神经存在，移位骨折可致马尾神经损伤。Denis 等将骶骨骨折分为三区：Ⅰ区为骶骨翼骨折，不累及骶孔或骶骨体，腰 5 神经根从其前方经过，可受到骨折的损伤。Ⅱ区骶骨孔区骨折，此骨折开始于骶骨翼延伸到或进入骶 1、2、3 孔区，但不累及骶管。可损伤坐骨神经，但一般无膀胱功能障碍。Ⅲ区为骶管区，骶管骨折移位可损伤马尾神经，其表现为骶区肛门会阴区麻木及括约肌功能障碍。

2. 骨折类型

骨盆骨折的分类骨盆骨折的分类方法很多，目前的分类系统集中于损伤机制上。以往根据部位分为：①撕脱骨折；②骨盆环的孤立性骨折；③骨盆环的双骨折或骨折脱位；④骶、尾骨骨折；⑤髋臼骨折合并股骨头中心性脱位。这种分型对合并损伤和估计预后有指导意义。另外，按损伤机制与骨盆变形程度可分为压缩型、分离型与中间型。

二、诊断

1. 临床表现

本病需从 3 个方面来观察与检查。

（1）骨盆骨折本身

1）稳定性骨折：单纯耻骨支骨折（单侧或双侧）疼痛在腹股沟及阴部，可伴内收肌痛。髂前部撕脱骨折常有皮下溢血及屈伸髋关节时疼痛。骶骨、髂骨的局部骨折表现为局部肿痛。

2）不稳定骨折：耻骨联合分离时，可触到耻骨联合处的间隙加大及压痛。在骶髂关节及其邻近的纵行损伤，多伴有前环损伤，骨盆失去稳定，症状重，除疼痛外，翻身困难甚至不能，后环损伤侧的下肢在床上移动困难。由于骨盆至股骨上部的肌肉（如髂腰肌、臀肌等）收缩时，必然牵动稳定性遭到破坏的骨盆环，使脱位或骨折处疼痛，致该下肢移动困难。在分离型损伤中，由于髂骨翼外翻，使髋臼处于外旋位亦即该下肢呈外旋畸形。

以下两个体征有助于压缩型骨折或分离型骨折的鉴别：脐棘距，由肚脐至髂前上棘的距离。正常两侧相等，在压缩型骨盆后环损伤，伤侧髂骨翼内翻（内旋或向对侧扭转），其脐棘距变短，短于对侧，在分离型骨折，伤侧髂骨外翻（外旋或向同侧扭转），其脐棘距增大，长于对侧；髂后上棘高度：患者平卧，检查者双手插入患者臀后触摸对比两侧髂后上棘的突出程度及压痛，除髂骨翼后部直线骨折对髂后上棘无影响外，在压缩型骨折，由于髂骨内翻，伤侧髂后上棘更为突出且压痛。在分离型，髂骨翼外翻，伤侧髂后上棘较对侧为低平，亦压痛。如有明显向上移位，亦可感到髂后上棘位置高于对侧。

其他一些检查如"4"字试验、扭转骨盆、骨盆分离试验等，由于疼痛故急性严重骨盆骨折病例均不便应用，以免继发医源性损伤。

（2）合并损伤及并发症的表现

1）休克：多见于平时交通事故等外伤。休克的原因除合并内脏损伤外，主要是创伤出血，其来源有三，即海绵骨骨折、盆壁静脉丛（因其无静脉瓣）及盆腔内中小血管损伤。出血量可达 1000ml 以上，积聚于后腹膜后，患者可表现为轻度或重度休克。同时合并尿道或膀胱损伤者，前列腺丛也可有大出血，形成巨大腹膜后血肿，阴囊、腹股沟及臀部溢血是内出血的重要体征。严重休克为骨盆骨折患者死亡的主要原因。因此，对骨盆骨折病例，首先要检查血压、脉搏、意识、血红蛋白、血细胞比容等，以便对有休克者及时救治。

在地震伤骨盆骨折中，很少出血性休克，究其原因，考虑与损伤之特点有关。在交通事故中，当致伤力使骨盆发生骨折后，由于暴力继续或人体继续变位（如摔出去），使已骨折并失去稳定性的骨盆继续变位，因而损伤盆壁静脉丛及盆腔血管的机会增多，损伤盆腔内脏直肠肛管的机会亦多，故出血性休克多。在地震伤则不然，当被倒塌建筑物砸击骨盆骨折后，由于将人体压住不再移动，已骨折失去稳定的骨盆也不再变位，骨折脱位虽很重，但由于不再变位，故损伤盆壁静脉丛及盆腔血管的机会少，很少发生出血性休克。同理损伤直肠肛管等内脏机会亦少。

2）腹膜后血肿：为骨盆骨折出血的局部表现。小者可局限于盆腔，大者向上可至膈下。由于腹膜后间隙内的神经丛特别丰富，所以腹膜后血肿可引起腹膜刺激症状，类似腹腔脏器损伤，将腹膜后血肿作为急腹症行剖腹探查者屡有所见。下述几点可有助于腹膜后血肿与腹腔脏器损伤的鉴别诊断，以避免不必要的剖腹探查手术。

单纯腹膜后血肿引起的腹肌紧张和压痛，越近后腰部越明显，越近前腹部越轻微。且多局限于伤侧及下腹部，有时局部可稍隆起。腹肌紧张程度于深呼吸时检查常可减轻。腹腔内脏损伤则可引起全腹肌紧张和压痛，肌紧张程度较重，有时可达"板样"程度，腹部呼吸常减弱或消失。

腹膜后血肿得叩诊浊音区，不因体位改变而移动，肝浊音区不变，听诊时肠鸣在伤侧可减弱或消失。而腹腔脏器伤之出血，可出现移动性浊音，胃肠穿孔者并有肝浊音区消失。

腹腔穿刺，如吸出血液或液体对诊断腹腔脏器伤很有价值，但须注意假阳性，因在巨大腹膜后血肿隆起靠近前腹壁者，亦可吸出血液。

3）直肠肛管损伤及女性生殖道损伤：坐骨骨折可损伤直肠或肛管，女性生殖道在膀胱与直肠之间，损伤其生殖道常伴有该道前方或后方组织的损伤。伤后早期并无症状，如直肠损伤撕破腹膜，可引起腹内感染，否则仅引起盆壁感染。阴部检查及肛门指检有血是本合并伤的重要体征。进一步检查可发现破裂口及刺破直肠的骨折断端。早期检查出这些合并伤，是及时清创、修补裂孔、预防感染的关键。延误发现及处理，则感染后果严重。因此对骨盆骨折病例，必须检查肛门及会阴。

4）尿道及膀胱损伤：是骨盆骨折常见的合并伤。尿道损伤后排尿困难，尿道口可有血流出。膀胱在充盈状态下破裂，尿液可流入腹腔，呈现腹膜刺激症状。膀胱在空虚状态下破裂，尿液可渗出到会阴部。因此应检查会阴及尿道有无血液流出。

5）神经损伤：骨盆骨折由于骨折部位的不同，神经损伤的部位也不同。骶骨管骨折脱位可损伤能够支配括约肌及会阴肌的马尾神经。骶骨孔部骨折，可损伤坐骨神经根。骶1侧翼骨骨折可损伤腰 5 神经。坐骨大切迹部或坐骨骨折，有时可伤及坐骨神经。耻骨支骨折偶可损伤闭孔神经或股神经。髂前上棘撕脱骨折可伤及骨外皮神经。了解上述各神经所支配的皮肤感觉区与支配的肌肉，进行相应的感觉及运动检查，可以做出诊断。

6）大血管损伤：偶尔骨盆骨折可损伤髂外动脉或股动脉。损伤局部血肿及远端足背动脉搏动减弱或消失是重要体征。因此，对骨盆骨折病例应检查股动脉与足背动脉，及时发现有无大血管损伤。

7）腹部脏器损伤：骨盆遭受损伤发生骨折时，亦可伤及腹部脏器，除上述骨盆骨折的并发伤之外，可有实质脏器或空腔脏器损伤。实质性脏器损伤表现为腹内出血，可有移动性浊音体征。空腔脏器破裂，主要是腹膜刺激症状及肠鸣音消失或肝浊音界消失。腹腔穿刺检查有助于诊断。

（3）影像学检查　骨盆骨折的影像学检查是了解骨盆环损伤的重要环节。多数骨折可应用前后位 X 线片指导治疗。但单纯依靠此片可能遗漏后侧结构损伤。为获得骨折多方向损伤资料，可加照骨盆入口、出口位 X 线片，或行 CT 检查。清晰的前后位片能较好地显示耻骨联合分离、耻坐骨骨折、髂骨骨折、骶髂关节损伤、骶骨骨折等。仔细阅片有可能发现存在的不稳定的细微征象。

X 线表现：单纯前环损伤，耻骨支骨折，耻骨联合分离及撕脱骨折的 X 线表现，无须赘述，现仅将几种类型骨盆后环纵行损伤的 X 线表现分述于下。

1）骨盆后环损伤：骶髂关节脱位及髂骨翼后部直线骨折易于辨认，脱位及骨折移位程度容易测量。骶孔直线骨折，由于骶髂关节并无脱位，骶孔外缘骨折线又很不清楚，易被忽略。但如仔细比较两侧髂骨翼高度及低骨侧块高度，则可见第 4 骶骨侧块有骨折线。以腰横突为标准，骨折侧的髂骨翼上移，骶骨侧块更接近腰横突。如腰横突有骨折并向上方移位，则说明系此种骨折。此类骨折易于误诊，应予特别注意。

骶髂关节韧带损伤，由于没有脱位，X 线表现不明确，亦易被忽略，仅看到前环耻骨支骨折，被作为稳定性骨折。但如仔细对比两侧骶髂关节的间隙，在压缩型可见骶髂关节后前侧韧带撕伤，关节后面略有张开；在分离型，前侧韧带损伤，关节前面略有张开，髂后上棘并可稍稍向后方移位。而这均表现为关节间隙略有增宽。再加以骨盆变形及前环损伤，可以判定为骶髂关节韧带损伤。

2）骨盆扭转变形：在压缩型，后环损伤侧的髂骨翼向内旋，在正位 X 线片，其髂骨翼宽度比对侧窄（测量髋臼上方髂骨或骶髂关节至髂前上棘之距离）。由于髂骨扭转，其闭孔由斜变正，显像大于对侧，耻骨联合被挤离中线，向对侧移位。伤侧髂骨向上脱位或移位多者可造成耻骨联合上下分离。在分离型，后环伤侧髂骨翼向外旋，由斜变平，显像宽于对侧，并牵拉耻骨联合离开中线向伤侧移位或分离，外旋髂骨的闭孔更斜，故显像比对侧小。中间型可有骨折脱位，但无髂骨扭转，耻骨联合仍居中。

3）前环损伤：耻骨上下支及坐骨下支的骨折与单纯前环损伤的骨折相比并无特殊，但变位则有不同。在压缩型，如无耻骨联合向对侧移位，则可见耻坐骨支骨折处发生重叠。在分离型，耻坐骨支骨折，发生在后环损伤的同侧者，如无耻骨联合的同侧移位或分离时，则可见耻坐骨支骨折的分离。在中间型则无耻坐骨支骨折的重叠或分离。不论何型，如伤侧髂骨向上移位明显且无耻骨联合上下分离时，耻骨坐支骨折处，发生上下分离。根据 X 线片以上 3 个方面的表现，上述各类型是易于辨认的。

其他检查：CT 检查有助于区别骨盆变形。对于大血管或中等血管损伤，可行动脉插管造影检查，多可从股动脉插管，通过动脉造影可检出出血的血管及部位，对中等血管出血也可做栓塞止血治疗。近年来，随着影像学技术的发展，螺旋 CT 三维重建技术越来越多地应用于骨盆骨折的诊断，它利用表面轮廓重建技术和容积性重建技术，将保留的 CT 扫描物体的表面数据或扫描物体的内、外部所有数据，经过软件处理，以不同的灰白度、颜色透明度来量化密度，从而形成了清晰逼真的三维立体图像，使骨盆完整、直观、立体地展现出来，并且可以使图像任意轴向和角度旋转，选择暴露病态的最佳视角观察。

2. 诊断要点

明显外伤史，骨盆骨折的症状体征、合并损伤及并发症的表现，X 线表现可确定骨折的类型。

3. 鉴别诊断

（1）恶性肿瘤　青少年坐骨结节骨骺撕脱骨折后可形成过度的骨痂或骨化性肌炎，从而坐位时感局部刺激或疼痛，易误诊为恶性肿瘤，根据病史、X 线片及切片活检可资鉴别。

（2）急性腹膜炎　骨盆骨折引起腹膜后血肿时引起腹肌紧张和压痛，但多局限于伤侧及下腹部，有时局部可稍隆起，腹肌紧张程度于深呼吸时检查常可减轻。腹膜后间隙注射 0.25% 普鲁卡因 150～200ml 后症状可大为减轻或消失。

三、治疗

1. 整复方法

采用胫骨结节或股骨髁上持续骨牵引，以达到骨盆骨折逐渐复位与固定，是最基本、最常用和安全的方法。具体应用时，还需根据骨折类型、骨盆变位情况、X 线片指导，给予相应的牵引。

分离型者，可加用一骨盆兜带悬吊骨盆，使外旋之骨盆合拢复位压缩型骨盆骨折，使用骨盆兜带牵引，有加重压缩移位的可能，应禁用。并且若压缩移位不纠正，因骨折端重叠嵌插，应用牵引纠正短缩移位亦难以奏效。压缩和短缩移位不予纠正，骶髂关节脱位者将遗留永久性疼痛，短缩畸形严重者将导致跛行，女性患者因骨盆腔变狭小将影响妊娠和分娩。故复位时应首先纠正压缩移位，然后再牵引纠正短缩移位。可在牵引的同时应用"4"字手法，即腰椎麻醉成功后，患者取仰卧位，骶尾部垫薄枕，助手按压固定健侧髂前上棘，术者将患髋屈曲外展，膝屈曲置于健侧膝关节前面，两腿交叉呈"4"字形。术者一手按患膝向下，另一手扳拉患侧髂前上棘向外用力，直至两侧脐棘距相等，然后对抗牵引患肢矫正向上方移位。复位成功后患者平卧硬板床，患侧骶髂关节处略垫高，患肢外展外旋各 30° 位牵引 4～6 周，可纠正残余移位，并可预防再移位。8～16 周后方可负重行走。

中间型骨盆骨折，半侧骨盆向上方移位及轻微扭转变形者，可选用单纯持续骨牵引。对骨盆多发骨折，可根据 X 线片所示骨盆变形及骨折移位情况，给予相应的牵引，力争较好的复位。

（1）稳定性骨盆骨折

1）如单纯前环耻骨支坐骨支骨折，不论单侧或双侧，除个别骨折块游离突出于会阴部皮下需手法压回，以免畸形愈合后影响坐姿之外，一般均无须整复骨折。采取卧床休息 2～3 周，即可开始起坐和下床活动。

2）髂骨翼骨折：单纯髂骨翼骨折，骨折无须复位与固定，只需进行对症处理，卧床休息 4～5 周，逐渐离床步行。如骨片较大，移位严重，血肿机化后，有丰富的新骨形成仍可使骨折愈合，个别情况下，为减少呼吸时腹肌牵拉所致的疼痛与早期功能康复，有学者主张从髂骨外侧切开复位内固定，如应用得当效果较好。

3）髂前上、下棘及坐骨结节撕脱骨折：需松弛牵拉骨折块的肌肉至临床愈合，髂前上、下棘撕脱骨折，患者应屈髋屈膝卧床休息3～4周；坐骨结节撕脱骨折，伸髋伸膝关节卧床休息3～4周以后下床活动，3个月即可恢复功能。

4）骶骨横行骨折：无移位或移位轻微者，无须特别处理。早期只需卧床休息，避免触碰，坐位时加用气圈保护。如骨折端向前移位明显，可用手指从肛门内向后推挤，使其复位。

5）尾骨骨折或脱位：尾骨骨折（无论有无移位）或脱位，无须特殊治疗，仅卧床休息2～3周即可。休息期间注意避免大便秘结，定时用力做排便动作，坐位时垫气圈1～2个月。值得一提的是，以往教科书均主张有移位骨折、脱位者，用手指肛门内复位。但尾骨完全骨折或尾骶关节损伤后，肛提肌、尾肛肌和肛门括约肌的作用，使尾骨有不同程度的向前移位，手指复位事实上难以成功，由于尾骨后方缺少拮抗肌，又无可靠的固定方法，手指拔出后再移位是必然的。因此肛指复位不仅没有必要和不能奏效，还有增加病人痛苦和再创伤的弊病。局部封闭部分患者疼痛消失，经治疗"尾骨痛"不减轻者，可考虑手术切除尾骨。

（2）不稳定骨折　强调早期复位。对骶髂关节脱位行骨牵引，对耻骨联合分离行骨盆悬吊。

骶髂关节脱位：在3种脱位形式中，经真正关节及韧带关节脱位与经1～2骶骨侧块骨折脱位均很不稳定。牵引重量应大，占体重的1/7～1/5为宜，一般无过度牵引，且6周之前不应减重，以免在韧带完全愈合前，又向上方脱位。牵引应不少于8周。重量轻、减重早是再脱位的主要原因。

伤后1周内可在硬膜外麻醉下手法复位，以脐髂距及髂后上棘两侧相等为复位标志，再以X线检查证实。复位方法如下：麻醉生效后，患者平卧于病床上。行患侧股骨髁上骨牵引术。术毕一助手牵引脱位侧下肢，另一助手在两腋做对抗牵引，嘱助手逐渐增加牵引力量。术者双手把持患侧髂后上棘与髂棘，一边向足端推挤髂骨，一边向腹侧提拉髂骨，使向上、向后方移位的髂骨复位。在施行过程中，听到弹响，提示骶髂关节复位。于髁上骨圆针放置牵引弓，行骨牵引，重量为体重的1/6。床头摄骨盆平片，X线片示复位满意后继续牵引，3个月后拆除牵引，扶拐下床活动。

骶髂关节韧带损伤型骨盆骨折：治疗目的主要是纠正骨盆扭转变形，使骶髂关节韧带在恢复原位下愈合。因此，对压缩型应手法矫正，腹带固定，卧床6～8周或下肢牵引6周，以后者可靠。对分离型手法侧方挤压矫正，骨盆悬吊6周，或下肢内旋矫正髂骨翼外翻后，内旋位石膏裤固定6周。

骶孔直线骨折：因其特点是向上错位并海绵骨骨折，愈合快，故早期闭合复位并骨牵引为恰当的治疗方法。治疗延误1周以上，将难以复位，牵引重量要大，达体重近1/5为好，牵引6周，不减重以防再移位。对压缩型或分离型的骨盆固定，同骶髂关节脱位的同型者。

髂骨翼后部直线骨折：骨折的移位不大，髂骨内翻或外翻畸形亦较轻，故复位较易。用牵引复位并保持。对压缩型及分离型的矫正，同骶髂关节脱位之同型者，但矫正力不必过大，以防过度。海绵骨折愈合快，维持牵引6周即可，复位不完全者，后遗疼痛亦不多。

耻骨联合分离的治疗：合并于骨盆后环损伤的耻骨联合分离，有上下分离与左右分离两种，后者见于分离型损伤中，于整复骨盆后环骨折脱位时，耻骨联合的分离即行复位。单纯耻骨联合的分离均系分离型骨折。耻骨联合左右分离，以手法侧方挤压复位并用骨盆悬吊保持，或用环形胶布加腹带固定多可成功。但均需在早期施行。

2. 固定方法

骨折外固定术始于1840年的Malgaine，而利用外固定架治疗骨盆骨折始于20世纪50年代的Pennal和Sutherland。70年代Stätis和Karaharju将外固定架结构进行改进，使其更稳定，并广泛用于临床。70年代孙锡孚参照Hoffmanm骨盆架设计出"A"字形和梯形骨盆外固定架，本支架适用于各种类型骨盆骨折脱位及合并出血性休克、多发骨折或内脏损伤者。采用此支架治疗，卧床4～6周即可戴支架下地行走，使有关卧床并发症及因复位不好引起的相关后遗症大大减少。80年代意大利Bastiabi设计单侧骨盆外固定架，由于这两种外固定架结构所限，都不能完全控制单侧骨盆三维方向移位，但它适用于Tile分类和Ⅱ型骨盆骨折，对Ⅲ型效果并不理想；常需要加骨牵引；对髋部骨折更是无效。故有人主张手术治疗，且优良率达81.6%，但在基层医院难以开展这类复杂的手术。

1）急诊复苏期任何类型不稳定骨盆骨折均可采用外固定架固定。目的在于稳定骨折，控制出血，增加复苏成功率。此时外固定也许仅为暂时固定。待病情稳定后再行切开复位内固定。

2）稳定性骨盆骨折畸形明显者，往往造成骨盆容积明显减小。可采用小切口复位外固定架固定术。

3）Tile B型骨折。由于骶髂关节后侧复合结构完整，无垂直方向移位，是外固定术最好适应证。

Tile B1"开书"型骨折。骶髂关节前韧带断裂，骶髂关节后侧有完整的"张力带"，依靠复位后的关书样作用力固定，骨盆穿针后适当加压稳定可靠。

Tile B2侧方挤压内旋型骨折（关书样骨折）。髂骨翼完整复位后行开书样固定。髂骨翼压缩明显，复位后中立位固定且应辅以患侧下肢牵引。利用骶髂关节后完整韧带群的协同作用，骨盆环亦可获得满意固定。

4）Tile C型骨折。骨盆前后结构均被破坏，存在旋转和垂直不稳定，骨盆呈"游离"状态。简单"开书"或"关书"样复位，可能造成后侧结构进一步损伤，应于骨盆后侧或髋部应用挤压力复位。单纯依赖的外侧外固定架，固定不可靠。

Tile C1型单侧骨盆不稳定。复位穿针后能利用对侧骨盆作向下向外牵伸维持固定。复位困难或不能维持复位者，加用患肢骨牵引或骶髂关节螺丝钉固定。

Tile C2型骨折。为一侧半盆旋转和垂直不稳定，另一侧仅为旋转不稳定。骨折复位后亦可利用仅有旋转不稳定的半盆来相对稳定存在旋转和垂直不稳定的另半盆。但此时存在明显再移位倾向，所以，应加用骶髂关节螺丝钉固定或于存在垂直不稳定侧下肢行骨牵引。

Tile C3型骨折。双侧半盆均表现为旋转和垂直不稳定，因而无法利用一侧半盆来稳定另一侧半盆。但为了减少骨折的再移位、出血，稳定血流动力学，可暂时行骨盆前环外固定术，同时辅助下肢牵引。有条件时，再考虑内固定治疗。

3. 切开复位内固定

骨盆骨折的固定方法种类繁多，采用手术切开复位，用解剖钢板螺丝钉、加压螺丝钉、钢丝等内固定治疗骨盆联合损伤，其优点是：可以迅速使不稳定骨折获得稳定，对耻骨联合分离效果较好，但骨盆环后段骨折仍有困难，目前除开放骨折、骨折端外露及移位之骨折端刺入膀胱、阴道或直肠内，在清创修补软组织的同时，可行切开复位或骨折端切除外，一般很少应用。

（1）手术适应证　①耻骨联合分离＞3cm；②移位较大的耻骨支骨折；③移位和不稳定的后环骨折，包括髂骨骨折、骶骨骨折和骶髂关节分离。对合并头部、躯干和下肢损伤者，精神病人及老年人不能长期卧床者，适应证可适当放宽。

固定方法和时机选择：通常骨盆前环骨折、耻骨联合分离或髂骨骨折，多采用骨盆钢板螺钉内固定；而骨盆后环骨折脱位的治疗则比较复杂，文献中有钢板螺钉、骶骨棒、骶髂螺钉和张力钢板等方法。由于后环是负重力传导路径，在承载方面作用大，因而生物力学和内固定的研究较多。生物力学研究发现：无论抗压还是抗扭骶髂螺钉固定最稳定。但由于骶髂关节解剖特殊，螺钉位置往往不易准确，极易损伤骶前血管或骶丛。为此，我们主张X线透视下进行手术，可以在手术中直接观察骶椎和椎管，降低了神经与血管损伤的发生率。但由于 X 线照射时间太长，故难以推广应用。CT 引导下的骶髂螺钉内固定可直接观察神经孔的位置，使螺钉打入更准确，并能测量螺钉的长度和大小。骶髂螺钉应用最好在伤后 5 天内进行，时间太长易增加复位难度。如果骨盆前环骨折应先固定前环，然后行骶髂关节螺钉固定，这样骶髂关节常能自行复位。有的情况骶髂关节需要术前进行手法或牵引复位，然后行骶髂螺钉固定。

（2）手术入路及方法 髂腹股沟手术入路，注意保护股外侧皮神经及股动静脉，男性避免损伤精索。用复位钳将骨折及骶髂关节复位，骶髂关节脱位或骶髂关节附近骨折采用 4～5mm 2～3 孔钢板 2 块固定，骶骨侧用 1 枚螺钉，髂骨侧用 1～2 枚螺钉固定。骶髂关节脱位并髂骨或耻骨骨折用拉力螺钉或 3～5mm 钢板固定。骶骨骨折闭合拉力螺钉固定。术后常规放置引流管，24 小时拔除。

骶髂关节损伤用后侧直切口，病人侧卧，骶髂关节脱位或骨折侧在上，显露后复位无大困难，用长 100mm，粗 3.5mm、4.5mm 或 6.5mm 螺丝自髂后骶骨椎体中拧入，对骶骨骨折可自坐骨大孔插入手指触摸复位，亦自髂后向骶骨椎体拧入大螺丝，而 Tile-C 型则用横栓固定双侧后髂骨，自骶后软组织穿过。

对骶髂关节与耻骨联合均有损伤分离较大者，则先将耻骨联合复位钢板内固定，再做骶髂关节复位内固定。根据生物力学测试及临床观察，骨盆前环与后环破裂，需分别固定前环与后环，仅固定骶髂关节不能使耻骨联合稳定。对合并髋臼前柱骨折者，可采用前入路整复前柱及骶髂关节并行内固定。术后处理：4～7 天可以下地，允许患肢负重 15kg，8 周后完全负重。

前方入路整复及固定骶髂关节脱位的方法，因在新鲜骶髂关节脱位，从后方触摸及观察是否复位受到髂后上棘部遮盖的限制。手术操作：患者平卧，患侧髋关节屈曲 90°并内收，以松解髂腰肌及神经血管束，由髂嵴切口向前延长 4～5cm 至腹股沟韧带，将腹肌起点自髂嵴上切开，找出股外皮神经，然后骨膜下显露髂骨内板及骶髂关节前面，骶骨侧显露约 1.5mm 宽，髂骶骨膜前为腰 4～5 神经根但未显示于视野中，以 2～3mm 直径克氏针插到骶骨中做牵开用。检查骶髂关节情况，掉下的软骨予以取出，在直视下搬动活动的髂骨，使骶髂关节复位，可自臀部经皮插入克氏针将骶髂关节暂时固定。用方钢板跨过骶髂关节，每侧各 2 枚螺丝固定，由于钢板为卵圆螺孔，可使骶髂关节在压力下固定，除去暂时固定针，方钢板固定一般 2～3 个月。

通过对唐山地震骨盆后环损伤病人的检查发现，因复位不好而遗留的功能障碍主要有三，即髂痛跛行、伤侧下肢短缩及骨盆扭转变形。疼痛可以是暂时的，随着时间的推移将逐渐减轻；下肢短缩在脱位或骨折移位严重者可达 3cm 以上，并继发骨盆倾斜及下腰侧突；骨盆变形严重者可影响劳动，在育龄妇女可能影响分娩。后两种障碍不易纠正。虽然多数腿短及骨盆变形不重，对功能影响可能不大，但明显的腿短及骨盆变形，其功能影响可能是严重的。因此对骨盆骨折本身的治疗应强调良好而及时地复位，以使功能完全恢复。而良好的复位则在于对骨折脱位类型的正确认识，故正确的分类分型是指导骨盆后环损伤治疗的关键。

4. 预防与调护

（1）腹膜后血肿与内脏压伤的护理 腹膜后的血肿常与抗休克同时发生，故在抢救时除抗休克外同时要迅速查出出血原因进行对症处理。所以护士除观察生命体征外，必须观察腹部情况，有无压痛、腹胀、肠鸣音减弱等，随时和医生取得联系。在病情稳定后，又出现腹胀、腹痛、排便困难等症状是由于血肿刺激引起肠麻痹或交感神经紊乱所致，可通过禁食、肛管排气、胃肠减压来缓解症状。由于血肿的吸收热，可使体温升高，为预防继发感染，可加用抗生素并输入足够的液体。

（2）骨盆悬吊及下肢牵引的护理 骨盆牵引病人必须睡硬板床，牵引须持续 3 周以上，所以病人活动受限，故须保持床铺平整干燥、无褶、受压部位用红花酒精定时按摩，坐时加用气圈，大小便不能污染吊带及床铺，防止褥疮发生，吊带的宽度要适宜，牵引时必须双侧同时牵引，防止骨盆倾斜，肢体内收畸形。

（3）合并尿道损伤的护理

1）尿道不完全断裂的护理：选择细软的双腔硅胶导尿管，操作时避免动作粗暴，以免加重尿道损伤。放置尿管2周，妥善固定，特别注意防止尿管过早脱出。留置尿管期间，保持引流通畅，每天用0.02%呋喃西林溶液250ml或生理盐水250ml加庆大霉素8万单位冲洗膀胱2次，每日用强力碘棉球擦洗尿道口2次，更换尿袋一次。合理使用抗生素。嘱病人多饮水，每日尿量维持在2000ml以上。保持会阴部清洁，女病人每日用1/5000的高锰酸钾溶液冲洗会阴部2次。拔管前，取2只经钴-60照射消毒后的开塞露，常规消毒后剪开，经导尿管直接注入膀胱后，即可拔出导尿管。防止因留置尿管持续引流，膀胱呈空虚状引起膀胱张力的消失，拔管后不能正常排尿而致尿潴留发生。

2）尿道会师、膀胱修补、造瘘术后的护理：术后各导管接无菌引流袋，护士应了解每根置管插入的位置、目的及意义，并做出醒目标记，便于护理记录及交接。置管要固定牢靠，尾端勿高于切口，以防逆流感染。用生理盐水加庆大霉素持续对口冲洗膀胱，冲洗速度视尿液颜色而定，尿液颜色转淡后可减慢滴速或间断冲洗，直至无血性尿液后改为每日2次，也可加大输液量，鼓励病人多饮水，达到自然冲洗。每日更换冲洗管，引流管及尿袋一次。严格无菌操作，预防感染。准确记录尿量及颜色。术后切口内常规放置的负压引流管，应保持负压状态及引流通畅，引流液每日少于10ml可拔除引流管。切口敷料有污染时及时更换。拔管时间根据医嘱执行，一般为3周，先拔膀胱造瘘管，2天后拔尿管。2个月后如果出现尿道狭窄，应定期行尿道扩张术。

（4）心理护理 由于骨盆骨折创伤重，变化快死亡率高，加之发病年龄以青壮年为主，所以损伤后病人家属精神负担大，预后无法估量，在抢救时考虑是否能活动，脱险后考虑治疗时间，恢复期考虑能否恢复工作力。护理人员应针对病人的具体思想动态，做好家属的思想工作，来配合医护人员的治疗和护理，另外责任护士要取得病人的信任，能做到病人对我们无话不谈，使病人有一种心理依赖，有安全感和战胜疾病的信心，在恢复期应指导帮助病人进行功能锻炼，使病人认识到功能锻炼是任何其他治疗也取代不了的，使病人从思想上建立重新生活的信心。

（5）饮食与营养 患者出血多，卧床进食量少，常有不同程度的营养不良，应给予高蛋白、高热量、高维生素饮食。但对早期因腹膜后血肿刺激腹膜导致肠麻痹而发生腹胀、肠鸣音减弱、恶心呕吐的患者应暂禁食。行尿道会师、膀胱修补、造瘘术后的患者，待肠蠕动恢复后给予低渣半流质饮食4～5天。便秘者鼓励多饮蜂蜜水，多食含纤维素丰富的蔬菜和水果。

四、特色治疗方法

（1）林如高运用中药治疗骨折经验

药物：制乳香60g，制没药60g，血竭180g，煅礞石90g，醋煅自然铜120g，煅虎骨60g，煅狗骨90g，麝香3g，酒炒地鳖虫30g，肉桂15g，煅硼砂150g，三七90g，木香60g，骨碎补90g。

方法：上药共为细末，炼蜜为丸，每丸9g，每日1丸，温开水或黄酒送服。

（2）石幼山运用中药治疗骨折经验

药物：当归尾、炙地鳖虫、制乳香、制没药、丹参、骨碎补、落得打、赤芍、王不留行籽、川芎、防风、制锦纹、制南星、小生地黄、桑枝、川续断、桃仁。

方法：上药共为细末，水泛为丸，如绿豆大。日服 6～9g，饭前开水吞服。

（3）王子平运用中药治疗骨折经验

药物：当归尾 12g，赤芍 10g，白芍 10g，生地黄 15g，红花 6g，地鳖虫 6g，骨碎补 12g，煅自然铜 12g，川续断 12g，落得打 10g，乳香 6g，没药 6g。

方法：日 1 剂，水煎 2 次，取汁约 200ml。每次 100ml，每日 2 次。

五、现代研究进展

现今临床上常用微创手术对骨盆骨折进行治疗，而微创固定技术主要有外固定支架固定技术、钉棒系统固定技术、微创钢板固定技术、微创经皮螺钉固定技术[1]。Queipo-de-Llano 等[2]认为外固定支架治疗骨盆骨折简便易行，手术时间较短，同样可以使不稳定骨盆骨折达到愈合的效果，适合作为紧急处理的治疗方式。Çavuşoğlu 等[3]通过研究临床发现在发生不稳定骨盆骨折的情况下，外固定支架可以快速稳定骨盆环。Tosounidis 等[4]发现在多创伤情况下，外固定支架可作为确定的替代稳定方法，并能取得令人满意的功能预后。对于骨盆前环不稳的骨盆骨折，也可以选择 Infix 微创治疗。最早时由 Kuttner 等[5]发明并投入临床使用，Infix 所用的内固定物由脊柱外科术中常用的椎弓根螺钉和医用钛棒组成，完全替换了原本的 Schanz 钉及连杆支架，将外固定支架创新地转化成内固定支架，后来经 Vaidya 等[6]通过研究骨盆的生物力学和解剖结构，对其进行改良后应用于治疗骨盆前环损伤，并取得不错的治疗效果。田维等[7]认为微创内固定治疗骨盆前环损伤具有手术损伤少、复位效果好、并发症少以及疗效好的优点，但要注意规避"死亡冠"，"死亡冠"为存在率 10%～30% 的解剖变异，是腹壁上血管与闭孔血管的变异交通。Acker 等[8]认为对于不稳定骨盆骨折，选择经皮微创通道螺钉进行治疗有不错的效果，并能有效减少并发症的发生。

参 考 文 献

[1] 林建东，黎创立，贾兆锋，等. 骨盆骨折微创治疗的研究进展［J］. 中国骨与关节杂志，2021，10（9）：665-668.

[2] Queipo-de-Llano A，Lombardo-Torre M，Leiva-Gea A，et al. Anterior pre-tensioned external fixator for pelvic fractures and dislocations. Initial clinical series［J］. Orthopaedics & Traumatology: Surgery & Research，2016，102（8）：1103-1108.

[3] Çavuşoğlu A T，Erbay F K，Özsoy M H，et al. Biomechanical comparison of supraacetabular external fixation and anterior pelvic bridge plating［J］. Proceedings of the Institution of Mechanical Engineers Part H，Journal of Engineering in Medicine，2017，231（10）：931-937.

[4] Tosounidis T H，Sheikh H Q，Kanakaris N K，et al. The use of external fixators in the definitive stabilisation of the pelvis in polytrauma patients: Safety，efficacy and clinical outcomes［J］. Injury，2017，48（6）：1139-1146.

[5] Kuttner M，Klaiber A，Lorenz T，et al. The pelvic subcutaneous cross-over internal fixator［J］. Unfallchirurg，2009，112（7）：661-669.

[6] Vaidya R，Kubiak E N，Bergin P F，et al. Complications of anterior subcutaneous internal fixation for unstable pelvis fractures: a multicenter study ［J］. Clinical Orthopaedics and Related Research®，2012：2124-2131.

[7] 田维，刘兆杰，王宏川，等. 微创内固定治疗骨盆前环损伤［J］. 中华骨科杂志，2018，38（5）：264-271.

[8] Acker A，Perry Z H，Blum S，et al. Immediate percutaneous sacroiliac screw insertion for unstable pelvic fractures: is it safe enough?［J］. European Journal of Trauma and Emergency Surgery，2018，44（2）：163-169.

第五章 儿童骨骺损伤

儿童骨折中大约 15% 涉及骨骺损伤（injury of epiphysis），部分骨骺损伤可造成骺板早闭，引起骨骺生长障碍，产生肢体畸形和短缩。除外伤外，细菌感染和其他疾病也可引起本病。男孩比女孩多见，这是因为男孩受外伤的机会较多，而且男性骺板闭合的时间较女性晚。

一、病因病机

祖国医学认为本病属素体禀赋不足，肾阳虚衰，肾藏精主骨，小儿肾精未充，筋骨不坚是其内因。气血失调，不得温煦濡养，致虚邪内生，气血失畅，筋骨失养，一遇外因如跌仆、挫伤，或劳役受损，便可导致本病诱发。

1. 损伤机制

（1）Ⅰ型　Ⅰ型损伤，多见于幼小婴儿，一般来说，骨骺分离的移位较其他类型的骨骺损伤要小。因为孩儿年幼，他们的骨膜肥厚，附着在骺板四周（Ranvier 区），阻碍移位。由于移位小，给 X 线诊断带来困难，有时骺板厚度轻度增宽可能是唯一征象，如果次级骨化中心很小，诊断更加困难，这时诊断主要依靠临床表现。X 线表现二次骨化中心移位或错位，骺线增宽，断面呈波浪形。随诊可见骺板软骨内部规则钙化；但因骨膜完整，移位并不明显。

（2）Ⅱ型　这是骨骺损伤中最常见的类型，比Ⅰ型容易诊断，骺板分离的部分与Ⅰ型相同，其 X 线特点是断裂的平面线沿着骺板分离，然后带上三角形干骺端骨片（Thurston-Holland 征），三角形骨片可大可小，骨膜凸侧撕裂，凹侧完整。损伤机制由剪切力加上弯矩造成。多发生于 10 岁以上的儿童，这时他（她）们的骺板相对比较薄。

（3）Ⅲ型　这类损伤骨折线由关节面到骺板软骨肥大细胞层后沿骺板软骨到周围。X 线表现为骨骺分离，移位轻。骨性关节面不平，出现台阶状改变。出现生长障碍、畸形及关节炎。这种损伤不常见，由关节内剪切力引起，通常出现在胫骨远端。

（4）Ⅳ型　损伤累及关节面，以肱骨外髁最常见，年龄多在 10 岁以下，骨折线由关节面通过骨骺、骺板软骨及干骺端一部分，形成完全劈裂。X 线检查可见干骺端骨骺骨折片。且骨骺、干骺端骨折片向外移位，关节面不平错位，常产生畸形。

（5）Ⅴ型　由于强大的挤压暴力，纵向撞击力压榨骺板生发层细胞，使骨骺的软骨细胞压缩而严重破坏。这种损伤少见，但是后果严重，常导致骨生长畸形。由于损伤没有什么移位，当时 X 线无异常，后期又明显骨短缩畸形，常被误诊为扭伤。直到以后有生长障碍时，回忆既往损伤史，才想到本病。除机械因素外，还可由电击伤和射线辐射造成，前者是热效应，后者是缺血坏死所致。凡小儿肢体坠落性损伤或涉及骨骺附近的损伤，而 X 线片无明显异常，但疼痛和肿胀持续一段时间，即应警惕有骺板挤压伤的可能，需向家长说明发生骨生长障碍可能性，定期随访，以便早期发现畸形。同时，患儿不负重 3 周，以免进一步加重损伤。桡骨远端是骺板被挤压导致生长障碍的典型部位。

2. 骨折类型

Salter 和 Harris 主要根据 X 线表现将骨骺损伤分为Ⅰ～Ⅴ型，这种分类考虑到损伤机制，区分骨折线通过不同的骺板细胞层，预测对骨生长的影响程度，因此具有很大的临床意义。

二、诊断

1. 临床表现

凡小儿在骨的一端外伤以后出现肿胀、疼痛时，都要警惕骨骺损伤的可能，须摄 X 线片，至少要拍正、侧位片，必要时加摄正常侧肢体作为对照。

2. 诊断要点

1）有外伤史。
2）多发生于儿童。
3）伤处出现肿胀、疼痛、畸形、压痛、功能障碍等。
4）X 线摄片检查可确定骨骺损伤的情况和类型。

三、治疗

整复方法

（1）Ⅰ型骨骺损伤 闭合复位比较容易，因为四周的骨膜大部分没有破坏。早期闭合手法复位，复位时手法轻柔，力戒粗暴，以免增加骨骺损伤。不必强求解剖复位，残存的畸形以后通过改建可纠正。复位后用石膏托固定了。Ⅰ型骨骺损伤预后良好，但是股骨头和桡骨小头的骨骺分离时例外，可引起股骨头的无菌性坏死。在解剖上，刺激骨化中心、骺板和干骺端（位于关节囊内），骨骺核、骺板的血运随着骨骺的分离而受到破坏。

（2）Ⅱ型骨骺损伤 闭合复位容易成功，虽然一侧骨膜破裂，但凹侧的骨膜相连，当纠正成角畸形时，由于骨膜和三角骨片的作用，不会矫枉过正，它们又是良好的稳定因素，Ⅱ型骨骺损伤常不发生骨生长障碍，预后良好。

但是Ⅰ、Ⅱ型损伤仍然有报道骨生长障碍。正如上述，Ⅰ、Ⅱ型损伤胚芽柱状细胞完整，骨骺循环不破坏，通常不出现生长障碍。众所周知，幼小婴儿骺板比较平，由于正常生理应力的作用，较大儿童的骺板呈乳头波浪状或双半球形凸起，当骨骺分离时可能累及静止区和柱状区或干骺端，有报道发现骨的纵轴生长缓慢，但骺板没有提前闭合或成角畸形。所以较大儿童的Ⅰ、Ⅱ型损伤仍需注意随访，特别是股骨下端骨骺分离者。

（3）Ⅲ型损伤 治疗以切开复位内固定为主要手段，特别是婴幼儿。有时Ⅲ型对位良好，比较稳定，也可以保守治疗。开放复位时，必须保护骨骺的血供，不能为了显露清楚而作广泛骨膜和软组织剥离。因为这样可能损伤 Ranvier 区周围细胞的活性，从而有可能出现骺板早期闭合。也不得用钝性器械压迫骨骺使之复位，以避免加重损伤。预后受下列因素影响：对位情况、分离骨骺血供和损伤时年龄。如果分离骨骺的血供不因外伤或手术创伤而损害，对位正确或患儿接近骨骺成熟年龄（继续潜在纵行生长能力不大），那么，预后仍然是良好的。否则，可造成骺板的过早愈合而妨碍生长。

（4）Ⅳ型损伤 治疗要着眼于关节面和骺板平整，解剖对位非常重要。内固定用细而光滑的克氏针，不用螺丝钉，最好将克氏针横行穿过骨折线，避免通过骺板。如果必须穿过骺板，应使克氏针与骺板垂直，并且在术后 4~6 周拔针。克氏针进针部位，避免在骺板周边的 Ranvier 区穿入。

四、特色治疗方法

（1）林如高运用中药治疗骨折经验

药物：杜仲 9g，枸杞 9g，骨碎补 9g，芡实 9g，酒续断 9g，补骨脂 9g，煅狗骨 15g，狗脊 9g。

方法：日 1 剂，水煎 2 次，取汁约 200ml。每次 100ml，每日 2 次。

（2）石幼山运用中药治疗骨折经验

药物：潞党参、炙绵芪、全当归、炒白术、炒川续断、川独活、制狗脊、川芎、红花、骨碎补、伸筋草、五加皮、煅自然铜、炙甘草。

方法：上药共为细末，水泛为丸，如绿豆大。日服 9g，饭前开水吞服。

（3）施维智运用中药治疗骨折经验

药物：当归 9g，赤芍 4.5g，川芎 4.5g，红花 4.5g，桃仁 4.5g，乳香 4.5g，没药 4.5g，王不留行籽 9g，枳壳 4.5g，山楂 9g，络石藤 4.5g，苏木 9g，自然铜 9g。

方法：日 1 剂，水煎 2 次，取汁约 200ml。每次 100ml，每日 2 次。

五、现代研究进展

早期治疗：Salter-Harris Ⅰ、Ⅱ型骨骺损伤，建议采用麻醉在肌肉放松情况下轻柔复位石膏外固定的保守治疗，这不仅需要注意骨折碎片复位的情况，还需注意生长板的宽度，必要时可行健侧 X 线检查进行比较，同时在矫形复位后 7~14 天再次进行 X 线监测[1]。对于Ⅲ、Ⅳ型 Salter-Harris 骨骺损伤，属于关节内骨折，如果骨折移位大于 2mm，手法复位无法满足解剖复位的应通过外科手术解剖复位内固定干预减少创伤性关节炎、骨桥形成和成角畸形等不良预后[2]。

晚期骨桥形成的治疗：Fu 等[3]研究发现三维 CT 计算机导航技术辅助下进行骨桥切除配合 8 字形钢板半骺板阻滞术可有效治疗外伤性胫骨远端骨骺早闭伴有内翻畸形而又不引起骨骺早闭等并发症。

参 考 文 献

[1] Bumei G，Gavriliu S，Georgescu I，et al. The therapeutic attitude in distal radial Salter and Harris type I and II fractures in children [J]. Journal of Medicine and Life，2010，3（1）：70-75.

[2] 赵景新，马雅昌，韩栋，等. 3-D 打印在青少年胫骨远端骨折累及骺板损伤手术中的应用 [J]. 中国修复重建外科杂志，2017，31（10）：1195-1199.

[3] Fu G，Wang W，Dong Y F，et al. Treatment of post-traumatic pediatric ankle *Varus* deformity with physeal bar resection and hemi-epiphysiodesis [J]. Current Medical Science，2019，39（4）：604-608.

脱 位 篇

第六章 脱位概论

关节是连接骨骼的枢纽，解剖学上称为骨连接，每个关节都包括关节面、关节囊和关节腔3种基本结构。凡是组成关节各骨的关节面，失去其正常对位关系，称为关节脱位。

一、病因病机

关节脱位的原因是多方面的，不外乎内因、外因综合作用的结果。

1. 损伤机制

关节脱位与性别、年龄、职业、生理异常和近关节的病变有密切关系。由于男性野外工作较多，工作量大，关节活动范围较大，所以关节脱位男性多于女性，成年人多于儿童。年老多病体弱者，肝肾虚损，肌肉萎缩，经筋松弛，易发生关节脱位，尤以颞颌关节脱位较多见。

（1）生理因素　主要与年龄、性别、体质、局部解剖结构特点等有关。

外伤性脱位多见于青壮年，儿童和老年人较少见。因儿童体重轻，关节软骨富于弹性，缓冲作用大，关节周围韧带和关节囊柔软而不易撕裂，虽遭受暴力机会多但不易脱位（小儿桡骨头半脱位例外），但是常常造成骨骺滑脱。老年人相对活动较少，遭受暴力机会也少，因其骨质萎缩松脆，遭受外力后易发生骨折，故发生脱位者亦较少。但年老体衰，肝肾亏损，筋肉松弛者易发生颞颌关节脱位。由于工作、生活环境的差异，发病男性多于女性，体力劳动者多于脑力劳动者。

关节局部解剖特点及生理功能与发病密切相关，如肩关节的关节盂小而浅，肱骨头较大，关节囊的前下方较松弛，且肌肉少，加上关节活动范围大，活动较频繁，受伤机会较多，故肩关节较易发生脱位。

（2）病理因素　先天性关节发育不良、体质虚弱、关节囊和关节周围韧带松弛，较易发生脱位，如先天性髋关节脱位。若关节脱位，虽经手法复位成功，但未能作充足时间固定，或根本无固定，关节囊和关节周围韧带的损伤，未能很好修复或修复不全，常可导致关节再脱位，或习惯性脱位。

关节内病变，或近关节的病变，可引起骨端或关节面损坏，引起病理性关节脱位。如化脓性关节炎、骨髓炎、骨关节结核等疾病的中后期可并发关节脱位。某些关节脱位，只是全身性疾病的局部表现，如脊髓前角灰质炎后遗症、小儿脑性瘫痪、中老年人中风引起的半身不遂等，由于广泛性的肌肉萎缩，患肢关节周围韧带松弛，无力承受肢体下垂的重量，形成关节半脱位，或全脱位，临床上多见于肩关节。

关节脱位，不仅骨关节面的正常关系遭到破坏，而且关节囊亦有不同程度的破裂（半脱位和颞颌关节脱位例外），关节周围韧带、肌腱、肌肉亦常有撕裂。由于暴力大，骨端移位多，常合并血管、神经损伤。受伤时，暴力强大，骨端可穿破软组织和皮肤，造成开放性脱位。脱位伴有大块骨折（如肩关节脱位合并肱骨外科颈骨折）、关节面的挤压骨折、关节面软骨脱落等，亦属较为常见的病理性改变。关节脱位后，关节腔隙和新形成的软组织裂隙，往往被损伤时的出血填充，形成局限性血肿，如不及时治疗，由于关节囊内、外血肿机化，结缔组织增生，周围软组织的瘢痕形成，则可导致复位困难。若勉强采用手法复位，或手法复位操作粗暴，可导致关节面损伤，使关节周围的血液循环遭到破坏，增加创伤性关节炎的发生率，甚至形成骨端缺血性坏死及骨折发生。

人体是有机的整体，脱位不单是局部的病变，它对整个机体都可产生广泛性的影响，临床上常出现不同程度的伤气、伤血、气血两伤、伤经络等病理改变。

（3）外伤因素　损伤性脱位多由直接或间接暴力作用所致。其中间接暴力（传达、杠杆、扭转暴力等）引起者较多见。如患者在肩关节外展、外旋和后伸位跌倒时，不论是手掌或肘部着地，地面的反作用力都可向上传导，引起肩关节前脱位。当髋关节屈曲 90°时，如果过度内收并内旋股骨干而遭受前方暴力作用时，则可造成后脱位。当髋关节因外力作用，过度外展并稍外旋遭受（由后向前）外力时，则可发生前脱位。不论跌仆、挤压、扭转、冲撞、坠堕等损伤，只要外力达到一定程度，超过关节所能承受的应力，就能破坏关节的正常结构，使组成关节的骨端运动超过正常范围而引起脱位。

2. 脱位的分类

（1）按脱位的病因分类

1）外伤性脱位：正常关节因遭受暴力而引起脱位者。临床上最为常见，是本篇讨论的重点。

2）病理性脱位：关节结构被病变破坏而产生脱位者。某些疾病发生关节破坏，关节囊内韧带松弛，关节稳定性遭到破坏，轻微外力或无明显外伤史即可发生脱位。临床上常见的有髋关节结核、化脓性关节炎、骨髓炎等疾病，使关节被破坏，导致病理性完全脱位或半脱位。

3）习惯性脱位：两次或两次以上反复发生脱位者称为习惯性脱位。该类脱位多由外伤性脱位未得到有效治疗，尤其脱位复位后，未给予充分固定，或根本无固定，导致关节囊和关节周围其他装置的损伤未得到修复，而变得薄弱，或先天性骨关节发育不全，在日常工作和生活中，受轻微外力，即可发生关节脱位。如张口大笑或打哈欠产生的颞颌关节脱位；或打扫卫生，举手擦玻璃，或举手用斧劈柴、穿衣等都可造成肩关节脱位。这类脱位采用手法复位较容易，但常会复发。

4）先天性脱位：因胚胎发育异常，导致先天性骨关节发育不良而发生脱位者。如患者出生时，因髋关节囊松弛、伸长，甚至呈哑铃状；股骨头骨骺发育延迟等产生的先天性关节脱位较为常见，女性发病较多。因股四头肌发育异常，或股内侧肌缺如，或伸膝装置外移，造成的髌骨先天性脱位，较为罕见，常为双侧脱位。先天性膝关节脱位，又名先天性膝反屈（张），本病少见，好发于女性。

（2）按脱位的方向分类　分为前脱位、后脱位、上脱位、下脱位、中心性脱位及旋转脱位。如肩关节脱位时按脱位后肱骨头所在的位置可分为前脱位、后脱位。髋关节脱位时，按股骨头所在位置可分为前脱位、后脱位（多见后上脱位）及中心性脱位。膝关节脱位可见旋转脱位（因肢体重量关系，在未固定前常不稳定）。四肢及颞颌关节脱位以远端骨端移位方向为准，脊柱脱位则以上段椎体移位方向而定。

（3）按脱位的时间分类　分为新鲜脱位和陈旧性脱位。一般来说，脱位在 2～3 周以内者为新鲜脱位，发生在 2～3 周以上者，称为陈旧性脱位。但因人、因关节而异，如肩关节脱位 3 周以上仍多能复位，而肘关节脱位后 10 天以上就很难整复。所以单纯以时间为界是不全面的。对不同关节脱位，不同年龄的患者，应区别对待。

（4）按脱位程度分类

1）完全脱位：组成关节的各骨端关节面完全脱位，互不接触。

2）不完全脱位：又称半脱位，即组成关节的各骨端关节部分脱出，部分仍互相接触。

3）单纯性脱位：系指无合并骨折或血管、神经损伤的关节脱位。

4）复杂性脱位：脱位合并骨折或血管、神经、内脏损伤者。

（5）按关节脱位是否有创口与外界相通分类　可分为开放性脱位和闭合性脱位。

二、诊断

1. 临床表现

（1）疼痛和压痛　关节脱位后，关节囊和关节周围的软组织往往有撕裂性损伤，从而脉络受损，气血凝滞，瘀血留内，阻塞经络，因而局部出现不同程度的疼痛，活动时疼痛加剧。单纯关节脱位的压痛较广泛，如肩关节前脱位，不但肩峰下有压痛，而且肩关节前方亦有压痛。

（2）肿胀　关节脱位后，关节周围软组织损伤，血管破裂，筋肉出血，组织液渗出，充满关节囊内外，继发组织水肿，即短时间内出现水肿。单纯性关节脱位，肿胀多不严重，且较局限。合并骨折时，多有严重肿胀，伴有皮下瘀斑，甚至出现张力性水疱。

（3）功能障碍　关节脱位后，发生关节结构失常，关节周围肌肉损伤，出现反射性肌痉挛，加之疼痛，患者精神紧张，或怕痛不敢活动，造成关节活动功能部分障碍或完全丧失。少年关节脱位的功能丧失与干骺端骨折所引起的临床表现相似。

（4）检查

1）关节盂空虚：关节脱位后，触摸该关节时，可发现其内部结构异常，构成关节的一侧骨端部分，或完全脱离了关节盂，造成原关节外部凹陷、空虚，表面皮肤按之发软，表浅关节比较容易触摸辨别。如肩关节脱位后，肱骨头完全离开关节盂，肩峰下出现凹陷，触摸时有空虚感。

2）弹性固定：关节脱位后，骨端位置的改变，关节周围未撕裂的肌肉痉挛、收缩，可将脱位后的骨端保持在特殊位置上，在对脱位关节作任何被动运动时，虽然有一定活动度，但存在弹性阻力，当去除外力后，脱位的关节又回复到原来的特殊位置，这种体征变化称为弹性固定。

3）X 线检查：关节脱位用 X 线检查可明确诊断和鉴别诊断，特殊部位如脊椎小关节脱位用 CT 扫描也有诊断价值，以指导治疗。根据 X 线片显示情况，明确脱位方向、程度及是否合并骨折，选用相应方法治疗，并可用于判别疗效、估计预后。

2. 诊断要点

根据病史，熟悉临床表现，体征检查，关节脱位不难做出诊断。一般来说，临床上具有疼痛、肿胀、功能障碍表现，加上体征检查，就可做出关节脱位的临床初步诊断。最后确诊，尚需行 X 线检查。

3. 鉴别诊断

关节脱位，使该关节的骨端脱离了正常位置，关节周围的骨性标志相互发生改变，破坏了肢体原有轴线，与健侧对比不对称，因而发生畸形。若关节周围软组织较少，畸形明显而易识别。临床检查时，触摸关节周围的变化，可以发现移位的骨端位于畸形位置。X 线检查可以鉴别骨折等疾病。

三、治疗

1. 整复方法

手法复位　手法复位时应根据脱位的方向和骨端的所处位置，选用适当手法，制订整复方案，是医家应遵循的原则。脱位整复操作时，助手应熟悉病变，了解手法操作步骤，密切配合术者施行手法，助手动作宜缓慢、轻柔、持久，切不可使用任何强大暴力，应充分利用杠杆原理，轻巧地将脱出的骨端通过关节囊裂口送回原位，并结合理筋手法，理顺错乱的筋络，从而达到解剖复位。选择复位手法大致如下。

1）牵引复位法：通过术者与助手对抗牵引达到脱位复位成功之目的。例如肩关节前脱位的直接牵引复位法：患者取仰卧位，在充分麻醉下，助手用一长 3m，宽 15cm 的布带，从患者腋下绕过躯干，并绕过自己腰部打结，同时助手扶患者健侧肩部和两髂前上棘部，术者立于患侧，将患肢外展约 80°，两手握其腕部，与助手对抗牵引，并轻度外旋患肢，即可达到复位。

2）顺势复位法：根据造成关节脱位的病理改变，使脱出的骨端沿原路返回。如单纯性肘关节后脱位，是肘关节在过伸位时尺骨的冠突进入鹰嘴窝，形成肘关节后脱位。复位时先使关节伸直牵引，再过伸牵引，冠突离开鹰嘴窝越过滑车，屈曲肘关节即可复位。

3）旋撬复位法：根据解剖特点，如肌肉的拉力、关节盂的形态等，固定近端，牵拉旋转远端肢体，应用杠杆原理，使远侧端滑向近侧端，直至复位。即以脱位肢体的远端为力点，脱位关节囊为支点，通过内收、外展旋转或屈伸等活动，拉松阻碍骨端复位的肌群，使脱位的骨端回纳并恢复关节面的正常关系。此法切忌暴力，以免引起骨折和加重关节囊损伤。

手法复位不成功时，应认真分析病情，找出阻碍复位的原因，积极治疗。临床上脱位整复常见的失败原因有：手法选择不当，或未掌握手法复位要点，操作不符合要求；或助手的不协调配合，或患者的肌肉发达而助手的牵引力不够，重叠移位未能矫正；或麻醉效果不佳，肌肉松弛不够；或撕脱的游离骨片阻碍复位；或关节囊、肌腱等软组织被夹在关节间，因此影响脱位之骨端关节面复位。

2. 固定方法

固定是脱位整复后巩固疗效的重要措施之一。凡脱出的骨端回复后，破坏的关节囊、韧带等软组织并未恢复，这些组织的修复是以后功能恢复的关键，所以应将肢体固定在功能位，或关节稳定的位置上，以减少出血，控制感染，达到止痛的目的，并使损伤组织迅速修复，可预防脱位复发和骨化性肌炎。

脱位的固定方法，可因脱位之关节不同选用不同方法。如髋关节脱位多采用仰卧患肢伸直位，皮肤牵引或骨骼牵引。脱位的固定时间，应按脱位的发生部位、有无并发症及并发症的程度而确定。一般上肢脱位应固定 2～3 周，下肢需 3～4 周，不宜过长，否则易发生组织粘连，影响关节活动，甚至发生关节僵硬影响疗效。但总的原则是取决于有无再脱位以保证关节正常功能为目的。

3. 切开复位内固定

多数新鲜脱位，是可以通过手法获得复位。如不能闭合复位者，可视实际情况考虑切开复位。切开复位的适应证有：非手术复位方法失败者；复杂性脱位，须行血管、神经探查者；脱位并发骨折，骨折片潜入关节腔内；脱位并发较大骨折，肌腱、韧带断裂复位成功后可能产生关节复位不稳定者；开放性脱位需要手术清创者，可在清创的同时切开复位。

4. 预防与调护

1）对本病的预防最主要的是要加强劳动保护，防止创伤发生，活动前应做好充分的准备动作，防止损伤，对儿童应避免用力牵拉。

2）早期注意观察局部血运，尤其是骨化性肌炎的好发部位，在锻炼时强调主动活动为主，切忌他人强行拉扳。

5. 练功活动

《世医得效方》指出必须"勿计工程，久当有效"。我国历代伤科医家对关节脱位整复后的功能锻炼都十分重视，功能锻炼是恢复患者功能的重要环节，应贯穿于关节脱位治疗的始末。因为功能锻炼可促进血液循环，加快损伤组织的修复，预防肌肉萎缩、骨质疏松、脱钙及关节僵硬等并发症的发生，并可减少组织粘连，尽快恢复关节的正常功能。功能锻炼要从健康的关节到损伤关节、由单一关节到多个关节，活动范围由小到大，循序渐进，持之以恒。早期功能锻炼以健康关节及肌肉舒缩活动的主动活动为主，晚期待解除固定后可逐步训练受伤关节，必要时可配合按摩推拿，促进关节功能恢复。在功能活动中，要防止活动过猛，尤其要避免粗暴的被动活动。

四、特色治疗方法

（1）脱位前期　以活血化瘀为主，佐以行气止痛。内服可选用桃红四物汤、活血止痛汤、云南白药等；外用药可用活血散、五虎丹、消肿化瘀散等。

（2）脱位中期　伤后2～3周。此期疼痛、瘀肿消而未尽，筋骨尚未修复，应以和营生新、续筋接骨为主。内服壮筋养血汤，外用活血散等。

（3）脱位后期　超过3周者，解除外固定之后。此期虽筋骨续连，肿痛消退，但因筋骨损伤内动肝肾，气血亏损，体质虚弱，应养气血，补肝肾，壮筋骨。内服六味地黄丸、健步虎潜丸等，外用以熏洗为主，如骨科洗药等。

五、现代研究进展

脱位是指由于暴力作用，使骨端关节面失去正常的连接，关节发生移位，并造成关节辅助结构的损伤破坏而致功能失常的疾病。张券等[1]认为脱位急性髌骨脱位是常见的膝关节损伤，也是引起创伤性关节积血最常见的原因，容易导致膝关节疼痛、关节炎等，特别是儿童和青少年[2-3]。传统上急性髌骨脱位如果没有大的软骨损伤，主要以石膏或夹板固定及物理治疗等非手术治疗为主[4-6]，但据报道非手术治疗后再脱位率高达22.7%～40%[7-8]，随着解剖学和生物力学的进一步研究，手术治疗受到了更多外科医师的青睐[9]。

半脱位通常指骨关节之间失去正常对位关系，但还有部分关节面相接触的状态。与整脊学中的"半脱位"不同，骨科学中的"半脱位"通常能够找到影像学证据[10]。整脊医生通过评估和确定相应的半脱位进行临床诊断与治疗，然后应用手法对其加以矫正。明确诊断，加以鉴别，以加深我国手法医生对整脊疗法理论发展的认识，为中医推拿的传承发展提供启示与借鉴。

参 考 文 献

[1] 张券，桂钱欢，何俊，等. 手术和非手术治疗急性髌骨脱位的Meta分析 [J]. 中国医学工程，2022，30（8）：18-25.

[2] Beasley L S, Vidal A F. Traumatic patellar dislocation in children and adolescents: treatment update and literature review [J]. Current Opinion in Pediatrics，2004，16（1）：29-36.

[3] Abbasi D, May M M, Wall E J, et al. MRI findings in adolescent patients with acute traumatic knee hemarthrosis [J]. Journal of Pediatric Orthopedics，2012，32（8）：760-764.

[4] Khormaee S，Kramer D E，Yen Y M，et al. Evaluation and management of patellar instability in pediatric and adolescent athletes [J]. Sports Health，2015，7（2）：115-123.

［5］Vavken P，Wimmer M D，Camathias C，et al. Treating patella instability in skeletally immature *Patients* ［J］. Arthroscopy，2013，29（8）：1410-1422.

［6］Petri M，Ettinger M，Stuebig T，et al. Current concepts for patellar dislocation[J]. Archives of Trauma Research，2015，4（3）：e29301.

［7］Gravesen K S，Kallemose T，Blønd L，et al. High incidence of acute and recurrent patellar dislocations：a retrospective nationwide epidemiological study involving 24.154 primary dislocations[J]. Knee Surgery，Sports Traumatology，Arthroscopy，2018，26（4）：1204-1209.

［8］Lewallen L W，McIntosh A L，Dahm D L. Predictors of recurrent instability after acute patellofemoral dislocation in pediatric and adolescent patients ［J］. The American Journal of Sports Medicine，2013，41（3）：575-581.

［9］Panni A S，Vasso M，Cerciello S. Acute patellar dislocation. what to do? ［J］. Knee Surgery，Sports Traumatology，Arthroscopy：Official Journal of the ESSKA，2013，21（2）：275-278.

［10］杨小存，郝锋，徐飚，等. 整脊疗法核心理论中"半脱位"概念的演变及其行业价值探讨 ［J］. 中医正骨，2023，35（4）：51-54.

第七章 颞颌关节脱位

颞颌关节脱位，又称下颌关节脱位，俗称掉下巴。颞颌关节脱位好发于老年人和体弱者，且易成为习惯性脱位。

一、病因病机

1. 中医学认识

晋代葛洪著《肘后备急方》记载了"失欠颌车"（《备急千金要方》作颊车），即颞颌关节脱位，其中创立的口腔内复位法，是世界首创，至今仍采用。隋代巢元方《诸病源候论·唇口病诸候》中云："失欠颌车蹉候，肾主欠，阴阳之气相引则欠，诸阳之筋脉有循颌车者，欠则动于筋脉，筋脉挟有风邪，邪因欠发，其急疾，故会失欠，颌车蹉也。"唐代孙思邈《备急千金要方·七窍病》曰："治失欠颊车蹉开张不合方，一人以手牵其颐（下颌骨）以渐推之，则复入矣。推当疾出指，恐误啮伤人指也。"清代吴谦《医宗金鉴·正骨心法要旨》载："凡治单脱者，用手法摘下不脱者，用手法摘下不脱者，以两手捧下颏，稍外拽复向内托之，则双钩皆入上环矣，再以布自地阁缠绕头顶以固之，宜内服正骨紫金丹，外贴万灵膏。待能饮食后，去布，只用布兜其下颏，系于顶上，二三日可愈。若双脱者，治法同前。"

2. 现代医学认识

颞颌关节脱位系由直接暴力、间接暴力所致。

（1）过度张口　不适当地放开口器、粗暴地拔牙、大笑、打呵欠时，下颌骨的髁突及关节盘都可过度向前滑动，移位于关节结的前方，即可引起该关节第一侧或双侧前脱位。

（2）外力打击　在张口状态下，外力向前下方作用于下颌角或颏部，关节囊的侧壁韧带不能抗御外来暴力，则可形成单侧或双侧颞颌关节前脱位。

（3）杠杆力作用　在单侧上下臼齿之间，咬食较大硬物时，硬物为支点，翼外肌、嚼肌为动力，颞颌关节处于不稳定状态，肌力拉动下颌体向前下滑动，多形成单侧前脱位，亦可发生双侧前脱位。

（4）肝肾亏虚　《伤科汇纂·颊车骨》云："夫颌颏脱下，乃气虚不能收束关窍也。"老年人筋肉松弛、无力，以及久病体质虚弱者，均有不同程度的气血不足，肝肾虚损，筋肉失养，韧带松弛，因此容易发生习惯性颞颌关节脱位。

二、诊断

1. 临床表现

颞颌关节脱位后，患者常呈张口位状态，不能闭口和开口，语言不清，咬食不便，吞咽困难，口涎外溢等症状。

（1）双侧前脱位　局部酸痛，下颌骨下垂，向前突出。口不能合，不能言语，口流涎唾。摸诊时可触及双侧下颌关节凹陷。

（2）单侧前脱位 口角㖞斜，颏部也向前突出，并向健侧倾斜，患侧低于健侧。在患侧颧弓下可触及下颌骨髁突，在患侧耳屏前方，即下关穴处，可触及一凹陷。

（3）习惯性颞颌关节脱位 临床表现同上，脱位次数2～3次以上。

2. 诊断要点

1）多有过度张口或暴力打击等外伤史。

2）有明显开口、语言不清、流涎等症状。

3. 鉴别诊断

颞颌关节脱位与下颌骨髁颈骨折均有开口障碍和闭口障碍，两者须加以鉴别。单侧下颌骨髁颈骨折患者表现为中线偏向患侧，双侧下颌骨髁颈骨折患者表现为前牙呈开合状态。髁突颈部有明显的压痛，伴有皮下血肿，X线检查可得到证实。

三、治疗

1. 外治法

（1）手法复位

1）双侧脱位口腔内复位法：让患者依靠墙根坐于较矮的小凳上。术者站在患者面前，先用伤筋药水在颊车穴揉按数遍，以松解咀嚼肌的痉挛，必要时可加用热敷。然后，用无菌纱块数层包缠术者拇指，预防复位时被患者咬伤。准备就绪后，术者将双手拇指伸入到患者口腔内，指尖尽量置于两侧最后一个下臼齿的嚼面上，其余手指放于两侧下颌骨下缘，用拇指先上下摇晃下颌数遍，使面部肌肉松弛，然后将臼齿向下按压，向后推，余指协调地将下颌骨向上端送，听到滑入的响声，说明脱位已复入。与此同时，拇指迅速向旁颊侧前庭部滑开，随即从口腔内退出，以防嚼肌的反射性收缩，引起骤然闭口，将拇指咬伤。

2）点穴复位法：让患者坐于靠背椅上。术者双手拇指抠住耳下脉处（即下颌骨后缘中央处），使伤员下颌部产生强烈的麻木感，同时用双手掌捧住下颌骨，向后下方推压，即可复位。

3）单侧脱位口腔内复位法：患者坐位，术者位于患者旁侧，一手掌部按住健侧耳屏前方，将头部抱住固定，另一手拇指用纱布包缠好插入口内，按置于患侧下臼齿，其余2～4指托住下颌，操作时，2～4指斜行上提，同时拇指用力向下推按，感觉有滑动及咔嚓响声，即已复位。

4）如脱位3周后仍未整复者，为陈旧性脱位。因其周围的软组织已有程度不同的纤维性变，用上述方法整复比较困难者，可用此法。在局部麻醉下将高1～1.5cm的软木块置于两侧下臼齿咬面上，然后上抬颏部，由于杠杆作用，可将髁突向下方牵拉而滑入下颌凹内。但应注意避免伤员将软木吞咽。

（2）固定方法 复位成功后，把住颏部，维持闭口位，用四头带兜住下颌部，四头分别在头顶上打结。固定时间1～2周。习惯性颞颌关节脱位固定时间为1～2个月。其目的是维持复位后的位置，使被拉松拉长的关节囊和韧带得到良好修复，防止再脱位。同时，绷带要保持向上的拉力，不可将下颌拉向后下方，否则易再脱位。

2. 硬化剂关节腔内注射法

习惯性脱位，可在局部浸润麻醉下，于张口位分别向两侧关节囊注入5%鱼肝油酸钠0.5ml，经2～3次治疗，多可使关节囊纤维化和收缩，限制颞颌关节活动，预防再脱位。

3. 手术治疗

若手法复位未能成功，可在颞颌关节处注入1%普鲁卡因2～3ml，使嚼肌痉挛解除，再行手法复位易于成功。复位成功后，脱位的症状即消失，口可张开、闭合，上下齿列可咬合。陈旧性脱位手法复位较为困难，若关节周围粘连严重，手法复位失败后，可行切开复位或髁突切除术。

4. 预防与调护

日常期间，患者不应用力张口，大声讲话，宜吃软食，避免过度咀嚼硬食等。

在固定期间，绷带不宜过紧，应允许张口超过 1cm；进流质饮食，半个月后进软食，1 个月以内不能吃硬物，并防止做张大口动作，如大声讲话、大笑，特别注意打喷嚏等。

5. 练功活动

在固定期间，经常地主动做咬合锻炼，以增强咀嚼肌的牵拉力，医生在整复成功后，教会患者自行按摩，以手拇指或中、食指放在翳风穴或下关穴上，轻揉按摩，以酸痛为度，每日 3～5 次，每次按揉 50～100 次。至痊愈为止，不可间断。

四、特色治疗方法

1. 崔述生教授运用点穴结合口内复位法治疗颞颌关节脱位经验

崔述生治疗时，嘱患者端坐位，医师以拇指或者大鱼际，按摩双侧面部肌肉 3～5 分钟，医师以中指点按听宫、下关、颊车、合谷四穴，每穴 1～2 分钟。患者坐在硬板凳上，头枕部、背部紧贴墙面，使患者下颌牙齿的咬合面要低于医师肘关节水平。医师站于患者的前方，双手拇指以纱布缠绕，以防咬伤。然后嘱患者尽可能地张口，将双手拇指伸入口内，放在下颌磨牙咬合面上，其余四指托住下颌骨下缘。复位时双拇指用力将颌骨向前下按压，同时其余 4 指将下颌颏部往上托，当位于关节结节前方的髁突移到关节结节水平以下时，再向后上方推送将髁突送入关节凹内。若为双侧关节脱位，可同时复位，亦可先复位一侧然后再复位另一侧。复位后再次进行点穴，同复位前操作，最后再施以固定。崔述生教授依据中医经络理论及颞下颌关节的生理结构，结合推拿手法的特点和临床实践经验，临床中采用点穴结合口内复位法治疗颞下颌关节脱位，取得了良好的临床疗效[1]。

2. 西关正骨非遗传承人李主江采用"一抹嘴法"整复颞颌关节脱位经验

李主江治疗时，嘱患者端坐凳上，头后部、背部靠墙；术者立于患者的前方，一手拇指点按患侧之颊车穴，片刻后用另一手手掌托住患者下颌骨的前部，逐渐向患侧移动，移动时下意识地将下颌骨向上托，让患者尽量形成闭口位，然后手掌突然加大力度往后推送下颌骨，这时如术者手掌有骨头滑动入臼感觉，则复位成功。如是颞颌关节双侧前脱位，手法同上；行该手法时动作宜轻柔，用寸劲，施手法时要用语言或者动作分散患者注意力，减轻其紧张心理，通常一次可获成功复位[2]。

五、现代研究进展

颞颌关节脱位的可能病因包括创伤、极端或长时间的张口、韧带及关节囊松弛、内部关节紊乱、神经肌肉失调或心理问题等[3]。

现治疗方法很多，马婷婷等[4]利用口颌系统姿态肌链平衡进行生物力学分析，采用分侧口内外联合复位，有效避免升颌肌群反射性收缩，一次复位成功率约为 90.8%，该方法高效，患者术后无明显不适，接受度高，同时术者能更好地感知髁突运动，操作省力，疲劳感小。脱位时间较长，咀嚼肌发生严重痉挛或者关节局部红肿、疼痛，患者配合度较差，直接手法复位困难，宜对关节进行局部热敷封闭后、镇静条件下复位。在上述方法无效时，可考虑全身麻醉下配合肌肉松弛剂进行复位。郝铁旦等[5]利用橡皮筋弹性牵引复位双侧颞颌关节，上下颌牙列使用牙弓夹板固定，磨牙区垫增高，后牙区采用橡皮筋Ⅱ类牵引，前牙区箱形牵引，这种牵引方式可能引起下颌骨逆时针旋转，而有利于髁突下降。

据报道[6]，颞下颌关节脱位亦可能由于牙科治疗时的长期开口、咬合或打哈欠过猛等导致，可采用手法复位来治疗，随后通过一段时间的限制下颌运动和行为来预防脱位再次发生。颞下颌关节脱位的患者如果无法及时接受医疗护理，长时间的髁突脱位导致拉伸撕裂的韧带不完全愈合，随后造成陈旧型颞颌关节脱位。陈旧型颞下颌关节脱位的治疗包括保守的非手术治疗和手术干预。保守的非手术治疗也被称为手法复位，口内法手法复位可以追溯到公元前16世纪，是一种用来治疗急性颞下颌脱位的有效方法。本组 CPMD 患者中，也采取了此种方法，成功复位后，再采用弹力绷带对颅颌进行弹性牵引，颅颌牵引提供了一个持续的力量来迁移髁突，在一个微小的动度范围内使髁突、关节盘及关节周围软组织复位。老年患者牙槽骨萎缩明显，骨质较稀疏，手法复位时应注意切勿用力过猛，否则可能引起外伤性骨折。另外，老年患者中严重牙列缺损和无牙颌的情况多见，因此不具备颌间结扎弹力牵引的条件，我们采取颌间牵引钛钉进行颌间固定，弹力绷带进行颅颌牵引的方法来解决此问题。

目前有利用注射治疗反复颞下颌关节脱位的案例。根据袁冶[7]的研究表明，自体血关节注射治疗复发性颞下颌关节脱位有很多优点：患者不需要住院治疗；不需要全身麻醉，没有手术并发症，不破坏关节囊内的滑膜细胞；效果肯定，复发率低，是一种简单、安全、经济、有效的微创治疗方法。崔践英等[8]在关节镜下将硬化剂注射至关节盘后区滑膜下，术后切口疼痛和关节肿胀较轻。

手术治疗上，章靖等[9]采用微型板和颞肌筋膜瓣改良 Leclerc 术式，关节结节区用"L"形板和直板将截断骨段固定，重建颧弓，在关节囊前侧缝合带蒂颞肌筋膜瓣，完整保留关节囊及周围韧带附着，进行坚强内固定，重建后结构更稳定，并减少了骨吸收的风险，同时带蒂皮瓣可对松弛的关节囊及韧带起到加强作用，在髁突和关节结节斜面间有一定的缓冲效果，对病程短的年轻患者疗效较好，对病程长的老年患者可能造成颞下颌关节紊乱无改善或加重。

参 考 文 献

[1] 陈俊伟，崔述生，丁洪磊，等. 崔述生教授治疗颞颌关节脱位的经验 [J]. 中国医药导报，2020，17（18）：147-150.

[2] 黄增彬，林锐珊，张赛霞，等. 李主江"一抹嘴法"整复颞颌关节脱位 [J]. 中国中医骨伤科杂志，2008，16（6）：59.

[3] 孙国文，曹俊，马文杰，等. 陈旧性颞下颌关节脱位的诊治 [J]. 实用口腔医学杂志，2014，30（6）：866-868.

[4] 马婷婷，宋勇，王俊林，等. 基于生物力学分析的分侧口内外联合法治疗颞下颌关节前脱位 [J]. 华西口腔医学杂志，2019，37（3）：295-298.

[5] 郝铁旦，辛鹏飞. 双侧颞下颌关节前上方脱位橡皮筋弹性牵引法复位1例[J]. 临床口腔医学杂志，2020，36（3）：175-177.

[6] 王峰，刘志峰，林松杉，等. 颞下颌关节前脱位的改良口内复位法 [J]. 实用口腔医学杂志，2013，29（4）：504-506.

[7] 袁冶. 自体血注射治疗复发性颞下颌关节脱位的临床观察[J]. 实用口腔医学杂志，2012，28（1）：118-119.

[8] 崔践英，黄志伟. 关节镜辅助治疗陈旧性颞下颌关节脱位的应用效果研究[J]. 中国现代药物应用，2020，14（14）：71-73.

[9] 章靖，应彬彬，胡静，等. 改良 Leclerc 术式治疗复发性颞下颌关节前脱位的临床应用 [J]. 口腔医学研究，2013，29（9）：849-851.

第八章 上肢关节脱位

第一节 肩锁关节脱位

肩锁关节损伤包括肩锁韧带和喙锁韧带的撕裂。当肩锁韧带损伤时仅能引起半脱位,喙锁韧带同时断裂则发生全脱位。

一、病因病机

直接暴力由上向下冲击肩部可发生脱位;在间接暴力作用下如过度牵拉肩关节向下可引起脱位,或跌倒时肩部着地而导致脱位。

1. 损伤机制

患者侧位跌倒时,上臂内收,患肩直接着地引起,约占 70%。外力使肩及锁骨向内下方移位,使锁骨的下缘抵于第 1 肋骨上,第 1 肋骨形成支点从而使肩锁韧带和喙锁韧带受到牵拉的力量,根据暴力的大小而发生韧带、肌肉及骨的损伤。

2. 脱位类型

(1)Ⅰ型 肩锁关节处有少许韧带、关节囊纤维的撕裂,关节稳定,疼痛轻微,X 线片显示正常,但后期可能在锁骨外侧端有骨膜钙化阴影。

(2)Ⅱ型 肩锁关节囊、肩锁韧带有撕裂,喙锁韧带无损伤,锁骨外端翘起,呈半脱位状态,按压有浮动感,可有前后移动。X 线片显示锁骨外端高于肩峰。

(3)Ⅲ型 肩锁韧带、喙锁韧带同时撕裂,引起肩锁关节明显脱位。

3. 脱位特点

肩锁关节位于皮下,易被看出局部高起,双侧对比较明显,可有局部疼痛、肿胀及压痛;伤肢外展或上举均较困难,前屈和后伸运动亦受限,局部疼痛加剧,检查时肩锁关节处可摸到一个凹陷,可摸到肩锁关节松动。

二、诊断

1. 临床表现

(1)Ⅰ度损伤 肩锁关节部肿胀、疼痛、无畸形,肩锁关节部压痛阳性,喙锁韧带部压痛阳性,双侧肩锁关节 X 线在双肩应力下不显示有锁骨外端的移位。

(2)Ⅱ度损伤 肩锁关节部肿胀、疼痛较重,局部有压痛,按压锁骨外端可有浮动感。双肩应力下 X 线片显示患侧锁骨外端轻度向上翘起,肩锁关节间隙略有增宽,不显示喙锁间隙有明显增宽改变。

(3)Ⅲ度损伤 患肩肿胀,疼痛明显,锁骨外端上翘顶起皮肤,使肩部外形呈阶梯状畸形,在肩锁及喙锁间隙有明显压痛,锁骨外端活动时上下、前后均有不稳定现象。

普通 X 线检查锁骨外端明显上移、脱位,喙锁间隙距离增宽。一般认为患侧喙锁间隙增宽 3～4mm 以下，说明喙锁韧带只是受到扭伤或牵拉伤。只有增宽大于 5mm 以上时，才说明喙锁韧带完全性断裂。

2. 诊断要点

根据外伤史及肩锁关节肿胀、疼痛、局部畸形、压痛、伤肢功能障碍等不难做出诊断，通过 X 线在双肩应力下检查可明确诊断。

3. 鉴别诊断

肩锁关节脱位伴随肿胀、疼痛、局部畸形、压痛、伤肢功能障碍，X 线检查、CT 明确损伤部位。

三、治疗

1. 手法复位外固定

（1）胶布固定法　用宽胶布沿上臂纵轴，绕住锁骨远端与肘关节。前臂以颈腕带悬吊胸前，固定 3～4 周。

（2）肩人字布带固定法　复位后保持对位，先将两个棉垫分别置于两侧腋下，小垫用胶布固定于翘起的锁骨外端以布带由健侧胸锁关节部开始，经患肩向后，由腋下绕至前方，再至患肩，如此反复缠绕数层固定，时间 3～4 周。

Ⅰ度损伤可用吊带或三角巾悬吊患肢于胸前 3～7 天，以减轻疼痛和利于肿胀消退。

Ⅱ度损伤经按压锁骨外端使其复位后应用吊带及加压包扎、黏膏固定、8 字绷带固定、石膏固定等以待肩锁关节的关节囊及韧带的愈合。

Ⅲ度损伤固定方法同Ⅱ度损伤，外固定需持续 4～6 周，8～10 周后开始允许肩关节做充分活动，亦可获得满意结果。

2. 切开复位内固定

对于Ⅲ度损伤的患者，如果病人年轻，活动量较大，不能忍受长时间外固定治疗而又要求恢复正常外形者以及保守治疗后仍有持续性疼痛症状，影响肩关节功能时，可行手术治疗。

新鲜损伤者，宜行切开复位，克氏针固定肩锁关节或以带垫圈的加压螺丝钉固定喙突与锁骨，同时行肩锁及喙锁韧带修复。手术可采用锁骨外端上方皮肤切口，清除关节内损伤的关节软骨及关节盘软骨的碎片，于损伤的喙锁韧带两端缝线固定，先不拉紧打结，待肩锁关节克氏针或张力带钢丝固定或锁骨与喙突间螺丝钉固定后再拉紧结扎喙锁韧带断端间的缝线并修复肩锁韧带，最后再重叠缝合斜方肌和三角肌。术后以三角巾或吊带固定 2 周，进行关节活动，6～8 周去除内固定。

3. 预防与调护

固定期间肩关节有一定活动度，肘、腕关节则不受限制，符合"动静结合"原则，避免了关节的僵硬。

4. 练功活动

以肩关节主被动活动为主。术后 3 天即进行伤肢指、指掌、腕、肘关节的主动活动和肘关节被动屈伸锻炼。术后 1 周开始进行肩关节活动度锻炼。前臂做顺时针和逆时针划圈运动；以出现疼痛为度，然后缓慢回到休息位。术后 2 周开始进行肩关节肌力锻炼。患肢屈肘 90°，手臂在体前抬起至无痛角度，不能耸肩，于最高位置保持 2 分钟，休息 5 秒，连续 10 次为 1 组，2～3 组/日，术后 5～7 周继续以上练习，术后 7～13 周，进一步改善肩关节活动度，逐渐增加肩关节活动度，进行本体感觉练习，术后 14～19 周加强肌力训练。

四、特色治疗方法

目前关节镜肩锁关节修复术已比较完善，该手术创伤小且便于探查。对关节镜下行Endobutton 技术和 TightRope 喙锁韧带修复重建术进行研究，结果均显示治疗效果满意。关节镜手术将是未来的发展方向。

五、现代研究进展

肩锁关节是锁骨远端和肩峰内侧缘部分组成的微动关节，连接了锁骨和肩胛骨，是肩胛骨活动的支点，更是上肢骨和轴心骨之间重要的连接装置[1]。肩锁关节脱位为肩部常见损伤，最常见于 20～39 岁的男性，约占运动员肩关节损伤的 40%[2-4]，运动损伤和交通事故是其主要致伤原因[5-6]。关于肩锁关节脱位的治疗目前学界尚存争议，其中治疗方法和手术时机的选择是主要争议点。对于肩锁关节脱位治疗方法的选择，目前学者们比较一致的观点是，依据改良的肩锁关节损伤 Rockwood 分型[7]，Ⅰ、Ⅱ型选择非手术治疗，Ⅳ、Ⅴ、Ⅵ型选择手术治疗。但对于Ⅲ型肩锁关节脱位治疗方法的选择还存在较大争议。为进一步了解肩锁关节脱位治疗的研究进展，本文分非手术治疗及手术治疗两大方面对此进行了综述。

肩锁关节脱位的手术方法较多，包括克氏针或克氏针张力带固定、加压螺钉固定、锁骨钩钢板固定及喙锁韧带重建等，其中锁骨钩钢板固定及喙锁韧带重建最为常用[8]。锁骨钩钢板固定虽然固定强度较高，但远期容易出现肩峰下撞击综合征等并发症，不利于肩关节功能恢复，若提前取出钢板则易造成肩关节再脱位[9-10]。有研究发现，约 25.2% 的肩锁关节脱位患者在接受锁骨钩钢板固定后出现肩关节疼痛，术后 6～12 个月取出内固定物易出现肩关节再脱位[11]。Endobutton 钢板内固定是近年来治疗急性肩锁关节脱位的新方法，手术操作简单，且术中无须切开肩锁关节，可以避免术后出现创伤性关节炎[12-13]；可以解剖重建喙锁韧带，有助于促进肩关节运动功能恢复。Endobutton 钢板内固定与锁骨钩钢板内固定不同，其更符合生物力学固定原则，可以恢复肩锁关节的微动性，防止术后肩锁关节僵硬[14-15]。

参 考 文 献

[1] WONG M, KIEL J. Anatomy, Shoulder and Upper Limb, Acromioclavicular Joint [M]. Treasure Island: StatPearls Publishing LLC, 2019: 15-17.

[2] Pallis M, Cameron K L, Svoboda S J, et al. Epidemiology of acromioclavicular joint injury in young athletes [J]. The American Journal of Sports Medicine, 2012, 40 (9): 2072-2077.

[3] Frey A, Lambert C, Vesselle B, et al. Epidemiology of judo-related injuries in 21 seasons of competitions in France: a prospective study of relevant traumatic injuries [J]. Orthopaedic Journal of Sports Medicine, 2019, 7 (5): 2325967119847470.

[4] Gardner E C, Chan W W, Sutton K M, et al. Shoulder injuries in men's collegiate lacrosse, 2004-2009 [J]. The American Journal of Sports Medicine, 2016, 44 (10): 2675-2681.

[5] Chillemi C, Franceschini V, Dei Giudici L D, et al. Epidemiology of isolated acromioclavicular joint dislocation [J]. Emergency Medicine International, 2013, 2013: 171609.

[6] Simovitch R, Sanders B, Ozbaydar M, et al. Acromioclavicular joint injuries: diagnosis and management [J]. The Journal of the American Academy of Orthopaedic Surgeons, 2009, 17 (4): 207-219.

[7] 刘云鹏, 刘沂. 骨与关节损伤和疾病的诊断分类及功能评定标准 [M]. 北京: 清华大学出版社, 2002:

16-17.

［8］王治洲，曲广华，韩亚军，等. 纽扣钢板与其他内固定方式修复肩锁关节脱位比较的 Meta 分析［J］. 中国组织工程研究，2014，18（40）：6553-6560.

［9］严飞，周志平，曹泽，等. 双 Endobutton 钢板固定术治疗肩锁关节脱位疗效观察［J］. 山东医药，2014，54（26）：74-75.

［10］郁娴. 带祥钢板治疗肩锁关节脱位康复训练的时机选择与疗效观察［J］. 护士进修杂志，2013，28（20）：1860-1861.

［11］陈云苏，陈峥嵘，姚振均，等. 锁骨钩钢板治疗肩锁关节脱位和锁骨远端骨折［J］. 中华创伤杂志，2003（5）：300-302.

［12］李大鹏，沈铁城，徐晓峰，等. 双 Endobutton 钢板重建喙锁韧带治疗 Tossy Ⅲ型肩锁关节脱位短期疗效观察［J］. 山东医药，2014，54（32）：76-78.

［13］李强，王毅，何嘉承，等. 双 Endobutton 带祥钢板治疗Ⅲ型肩锁关节脱位［J］. 中国医科大学学报，2013，42（4）：357-360.

［14］陈琦凡. 带祥钢板重建喙锁韧带治疗急性肩锁关节脱位患者的术后护理［J］. 中国实用护理杂志，2010，26（30）：5-6.

［15］冯永增，洪建军，陈鸿亮，等. 锁骨钩钢板与双 Endobutton 钢板治疗肩锁关节脱位的对比研究［J］. 中华骨科杂志，2009，29（11）：1009-1014.

第二节　肩关节脱位

肩关节脱位，亦称肩肱关节脱位，古称"肩胛骨出"、"肩膊骨出向"或"肩骨脱臼"。肩关节是全身关节脱位中最常见的部位之一。

一、病因病机

肩关节脱位的病因有直接暴力和间接暴力两种，直接暴力者少见，间接暴力引起者多见。

1. 损伤机制

直接暴力，多因打击或冲撞直接作用于肩关节而引起。当上臂外展背伸时，外力作用于肩后，可导致肩关节前脱位；当上臂内旋及外展时，外力作用于肩前，可致肩关节后脱位；当上臂高度外展时，外力作用于肩上方，可致肩关节盂下脱位。

间接暴力，患者跌倒，上臂外展、背伸，以手或肘部着地，暴力沿肱骨干向上传导，使肱骨上端冲破薄弱的关节囊前壁，形成前脱位；当肱骨头滑向喙突下间隙成喙突下脱位；若暴力过大，则肱骨头可被推至锁骨下，形成锁骨下脱位。

若跌倒时，上臂呈内旋前屈位，以手或肘部着地，外力沿肱骨干向上传导，致使肱骨头冲破后侧关节囊，形成肩关节后脱位。

当上臂高度外展时，肱骨大结节与肩峰紧密相接，成为杠杆的支点，迫使肱骨头冲破关节囊的下方滑出关节盂，形成关节盂下脱位，可合并肱骨大结节骨折。

肩关节脱位的主要病理变化是关节囊撕裂和肱骨头移位。同时肩关节周围的软组织还发生不同程度损伤，或合并肩胛盂边缘骨折，肱骨头骨折与肱骨大结节骨折等。其中30%～40%的病例合并大结节撕脱骨折，是最常见的并发症。偶尔见腋神经损伤。

2. 脱位类型

（1）前脱位　上臂处轻度外展、前屈位，肩部失去正常圆钝平滑的曲线轮廓，形成"方肩"畸形。

（2）后脱位　喙突突出明显，肩前部塌陷扁平，可在肩胛冈下触到突出的肱骨头，上臂呈现轻度外展及明显内旋畸形。

（3）肩关节陈旧性前脱位　以往多有外伤史，基本体征同新鲜肩关节前脱位。

（4）习惯性肩关节脱位　有多次肩关节脱位病史，多发生于20～40岁，脱位时，疼痛多不剧烈，但肩关节活动仍有障碍，久而可导致肩部周围肌肉发生萎缩，当肩关节外展、外旋和后伸时，容易诱发再脱位。

3. 脱位特点

肩关节脱位，有其特殊的典型体征，呈"方肩"畸形。

二、诊断

1. 临床表现

外伤性肩关节前脱位均有明显的外伤史，肩部疼痛、肿胀和功能障碍，伤肢呈弹性固定于轻度外展内旋位，肘屈曲，用健侧手托住患侧前臂。外观呈"方肩"畸形，肩峰明显突出，肩峰下空虚。在腋下、喙突下或锁骨下可摸到肱骨头。伤肢轻度外展，不能贴紧胸壁，如肘部贴于胸前时，手掌不能同时接触对侧肩部（杜加斯征，即搭肩试验阳性）。上臂外侧贴放一直尺可同时接触到肩峰与肱骨外上踝（直尺试验）。X线检查可明确脱位类型和确定有无骨折情况。

后脱位临床症状不如前脱位明显，主要表现为喙突明显突出，肩前部塌陷扁平，在肩胛下部可以摸到突出肱骨头。上臂略呈外展及明显内旋的姿势。肩部头脚位X线片可明确显示肱骨头向后脱位。

应注意检查有无合并症，肩关节有脱位病例30%～40%合并大结节骨折，也可发生肱骨外科颈骨折，或肱骨头压缩性骨折，有时合并关节囊或肩胛盂缘自前面附着处撕脱，愈合不佳可引起习惯性脱位。肱二头肌长头肌腱可向后滑脱，造成关节复位障碍。腋神经或臂丛神经内侧束可被肱骨头压迫或牵拉，引起神经功能障碍，也可以损伤腋动脉。

检查：外观呈"方肩"畸形，肩峰明显突出，肩峰下空虚。在腋下、喙突下或锁骨下可摸到肱骨头。伤肢轻度外展，不能贴紧胸壁，如肘部贴于胸前时，手掌不能同时接触对侧肩部。上臂外侧贴放一直尺可同时接触到肩峰与肱骨外上踝（直尺试验）。

X线表现：X线征象是构成肩关节的肩胛骨、肩盂和肱骨头的两关节面失去正常平行的关系。按肱骨头分离的程度和方向，分为以下几型。

1）肩关节半脱位：关节间隙上宽下窄。肱骨头下移，尚有一半的肱骨头对向肩盂。

2）肩关节前脱位：最多见。其中以喙突下脱位尤为常见。正位片可见肱骨头与肩盂和肩胛颈重叠，位于喙突下0.5～1.0cm处。肱骨头呈外旋位，肱骨干轻度外展。肱骨头锁骨下脱位和盂下脱位较少见。

3）肩关节后脱位：少见。值得注意的是，正位片肱骨头与肩盂的对位关系尚好，关节间隙存在，极易漏诊。只有在侧位片或腋位片才能显示肱骨头向后脱出，位于肩盂后方。

2. 诊断要点

外伤后肩部疼痛、肿胀、功能障碍，上臂呈弹性固定，呈方肩畸形，肩峰下凹陷空虚，在喙突、锁骨下或腋窝处可触到脱出的肱骨头，搭肩试验阳性，X线检查可明确诊断及了解是否合并骨折。

3. 鉴别诊断

肩关节脱位多伴有骨折和肌肉损伤，尤其是肱骨外科颈骨折时，疼痛、肿胀更为严重。与肩脱位不同之处是上臂无固定外展畸形，可有一定的活动。临床上有时很难鉴别，但 X 线片可以帮助诊断及了解骨折移位情况。

三、治疗

1. 整复方法

（1）牵引推拿法　患者仰卧，用布带绕过胸部，一助手向健侧牵拉，另一助手用布带绕过腋下向上向外牵引，第三助手紧握患肢腕部，向外旋转，向下牵引，并内收患肢。三助手同时徐缓、持续不断地牵引，可使肱骨头自动复位。若不能复位，术者可用一手拇指或手掌根部由前上向外下，将肱骨头推入关节盂内。第三助手在牵引时，应多作旋转活动，一般均可复位。

（2）手牵足蹬法　患者取仰卧位，以右肩为例，术者立于患侧，双手握住患肢腕部，右膝伸直用足掌蹬于病人腋下，作顺势用力牵拉伤肢，持续 1～3 分钟，先外展、外旋后内收内旋伤肢有滑动感，即表明复位成功。

（3）拔伸托入法　患者取坐位，第一助手立于患者健侧肩后，两手斜行环抱固定患者作反牵引，第二助手一手握肘部，一手握腕上，向外下方牵引，用力由轻而重，持续 2～3 分钟，术者立于患肩外侧，两手拇指压其肩峰，其余手指插入腋窝内，在助手对抗牵引下，术者将肱骨头向外上方钩托，同时第二助手逐渐将患肢向内收、内旋位牵拉，直至肱骨头有回纳的感觉，复位即告完成。

（4）牵引回旋法　患者取坐位，助手一人立于其后，用手按住患者双肩。术者立于患侧，用一手臂从肩部后侧穿过腋下，屈肘 90°，握住其腕部；用另一手握住患者肘部。医者两手臂协同用力，轻轻摆动患肢，然后，术者握肘部之手先用力向下牵拉，当肱骨头被牵下时，置于腋下的手臂用力向外上拉肱骨上段，此时握肘部之手向上推送伤臂，当有震动感时，即表明复位成功。

（5）椅背复位法　让患者坐在靠背椅上，用棉垫置于腋部，保护腋下血管、神经，免受损伤。将患肢放在椅背外侧，腋肋紧靠椅背，一助手扶住患者和椅背，起固定作用，术者握住患肢，先外展、外旋牵引，再逐渐内收，并将患肢下垂，内旋屈肘，即可复位成功。此法是应用椅背作为杠杆支点整复肩关节脱位的方法，适用于肌肉不发达，肌力较弱的肩关节脱位者。

（6）悬吊复位法（Stimson 复位方法）　患者俯卧于床上，患肢悬垂于床旁，根据病人肌肉发达程度，患肢于腕系布带并悬挂 2～5kg 重物（不要以手提重物），依其自然位牵引持续15 分钟左右，多可自动复位。有时术者需内收患肩或以双手自腋窝向外上方轻推肱骨头，或轻旋转上臂，肱骨头即可复位。此方法安全有效，对于老年患者尤为适用。

2. 固定方法

一般采用胸壁绷带固定，将患侧上臂保持在内收、内旋位，肘关节屈曲 60°～90°，前臂依附胸前，用绷带将上臂固定在胸壁3～6周。一般原则是年龄越小，制动时间越长。对一般老年人和非体力劳动者，可制定2～4周。

3. 切开复位内固定

其适应证：肩关节前脱位并发肱二头肌长头肌腱向后滑脱阻碍手法复位者；肱骨大结节撕脱骨折，骨折片卡在肱骨头与关节盂之间影响复位；合并肱骨外科颈骨折，手法不能整复者；合并喙突、肩峰或肩关节盂骨折，移位明显者；合并腋部大血管损伤者。

4. 预防与调护

脱位复位后，应制动 2~3 周，并按一定康复要求进行功能锻炼，不要过早参加剧烈活动，6 周内禁止做强力外旋动作。制动期间可行肘、腕、手的功能锻炼，以及上肢肌肉的舒缩活动。去除固定后，开始肩关节功能锻炼，并配合针灸、推拿、理疗，以防肩关节软组织粘连和挛缩。

5. 练功活动

固定后即鼓励患者做手腕及手指练功活动，新鲜脱位 1 周后去除绷带，保留三角巾悬吊前臂，开始练习肩关节前屈、后伸活动；2 周后去除三角巾，逐渐开始做关节各个方向主动练功锻炼，如左右开弓、双手托天、手拉滑车、手指爬墙等。

四、特色治疗方法

1）新鲜脱位：早期宜活血祛瘀、消肿止痛，内服可选用肢伤一方、活血止痛汤等，外敷活血散或消肿止痛膏。

中期肿痛减轻，宜舒筋活血、强壮筋骨，可选用内服壮筋养血汤、补肾壮筋汤等，外敷舒筋活络膏。

后期体质虚弱者，可内服八珍汤、补中益气汤等。外洗方可选用苏木煎、上肢损伤洗方等，煎水熏洗患处，促进肩关节功能的恢复。

2）习惯性脱位：应着重补肝肾、壮筋骨，内服可选用补肾壮筋汤、健步虎潜丸等。

3）有骨折者：按骨折三期辨证用药。有合并神经损伤者，应加强祛风通络，用地龙、僵蚕、全蝎等。有合并血管损伤者，应加强活血祛瘀通络，可合用当归四逆汤加减。

4）外展推顶：患者坐位，坐矮凳靠墙为好，术者立于患者对侧，患者前臂中立位，以左肩脱位为例，术者右手握患者左腕部轻柔向外下牵引，牵引过程中，徐徐外展患肩约 90°，术者左手在患肩腋窝处用拇指或手掌探查脱位之肱骨头，术者左手握拳，使中指近指间关节凸起，并向外上推顶肱骨头，感觉到肱骨头入臼弹响声，提示肩关节复位，查体肩关节外形恢复，方肩畸形消失，活动正常，杜加斯征阴性。

五、现代研究进展

李立强等[1]对比手牵足蹬法与外展推顶法，外展推顶法在复位过程中实施轻柔的外展牵引动作，能够减轻患者的紧张情绪，放松肌肉，纠正短缩，让肱骨头改变位置，置于原路复位的最佳位置，通过向前上推顶可以起到杠杆复位的作用，手姿势调整可以掌握推顶的力度从而起到有效复位，且不加重病情，患者容易接受。

有学者[2]采用关节镜下肩胛下肌强化缝合术治疗复发性肩关节脱位，即前下关节囊修复后，将肩胛下肌腱的上 1/3 固定于前下盂唇，显著加强前侧稳定结构，并取得了较为满意的疗效[3]。

参 考 文 献

[1] 李立强，刘月驹，王玉杰，等. 急性肩关节前脱位的两种复位手法比较 [J]. 中国矫形外科杂志，2022，30（24）：2278-2280，2284.

[2] Mohtadi N G H, Chan D S, Hollinshead R M, et al. A randomized clinical trial comparing open and arthroscopic stabilization for recurrent traumatic anterior shoulder instability: two-year follow-up with disease-specific quality-of-life outcomes[J]. The Journal of Bone and Joint Surgery American Volume, 2014, 96（5）：353-360.

［3］刘涛，张明涛，杨智涛，等．肩胛下肌强化缝合术治疗伴有严重盂唇损伤的复发性肩关节脱位［J］．中国骨伤，2022，35（10）：996-999.

第三节　肘关节脱位

《伤科补要》说："肘骨者，胳臂中节上下支骨交接处也，俗名鹅鼻骨，上接腰骨，其骺名曲月秋。"肘关节是屈成关节，由肱桡关节、肱尺关节及尺、桡上关节组成，构成这三个关节的肱骨滑车、尺骨上端的半月形切迹、肱骨小头、桡骨小头共包在一个关节囊内，有一个共同的关节腔。

一、病因病机

肘关节脱位主要是间接暴力所引起，由于暴力的传导和杠杆的作用而产生不同的脱位形式。

1. 损伤机制

跌倒时，手掌着地，肘关节处于伸直位，前臂旋后位，由于人体重力和地面反作用引起肘关节过伸，尺骨鹰嘴的顶端猛烈冲击肱骨下端的鹰嘴窝，形成力的支点，外力继续加强引起附着于喙突的肱骨前肌肉和肘关节囊的前侧部分撕裂，则造成尺骨鹰嘴向后移位而肱骨下端向前移位的肘关节后脱位。

2. 脱位类型

（1）后脱位　肘关节的肱骨下端呈内外宽厚，前后扁薄状。侧方有坚强的韧带保护，关节囊之前后都相对薄弱。尺骨冠突较鹰嘴突小，因此，对抗尺骨向后移位的能力要比对抗向前移位的能力差。

（2）前脱位　肘关节屈曲位跌仆，肘尖着地，暴力由后向前，先发生尺骨鹰嘴骨折，暴力继续作用，可将尺、桡骨上部推移至肱骨下端的前方，成为肘关节前脱位。不合并鹰嘴骨折的前脱位是罕见的。肘关节的前脱位比较少见。

（3）侧方脱位　肘关节在外翻应力的作用下产生外侧脱位，在内翻应力的作用下发生内侧脱位，此时与脱位方向相对侧的韧带及关节囊损伤严重，而脱位侧的损伤反而较轻。因在强烈内、外翻应力作用下，由于前臂或屈肌群强烈收缩引起肱骨内、外髁撕脱骨折，尤其是肱骨内上髁更容易发生骨折，有时骨块嵌卡在关节腔内。

（4）分裂型脱位　可分为前后型和内外型。前后型脱位是在导致肘关节后脱位的过程中，又有前臂强力旋前的结果，也即在尺骨向后脱位的同时，桡骨同时脱向前方。

3. 脱位特点

肘关节的关节囊的后壁最薄弱，故常见肘关节后脱位。后脱位可合并肱骨内或外上髁撕脱骨折，尺骨冠突骨折，桡骨头或桡骨颈骨折，肘内、外侧副韧带断裂，桡神经或尺神经牵拉性损伤，肱动、静脉压迫性损伤。肘关节正侧位 X 线片可明确脱位的类型及是否合并骨折。

二、诊断

1. 临床表现

肘部肿胀、疼痛、畸形，弹性固定，活动功能障碍为主要临床表现。

检查：后脱位者，肘关节呈弹性固定于 150°～160° 的半屈曲位，呈靴状畸形，肘窝前饱满，可触到肱骨下端，肘后空虚凹陷，尺骨鹰嘴后突，肘后三点骨性标志的关系发生改变，与健侧对比，前臂的掌侧明显缩短，关节的前后径增宽，左右径正常。

X 线表现：肘关节后脱位，正位见尺、桡骨近端与肱骨远端相重叠，侧位见尺、桡骨近端脱出于肱骨远端后侧，有时可见到喙突骨折。

2. 诊断要点

患者有明显外伤史，伤后肘部肿胀疼痛、压痛、畸形、弹性固定，肘后三角关系失常。肘部外径增宽，功能障碍。X 线摄片可明确诊断及分型，并了解是否合并骨折。

3. 鉴别诊断

后脱位多见于青壮年，而伸直型骨折好发于儿童。脱位时，压痛较广泛，肘后三角关系失常，伴有弹性固定；但骨折后，多伴有皮下瘀斑，压痛位于髁上部，肘后三角关系正常，有骨擦音或异常活动，但无弹性固定。

三、治疗

1. 整复方法

（1）拔伸屈肘法　患者取坐位，助手立于患者背侧，以双手握其上臂，术者站在患者前面，以双手握住腕部，置前臂于旋后位，与助手相对牵引，3～5 分钟后，术者以一手握腕部保持牵引，另一手的拇指抵住肱骨下端向后握按，其余四指置于鹰嘴处，向前端提，并缓慢地将肘关节屈曲，若闻及入臼声，则说明脱位已整复。

（2）膝顶复位法　患者取坐位，术者立于患侧前面，一手握其前臂，一手握住腕部，同时一足踏在凳面上，以膝顶在患侧肘窝内，先顺势拔伸，然后逐渐屈肘，有入臼声音，患侧手指可摸到同侧肩部，即为复位成功。

（3）推肘尖复位法　患者取坐位，一助手双手握其上臂，第二助手双手握腕部，术者立于患者患侧，双拇指置于鹰嘴尖部，其余手指环握前臂上段，先拉前臂向后侧，使冠突与肱骨下端分离，然后助手在相对牵引下，逐渐屈曲肘关节，同时术者由后向前下用力推鹰嘴，即可还纳鹰嘴窝而复位。

2. 固定方法

脱位复位后，一般用绷带作肘关节 "8" 字固定；1 周后采用肘屈曲 90°前臂中立位，三角巾悬吊或直角夹板固定，将前臂横放胸前，2 周后去除固定。合并骨折，可加用夹板固定。亦可采用长臂石膏后托在功能位制动 3 周。

3. 切开复位内固定

切开复位内固定适用于闭合复位不成功者或伤后已数月且无骨化肌炎和明显骨萎缩者。若脱位时间长，关节僵在非功能位，有明显功能障碍，此时关节软骨已变性及剥脱，不可能再行开放复位术，此时可做关节切除或成型术。不同的病理变化，采用不同疗法，如后外侧关节囊及侧副韧带紧缩术等。

4. 预防与调护

肘关节脱位后，血肿极易纤维化或骨化，产生肘关节僵硬或骨化性肌炎，故脱位整复后，应鼓励患者尽早主动锻炼肘关节活动，避免粘连。但必须禁止肘关节的粗暴被动活动，以免增加新的损伤，加大血肿，产生骨化性肌炎。

5. 练功活动

脱位整复后，应鼓励患者早期进行练功活动，固定期间可作肩、腕及掌指关节活动，解除固定后逐渐开始肘关节主动活动，活动时以屈肘为主。但必须禁止肘关节的粗暴被动活动，以免发生损伤性骨化。

四、特色治疗方法

早期重在活血祛瘀，消肿止痛。肿胀严重、血运障碍者加用三七、丹参，并重用祛瘀、利水、消肿药物，如白茅根、木通之类；合并神经损伤者，应加用行气活血、通经活络之品。

五、现代研究进展

单纯肘关节后脱位发生后首选非手术治疗，手法复位并采用石膏或支具制动，可取得满意疗效[1]。朱日奇等[2]在临床观察到，手法复位单纯肘关节脱位后患者即可以恢复自主屈伸功能锻炼，经悬吊固定后效果良好。经手法复位后仍存在肘关节不稳定表现的患者是临床工作中诊断和治疗的难点，此类不稳定肘关节脱位的发生率较低，也容易被忽略。蒋协远等[3]认为，可活动的肘部外固定架可以在肌肉、韧带组织愈合期间对肘关节活动提供保护，允许组织在无张力条件下获得愈合，与其他治疗方式相比可以获得更加满意的疗效。吴加东等[4]采用肘关节铰链式外固定架治疗桡骨头骨折合并肘关节不稳，其认为铰链式外固定架固定后可以提高肘关节的稳定性，有利于患者早期功能锻炼从而降低并发症发生率。郑继会等[5]报道铰链式外固定架固定治疗肘关节骨折脱位可取得良好的疗效。

参 考 文 献

[1] Maripuri S N，Debnath U K，Rao P，et al. Simple elbow dislocation among adults：a comparative study of two different methods of treatment [J]. Injury，2007，38（11）：1254-1258.

[2] 朱日奇，祖罡. 铰链式外固定架固定治疗不稳定肘关节后脱位 [J]. 中国骨与关节损伤杂志，2019，34（11）：1210-1211.

[3] 蒋协远，张力丹，刘兴华，等. 可活动的铰链外固定架在肘部创伤治疗中的应用 [J]. 中华外科杂志，2004，42（12）：737-740.

[4] 吴加东，吕成堂，周敦，等. 铰链式外固定架在桡骨头骨折伴肘关节不稳治疗中的应用 [J]. 中国骨与关节损伤杂志，2015，30（1）：98-99.

[5] 郑继会，胡思斌，刘道阔，等. 铰链式外固定架联合内固定治疗肘关节骨折脱位 [J]. 中国骨与关节损伤杂志，2018，33（3）：309-310.

第四节　小儿桡骨头半脱位

小儿桡骨头半脱位又称"牵拉肘"，俗称"肘错环"、"肘脱环"。多发生于 5 岁以下幼儿，1～3 岁发病率最高，是临床中颇常见的肘部损伤。男孩比女孩多，左侧比右侧多。

一、病因病机

本病常由于大人领着患儿走路、上台阶时，在跌倒瞬间猛然拉住患儿手致伤；或从床上拉起患儿，拉胳膊伸袖穿衣；或抓住患儿双手转圈玩耍等原因，患儿肘关节处于伸直前臂旋前位突然受到牵拉而发病致伤。

1. 损伤机制

肘关节囊前部及环状韧带松弛，突然牵拉前臂时，肱桡关节间隙加大，关节内负压骤增，肘前关节囊及环状韧带被吸入关节内而发生嵌顿所致。

2. 脱位类型

脱位多为前脱位为主。

3. 脱位特点

小儿桡骨头脱位即牵拉肘,在生活中极为常见,及早发现复位后一般不会留有任何后遗症。

二、诊断

1. 临床表现

幼儿的患肢纵向被牵拉后,因疼痛而啼哭,并拒绝使用患肢,亦怕别人触动。不肯屈肘,举臂,前臂旋前,不敢旋后和屈肘。触及伤肢肘部和前臂时,患儿哭叫疼痛。

检查:桡骨小头处有压痛,局部无明显肿胀。

X线表现:检查不能发现异常病理改变。

2. 诊断要点

患儿有明显的肘部牵拉后出现的临床体征,结合查体前臂不敢旋前和屈肘。

3. 鉴别诊断

有上肢被牵拉病史,桡骨头处有压痛,X线检查阴性。

三、治疗

1. 整复方法

一般手法复位均能成功。嘱家长抱患儿坐位。术者面对患儿而坐,一手握伤肘,以拇指于肘中部向外、向后捏压脱出之桡骨小头;同时用另一手握持伤肢腕部,并向下适当用力牵拉,使前臂旋后,然后迅速屈肘,使其手触及伤侧肩头。复位即告成功,疼痛立即消失,患儿即能屈举伤肢。若复位未成,可再次用同样手法整复一次。

2. 固定方法

一般不需要制动,也可用三角巾悬吊前臂2~3天,对于反复多发脱位者,复位后患肢可用石膏托固定2周。

3. 切开复位内固定

单纯手法复位不佳者,可行修复或重建环状韧带重建。

4. 预防与调护

注意勿提拉小儿手臂,防止复发。4~6岁后桡骨头长大,即不易脱出。

5. 练功活动

避免牵拉孩子的手臂以及避免用手臂引体向上或摆荡。也可以考虑提供给患者家属一些在家手法复位牵拉肘的手法指导,尤其是那些反复发生牵拉肘的孩子。

四、特色治疗方法

旋前复位:①前臂旋前组,术者左手固定患儿前臂,右手置于桡骨头外侧,缓慢牵引至前臂逐渐旋前屈肘,若复位成功可感受到或听到桡骨头入臼的弹响。完成复位后观察15分钟。②前臂旋后组,术者右手固定患儿前臂,左手置于桡骨头外侧,缓慢牵引至前臂逐渐旋后屈肘,若复位成功可感受到或听到桡骨头入臼的弹响。完成复位后观察15分钟。以患儿复位观察15分钟后可自然进行前臂及肘关节屈伸活动、上举取物、活动不受限制及无疼痛感为复位成功。若患儿仍不能活动上肢,则采用同样的方法进行第二次复位。若第二次复位失败,则采取绷带屈肘固定 48 小时后拆除。

五、现代研究进展

桡骨小头半脱位传统的复位方法多采用旋后复位法[1-2]，近年许多学者发现，单纯的旋前复位法也可以取得良好的治疗效果[3-5]。旋前法复位与旋后法复位相比，具有首次复位成功率更高且最终复位失败率更低的优点，但在首次复位失败后采用同种手法二次复位成功率方面并不优于后者[6]。

当桡骨头出现半脱位时，肘关节的挤压使环状韧带因嵌顿于肱桡关节中出现痉挛、水肿等现象，而前臂旋后复位术根据桡骨头半脱位逆创伤机制，先旋后前臂屈曲肘关节，与受伤机制相反，会进一步挤压、摩擦并加重环状韧带的痉挛和水肿程度，使疼痛感更明显。因此，相比旋后复位，旋前复位更符合损伤机制[7]。

参 考 文 献

[1] 吴阶平，裘法祖. 黄家驷外科学 [M]. 北京：人民卫生出版社，1986.

[2] 胥少汀. 实用骨科学 [M]. 北京：人民军医出版社，2012：555.

[3] Harley JR，Injuries of the upper extremities.//Wiebe RA，Ahrens WR，Strange GR，et al. Pediatric Emergency Medicine. 3rd ed. New York，NY：McGraw-Hill.2009.

[4] Courtney Hopkins-Mann，Damilola Ogunnaike-Joseph，Donna Moro-Sutherland. Pediatric procedures：nursemaids' elbowreduction.// Tintinalli JE，Kelen GD,Stapczynski JS. Tintinalli'sEmergency Medicine：A ComprehensiveStudy Guide. 7th ed. New York，NY：McGraw-Hill. 2011.

[5] Potis T，Merrill H. Is pronation less painful and more effective than supination for reduction of a radial head subluxation? [J]. Annals of Emergency Medicine，2013，61（3）：291-292.

[6] 冯帆，邓洲铭，冉兵，等. 旋前与旋后复位修复小儿桡骨头半脱位比较的 Meta 分析 [J]. 中国组织工程研究，2015，19（33）：5402-5407.

[7] 夏天. 小儿桡骨头半脱位的临床特点及前臂旋前、旋后复位术的应用效果 [J]. 中国医药科学，2023，13（1）：197-200.

第五节　腕　骨　脱　位

腕骨脱位古称"手腕骨脱"、"手腕出臼"。腕骨脱位多由直接暴力造成韧带损伤而发生，脱位后不容易复位，复位后位置也不容易保持。月骨脱位是腕骨脱位中最常见者。

一、病因病机

腕骨脱位多为直接暴力作用所致。

1. 损伤机制

病人跌倒时，腕部极度背伸，导致月骨向前倾而被挤出关节缝，向掌侧翻转脱出。一般脱出于腕掌侧。背侧韧带断裂，导致月骨的杯状面与头状面的关系失常，而位于头状骨之前。杯状面向前翻转，指向前方，称为月骨脱位。

如腕关节背伸 45°左右，以手按地，则暴力可直接推其余腕骨于月骨之后，形成腕关节月骨周围腕骨背伸脱位。

　　跌倒时腕关节极度背伸，且向尺侧倾斜及旋转时，可致腕舟骨和月骨向掌侧脱位，形成经舟骨月骨脱位。

　　如果腕关节背伸45°左右，且向尺侧倾斜及旋转时，可致腕舟骨骨折和月骨周围其他腕骨被推向背侧，形成经舟骨月骨周围腕骨脱位。

　　如果腕关节极度背伸且桡倾及旋转，可使腕舟骨撞击于桡骨茎突上致舟骨骨折，同时使舟骨的近半与月骨被挤出于腕关节的掌侧，形成舟骨月骨脱位。

　　如果腕关节背伸45°左右，且向桡倾及旋转可使腕舟骨骨折后，舟骨远端块同月骨的周围其他腕骨被推向背侧，形成舟骨月骨周围腕骨脱位。

2. 脱位类型

（1）陈旧性脱位　肿胀基本消退，畸形更加突出，腕关节功能障碍依旧或稍好转，关节呈弹性固定。

（2）开放性脱位　除一般症状外，且有皮肤缺损，骨端外露并可有肌腱、神经及血管损伤表现。

3. 脱位特点

　　单纯脱位者，第1掌骨基底多向大多角骨背侧移位，若伴有第1掌骨基底部骨折，则多向外侧移位。第2～5腕掌关节脱位常见于手外伤患者，如机器辗轧伤、滚筒伤、挤压伤等，故多为开放性脱位。

二、诊断

1. 临床表现

（1）月骨脱位　腕及手部疼痛、肿胀、功能障碍、压痛明显，腕部前后径增大，呈弹性固定，腕关节各方向活动均受限。

　　由于月骨向掌侧突出，压迫屈指肌腱，则肌腱张力加大，腕关节呈屈曲位，中指不能完全伸直，五指自然分开。若脱位的月骨压迫正中神经，则拇、食、中指感觉障碍与屈伸受限。

　　X线摄片：腕关节正位片显示月骨脱位发生旋转后，由正常的四方形变成三角形，月骨凸面转向头骨；侧位片月骨移位于腕关节掌侧，其凹形关节面与头骨分离而转向掌侧，头骨可轻度向近侧移位，位于月骨的背侧。

（2）月骨周围腕骨背伸脱位　腕关节背伸畸形、弹性固定，向桡侧偏移，腕部前侧突起、背侧凹陷，畸形位于腕部，有时可有正中神经受压刺激症状，但无月骨脱位明显。

　　X线摄片：正位片见月骨外形和位置正常，处于原位，且于桡骨关节面的关系正常，其他腕骨位于月骨背侧（或掌侧）特别以头状骨更加明显，成为诊断的标志，头状骨的近端不在月骨的杯状关节面内。

（3）经舟骨月骨脱位　症状与单纯月骨脱位相类似，尤以手鼻烟窝压痛显著，且有空虚感。腕前部骨突畸形面积大而宽，且有高低不平的骨错感。

　　X线摄片：正位片见月骨呈三角形，舟骨骨折，体部旋转分离。侧位见月骨与舟骨体部向掌侧脱位，与桡骨所构成的关节关系失常，其他同月骨脱位。

（4）经舟骨月骨周围腕骨脱位　症状基本同月骨周围腕骨背伸脱位，但腕鼻烟窝部压痛显著，且可触及骨错感和骨擦音。

　　X线摄片：正位见舟骨骨折、月骨和舟骨体部与桡骨所构成的关节关系正常，其他腕骨和舟骨的远折块与月骨和舟骨的近折块之间的关系紊乱，且多向桡侧偏移。侧位片见舟骨骨折、月骨和舟骨体部与桡骨远端关节面相吻合，唯舟骨的远折块和其他腕骨一致脱向月骨的背侧或掌侧，头状骨的近端不在月骨的杯状关节面内。屈曲型脱位与此相反。

（5）舟骨月骨脱位　症状与月骨脱位相似，唯腕前方可触及月骨和舟骨的骨性突起，且可合并正中神经的压迫和刺激症状。

X 线表现：正位片可见舟骨、月骨与桡骨所构成的关节关系失常、月骨呈三角形，连同舟骨旋转，侧位片见舟骨和月骨与桡骨的远端关节面分离、旋转脱出于掌侧，其他腕骨的关系正常，但与月骨和舟骨的关系失常。

（6）舟骨月骨周围腕骨脱位　症状与月骨周围腕骨脱位相类似。

X 线表现：正位见舟骨和月骨与桡骨的关节面关系正常，其他腕骨关系紊乱，且多偏向桡侧。侧位见舟骨和月骨与桡骨远端关节面关系正常，其他腕骨脱向背侧。屈曲型脱位与此相反。

2. 诊断要点

患者有明显的外伤史，出现典型的腕部畸形，弹性固定，结合 X 线检查即可做出诊断。

3. 鉴别诊断

掌骨基底部骨折，压痛点在掌骨基底部，在骨折部有向背侧桡侧成角畸形，除拇指末节稍能屈曲外，不能作内收、外展活动。而腕掌关节脱位则在腕背侧压痛明显，沿纵轴叩击掌骨头时，有松脱感，掌骨基底部在腕部明显隆起，拍手正斜位 X 线片可以鉴别。

三、治疗

1. 整复方法

（1）月骨脱位　患者在臂丛麻醉下，取坐位，肘关节屈曲 90°，腕部极度背伸，第一助手握持肘部，第二助手握持食指与中指，对抗牵引，在拔伸牵引下前臂逐渐旋后，3～5 分钟后，术者两手四指握住腕部，向掌侧端提，使桡骨与头状骨之间的关节间隙加宽，然后用两拇指尖推压月骨凹面的远端，迫使月骨进入桡骨与头状骨间隙，同时嘱第二助手逐渐使腕关节掌屈，术者指下有滑动感者，中指可以伸直时，说明复位成功。

（2）月骨周围腕骨背伸脱位　患者坐位或仰卧，助手固定前臂，使手心向下。术者站于患侧，双手牵患手，并以拇指扣住脱出的头状骨近端凹陷，其他四指固定腕部，端托腕的前方。先将腕关节顺势背伸牵引，以扩大畸形，使重叠和关节间的交锁分离，头状骨的近端滑过月骨后缘。同时在牵拉的情况下使腕关节掌屈，即可复位。

（3）经舟骨月骨脱位　同月骨整复手法，使舟骨体部连同月骨脱位先复位，然后以推挤提按手法于腕关节前后左右加以推挤提按，使舟骨骨折对位，促使其他腕骨之间平密对合，平复。

（4）经舟骨月骨周围腕骨脱位　同月骨周围腕骨背伸脱位手法，使脱位复位后，再以推挤提按手法使舟骨骨折对位和其他腕骨之间严密对好平复。

（5）舟骨月骨脱位　同月骨脱位，牵患手时，令其背伸与尺偏以扩大畸形。

（6）舟骨月骨周围腕骨脱位　方法同经舟骨月骨周围腕骨脱位。

2. 固定方法

（1）腕关节伸展型脱位　复位后以腕关节塑形夹板将腕关节固定于掌屈位 2～3 周。

（2）腕关节屈曲型脱位　复位后以腕关节塑形夹板将腕关节固定于背伸位 2～3 周。

（3）腕关节脱位合并骨折者　特别是舟骨骨折，以塑形夹板固定 6～8 周，确定骨折愈合解除固定。

3. 经皮穿针内固定

月骨脱位法手法复位不成功者，可采用针拨复位法。麻醉后，在无菌及 X 线透视下，用细的钢针自腕掌侧把钢针刺入月骨凹面的远端，在助手牵引下，向背侧推送，使月骨侧位，月骨凹形关节面与头状骨构成关节复位，同时嘱助手由背曲位牵向掌屈位。复位即可成功。

4. 切开复位内固定

若闭合复位不成功，需手术切开复位。若发现桡月掌背侧韧带均已断裂，考虑后期会产生缺血性坏死，或陈旧性脱位合并创伤性关节炎者可行月骨切除术。

5. 预防与调护

早期功能锻炼应避免做过度腕背伸动作。外固定期间须注意患者手指的活动、感觉及血运情况的变化。若患指伸直时，前臂疼痛加重，手指皮肤苍白或发绀、指端冰凉和麻木，需调整外固定。

6. 练功活动

复位固定后，应进行患手的掌指关节、指间关节，以及肩、肘关节的功能活动。解除固定后，开始循序渐进行腕关节的主动屈伸功能锻炼。

四、特色治疗方法

（1）复位手法　患者取仰卧位，在臂丛麻醉下，前臂旋前位，助手握第 2～5 指及拇指作腕掌关节牵引，术者双手环抱腕部，在与助手对抗牵引的同时向背侧端提，双拇指将掌骨基底部由背侧向掌侧用力按压，即可复位。

（2）固定方法　用塑形夹板固定腕掌关节于功能位，并在掌骨基底部背侧加垫，增加固定力。

五、现代研究进展

传统手法复位固定方法取材方便，成本低廉，患者容易接受。但是临床中后遗症较多，通过王国伟和于永杰[1] 在《创伤性腕骨轴向脱位 10 例临床分析》研究中的报道显示，利用此手法复位进行治疗的腕骨轴向脱位患者中，只有 3 例患者获得满意的疗效。由于腕骨轴向脱位多为开放性损伤，所以闭合复位的疗效不佳，临床医师在近几年的应用中多选择清创切开复位内固定。内固定的治疗有效率及患者满意度虽然高，但手术时需要注意以下几点：

1）在治疗腕背部受到挤压伤或者爆炸伤等严重创伤的患者时，要尽量注意患者可能存在腕骨轴向脱位，以免造成漏诊现象，给患者带来不好影响[2]。

2）手术前要仔细分析患者创伤的影像学资料，确定损伤的部位，保证分型准确，避免出现手术治疗方式的错误，影响患者治疗。

3）无论是开放性腕骨轴向脱位还是闭合性腕骨轴向脱位，都应该避免使用手法复位，而应利用切开复位内固定治疗的方法，将受伤的腕骨切开，用克氏针或可吸收棒等将腕骨骨折和分离腕骨复位，固定掌骨基底，进而修复韧带[3-5]。

参 考 文 献

[1] 王国伟，于永杰. 创伤性腕骨轴向脱位 10 例临床分析 [J]. 中华损伤与修复杂志（电子版），2013，8（6）：64-65.

[2] 牛升波，曹学成. 切开复位内固定治疗急性经舟骨月骨周围脱位 [J]. 中医正骨，2015，27（4）：59-61.

[3] 刘强，张庆民，石晶，等. 慢性腕关节疼痛的诊断及治疗 [J]. 中国实用医药，2008，3（8）：44-49.

[4] 吴世丞. 骨折切开复位内固定手术与经皮钢板内固定手术治疗肱骨近端粉碎性骨折疗效比较 [J]. 亚太传统医药，2014，10（2）：73-74.

[5] 张永亮，张阳彬，袁力彬，等. 用切开复位内固定手术治疗 Pilon 骨折的疗效观察 [J]. 当代医药论丛，2014，12（9）：194-195.

第六节　掌指关节脱位

掌指关节脱位，是指近节指骨基底部脱离掌指关节向背移位，或掌骨头向掌侧移位。

一、病因病机

本病主要是由于间接力量导致手指扭伤、戳伤、极度背伸时发生，拇指、食指最多。而其中拇掌指关节背侧半脱位通常是由于受到过伸外力的作用造成拇指掌骨过度背伸，常导致近侧掌板撕裂。

1. 损伤机制

多由掌指关节过度背伸暴力引起，掌骨头穿破掌侧关节囊而脱出，故掌指关节脱位，掌指关节脱位后，掌骨头向背侧移位，近节指骨基底部向背侧移位，屈指肌腱被推向掌骨头尺侧，蚓状肌脱向桡侧，掌侧关节囊纤维板移至掌骨头背面，掌骨头掌侧被掌浅横韧带卡住。

2. 脱位类型

按照脱位程度分类可分为简单背侧脱位和复杂性脱位。

（1）简单背侧脱位　拇掌指关节背侧半脱位，即掌指骨表面之间，但大部分关节连接仍存在。

（2）复杂性脱位　掌骨随指骨一起背移、紧紧地嵌压在掌骨头背侧，阻碍近节指骨基底回到原位。

二、诊断

1. 临床表现

脱位关节呈梭形肿胀，疼痛，呈过度背伸畸形，并弹性固定，自动伸屈活动障碍。掌指关节掌侧可以触到掌骨头，若为侧方脱位，指侧有侧屈畸形，掌指关节前、侧方可以触及掌骨头。

检查：脱位后指骨向背侧移位，掌骨头突向掌侧，形成关节过伸位畸形。食指尚有尺偏及指间关节半屈曲畸形。表现为局部肿胀、疼痛、功能障碍。

X 线表现：正位片可以见关节间隙消失，斜位片可见明显脱位。

2. 诊断要点

有外伤史，掌指关节部畸形、弹性固定等典型症状，X 线检查可协助明确诊断。

3. 鉴别诊断

根据外伤、临床表现及 X 线检查，即可明确诊断。

三、治疗

1. 整复方法

手法复位：患者取坐位，助手固定患侧手腕部。术者一手握持伤指，并用拇、食二指捏住近节指骨，顺势向后下牵拉；同时用另一手握住手掌，并用拇指向背侧推按脱位的掌骨头。两手配合逐渐屈曲伤指的掌指关节，使其复位。

2. 固定方法

复位后，保持掌指关节屈曲位固定，固定患指于轻度对掌位 1~2 周，用绷带卷置于手掌心。

3. 切开复位内固定

若合并骨折，骨折片有明显分离移位，骨折片旋转或嵌入关节间隙，导致手法复位失败者，或复位后不能维持对位者，需要切开复位细钢针内固定。若合并侧副韧带断裂者，则需手术修补侧副韧带。

4. 预防与调护

掌指关节脱位主要是由间接外力导致，故注意生产、生活安全是预防的关键。避免暴力行为的发生，防止手指戳伤、扭伤。

5. 练功活动

以拇指掌指关节屈伸功能为主，锻炼循序渐进，不可急躁。

四、特色治疗方法

平乐郭氏正骨手法：以抗阻力反复屈曲指间关节的方法治疗。方法：施术者拇指（以第 1 掌指关节脱位为例）置于患者患侧手掌骨头处，食指置于近节指骨背侧，握持患者手指，先极度背伸掌指关节后，再用拇指及食指分别在掌侧固定掌骨头，背侧推挤近节指骨基底，同时嘱患者主动反复用力屈曲指间关节；施术者予以对抗，使屈肌腱如弓弦一样绷紧—松弛—绷紧于掌骨头处，类似弹弦，以使屈肌腱从掌骨头后解脱；当手下有一弹跳感时表明复位，主、被动屈伸掌指关节均活动正常表明复位成功。若上述方法仍难以复位，可在推挤近节指骨基底的同时，左右旋转近节指骨，以调整嵌顿的掌骨头与周围肌腱的位置关系；再同时给以弹弦法使屈肌腱从掌骨头背后解脱从而达到复位。治疗中切忌粗暴手法。复位后背侧石膏托固定掌指关节，或者小夹板手指屈曲位固定 3 周，解除外固定后即行掌指关节活动，功能锻炼 1~2 周。

五、现代研究进展

文献报道拇指掌指关节的损伤有很多种方式。对于 Senda 等[1] 的 3 种分型，分别有不同的组织损伤，但是都至少有周围关节囊，侧副韧带及掌板的部分损伤。在其研究中，脱位常常可以通过闭合复位的方法来纠正，但是当关节周围结构不完整时，会导致后期掌指关节的迟发性脱位，即使使用石膏固定，甚至克氏针固定，后期还是有很大一部分患者会出现再次脱位。其认为闭合复位成功与否和尺侧副韧带是否损伤密切相关。如果关节囊及尺侧副韧带同时有损伤，则需要通过开放手术来恢复关节的稳定性。当关节囊及尺侧副韧带损伤超过 3 周再行手术修复时，修复的方法更加复杂，且效果不如急性期修复。

参 考 文 献

[1] Senda H，Okamoto H. Palmar dislocation of the thumb metacarpophalangeal joint：report of four cases and a review of the literature [J]．The Journal of Hand Surgery，European Volume，2014，39（3）：276-281.

第七节 指间关节脱位

手指间关节，由近节指骨滑车与远节指骨基底部构成。该关节为屈戌关节，仅能作屈伸运动，关节囊的两侧有副韧带加强。脱位的方向多为远节指骨向背侧移位，或内、外侧移位，前方脱位极为罕见。

一、病因病机

指骨间关节为单向活动的屈伸关节，在关节极度过伸、扭转或侧方挤压时，可造成关节囊关节侧副韧带损伤，重者韧带断裂，或伴有撕脱骨折，有时造成关节脱位。脱位的方向大多是远节指骨向背侧移位，同时有侧方偏移。

损伤机制

极度过伸、扭转或侧方挤压外力作用时可造成指间关节囊破裂、侧副韧带撕裂，有时伴有侧副韧带损伤，严重时侧副韧带断裂，或伴有撕脱骨折。脱位的方向多是远节指骨向背侧移位，同时向侧方偏移。向掌侧移位者极少见。

二、诊断

1. 临床表现

伤后关节呈梭形肿胀、疼痛、局部压痛、自动屈伸活动受限。如侧副韧带断裂，受累关节有异常侧方偏斜，即分离试验为阳性。

X线表现，可以发现指骨间关节有明显异常。

2. 诊断要点

依据外伤史，结合临床症状，即可确诊。可拍摄 X 线片了解是否合并骨折。

3. 鉴别诊断

本病应与指骨骨折相鉴别。指骨骨折，疼痛、肿胀、压痛部位在指骨，而不在关节，骨折端多向掌侧成角；而指间关节脱位，病变部位在关节部。拍指骨正侧位 X 线片，可以鉴别。

三、治疗

1. 整复方法

指间关节脱位手法复位比较容易。术者双手握持伤指，适当用力牵引，再轻度用力屈曲或搬正侧偏之手指，即可复位。

2. 固定方法

复位后以胶布粘贴将指间关节固定在 90° 屈曲位 3 周。近侧指间关节脱位合并侧副韧带损伤或撕脱骨折者，应将关节固定于伸直位 3 周，以防韧带挛缩。

3. 切开复位内固定

1）切开复位，细钢针内固定。

2）切开复位，侧副韧带修补。

3）指间关节融合术。

4. 预防与调护

术后 2 天第 1 次换药后，将石膏掌托更换为拆卸方便的热塑支具，将患指固定于伸直位，并即日起，开始行患指主动屈伸功能锻炼，每天早晚各进行 1 组，其余时间行伸指支具固定，术后 4 周去除外固定。术后 1 个月复查 X 线片，此后每个月复查 1 次，直至骨折临床愈合。

5. 练功活动

早期需要重视患指以外手指的功能锻炼。去除固定后，可作患指的掌指关节和指间关节的主动伸屈活动，活动范围由小到大，逐渐进行，并可配合手法按摩，以理顺筋络，促进功能康复。

四、特色治疗方法

早期应内服活血化瘀、消肿止痛之剂，可选用舒筋活血汤加减，去除固定后，应重用舒筋活络的中药熏洗患手，如上肢洗方。

五、现代研究进展

微型外固定架辅助克氏针内固定是治疗近侧指间关节脱位伴骨折的有效方法，具有操作简单、软组织损伤小、复位良好、骨折愈合快和关节活动较好的优点[1]。该方法在桡骨远端粉碎性骨折的治疗中发挥了积极的作用，同时在第 1 掌骨底骨折的治疗中取得了良好效果[2]。微型外固定架辅助克氏针内固定有以下治疗作用：①通过牵引产生轴向应力，使部分关节面骨折复位，同时将脱位的关节复位；②可以最大限度地减少固定范围，避免影响其余正常关节的功能，利于患者进行早期功能锻炼；③对关节的撑开作用可减少关节粘连，降低关节僵硬的发生率，利于关节功能的恢复；④克氏针临时固定使骨折块更加牢固，患者进行早期功能锻炼时骨折块不易移位；⑤内固定取出时不需要再次手术，患者更易于接受[3-5]。

参 考 文 献

[1] Naguib M，Ramadan M，Ali T，et al. Simplified Kirschner-wire-based dynamic external fixator for unstable proximal interphalangeal joint fractures [J]. European Journal of Trauma and Emergency Surgery，2022，48（1）：71-79.

[2] Demino C，Yates M，Fowler J R. Surgical management of proximal interphalangeal joint fracture-dislocations：a review of outcomes [J]. Hand，2021，16（4）：453-460.

[3] Kodama A，Sunagawa T，Nakashima Y，et al. Joint distraction and early mobilization using a new dynamic external finger fixator for the treatment of fracture-dislocations of the proximal interphalangeal joint[J]. Journal of Orthopaedic Science，2018，23（6）：959-966.

[4] Sastravaha N，Limudomporn K，Taweewuthisub W. A novel technique for dynamic external fixation of proximal interphalangeal joint fracture-dislocations [J]. The Journal of Hand Surgery Asian-Pacific Volume，2020，25（4）：427-433.

[5] Tan R E S，Cheah A E J. The importance of restoring anatomy of the proximal interphalangeal joint in dorsal fracture dislocations [J]. The Journal of Hand Surgery Asian-Pacific Volume，2020，25（3）：257-266.

第九章　下肢脱位

第一节　髋关节脱位

髋关节古称"髀枢"或"大膀"，是全身最深最大的关节，也是最完善的球窝关节。髋关节由股骨头和髋臼构成，股骨头呈球形，约占圆球的 2/3，股骨头的方向朝向上、内、前方，髋臼位于髋骨的外侧中部，呈倒杯形的半球凹，其关节面呈马蹄形，覆以关节软骨。髋关节除骨性稳定性外，关节囊、周围韧带和肌肉的附着也起着重要的作用，关节囊的前后均有韧带加强，这些韧带与关节囊的纤维层紧密交错，以致不能互相分离。髂股韧带位于髋关节囊之前，呈倒"Y"形，位于股直肌深面，与关节囊前壁纤维层紧密相连。其尖端起于髂前下棘，向下分为两束，分别抵于转子间线的上部及下部，在伸髋及髋外旋时，该韧带处于紧张状态。髂股韧带的作用是限制髋关节过度后伸，且与臀大肌协同，使身体保持直立姿势。

髋关节的主要功能是负重及维持下肢大范围的运动。当髋关节在伸直位时，股骨头几乎全部在髋臼内，由于髋关节臼窝很深，其周围附着的韧带坚强，肌肉丰厚，因此髋关节的特点是稳定、有力而灵活。一般情况下，髋关节不易遭受损伤。只有在强大的暴力作用下，才能造成髋关节脱位，故髋关节脱位一般多发生于活动力强的青壮年男性。

一、病因病机

髋关节脱位由直接暴力和间接暴力引起，以间接暴力多见，且多为杠杆暴力、传导暴力和扭转暴力。髋关节结构稳定，一旦发生脱位，说明外力强大，故髋关节在脱位的同时往往合并软组织及其他部位多发的严重损伤。多由车祸、塌方或高处坠落等导致。

1. 损伤机制

（1）髋关节后脱位　是指脱位后股骨头位于髂前上棘与坐骨结节连线后方的一种脱位，多因间接暴力所致。当屈髋 90°时，过度内旋内收髋关节，使股骨颈前缘紧接髋臼前缘，以接触部位为支点；此时，股骨头位于较薄弱的关节囊后下方，当受到前面来自腿部、膝前及后方作用于腰背部向前的暴力作用时，可使股骨头冲破关节囊而脱出于髋臼，成为后脱位。或当屈髋 90°，来自膝前方的暴力由前向后冲击，暴力可通过股骨干传递到股骨头，在造成髋臼或股骨头骨折后发生脱位。关节囊后下部撕裂，髂股韧带多保持完整。

（2）髋关节前脱位　是指脱位后股骨头位于髂前上棘与坐骨结节连线前方的一种脱位，临床较少见。多为突然外展的暴力或大腿向后向前的撞击暴力，是股骨头脱出髋臼窝。当髋关节因外力强度外展、外旋时，大转子顶部与髋臼上缘接触，股骨头因受杠杆作用而被顶出髋臼，突破关节囊的前下方，形成前脱位。脱位后，若股骨头停留在耻骨支水平，则为耻骨部脱位，可引起股动、静脉受压而出现下肢血液循环障碍；若股骨头停留在闭孔，则形成闭孔脱位，可压迫闭孔神经而出现麻痹。

（3）髋关节中心性脱位　系指股骨头连同髋臼底骨折片向骨盆腔内移位，临床较为少见。

多为传达暴力所造成，一种情况为外力作用于股骨大转子侧方和骨盆，另一种情况为较复杂的暴力作用于股骨大转子和膝部。暴力从外侧作用于大转子外侧时，可传递到股骨头而冲击髋臼底部，引起髋臼底骨折。当暴力继续作用，股骨头可连同髋臼的骨折块一同向盆腔内移位，成为中心脱位；或当髋关节在轻度外展位，顺股骨纵轴加以冲击外力，也可引起中心脱位。中心脱位必然引起髋臼骨折，骨折可成块状或粉碎，治疗时也有所不同。中心脱位时，关节软骨损伤一般较严重，而关节囊及韧带则相对较轻。严重的脱位，股骨头整个从髋臼骨折的底部穿入骨盆，股骨头、颈部被骨折片夹住，使复位困难。

（4）陈旧性髋关节脱位　脱位超过 3 周，则为陈旧性脱位。脱位时间较长，关节周围肌腱、肌肉挛缩，髋臼内有纤维瘢痕组织充填，撕破的关节囊裂口已愈合，血肿机化或纤维化后包绕股骨头；长时间的肢体活动受限，可发生骨质疏松及脱钙。因此，均给手法复位增加了一定的困难。

2. 脱位类型

（1）按脱位的方向分类

1）髋关节后脱位：股骨头脱出后停留于髋臼的后方。若脱出后停留于髂骨部则称为髋关节后上方脱位，较为常见。若脱出后停留于髋臼的后下方，则为髋关节后下方脱位。

2）髋关节前脱位：股骨头脱出后停留于髋臼的前方。若脱出后停留于髋臼前上方的耻骨部则称为髋关节前上方脱位。若脱出后停留于髋臼前下方闭孔处，则称为髋关节前下方脱位。

3）髋关节中心脱位：为髋臼底骨折，根据髋臼底骨折和骨盆骨折的程度及股骨头移位的情况，可分为 4 型。

Ⅰ型：髋臼底部横行或纵行骨折，股骨头无移位，这种类型的损伤较轻，临床上比较多见。

Ⅱ型：髋臼底部骨折，股骨头呈半脱位进入盆腔，该型损伤较重，临床上也比较多见。

Ⅲ型：髋臼底部粉碎性骨折，股骨头完全脱位进入盆腔，股骨头嵌在髋臼底部骨折间，损伤严重，比较少见。

Ⅳ型：髋臼底部骨折并有髋臼缘或同侧髂骨纵行劈裂骨折，骨折线达髋臼顶部，股骨头完全脱位进入盆腔，损伤严重，但很少见。

（2）按脱位的时间分类

1）新鲜性脱位：脱位后时间在 3 周以内者。

2）陈旧性脱位：脱位后时间在 3 周以上者。

二、诊断

1. 临床表现

（1）髋关节后脱位　伤后患髋痛，患肢呈现屈曲、内收、内旋及缩短的典型畸形。大粗隆向后上移位，常在臀部触及隆起的股骨头。髋关节主动活动丧失；患侧膝部靠在健侧大腿中下 1/3 处呈"黏膝征"阳性，被动活动时，出现疼痛加重及保护性痉挛。若髂股韧带同时断裂（少见），则患肢短缩、外旋。X 线检查见股骨头呈内旋内收位，位于髋臼的外上方，股骨颈内侧缘与闭孔上缘所连的弧线（申顿线）中断。对每一例髋关节后脱位的患者，都应该通过认真检查有无坐骨神经损伤，且应注意是否合并同侧股骨干骨折。

（2）髋关节前脱位　患肢疼痛，呈现外展、外旋和轻度屈曲的典型畸形，并较健肢显长。在闭孔附近或腹股沟韧带附件可扪及股骨头。若股骨头停留在耻骨上支水平，则压迫股动、静脉而出现下肢血液循环障碍，可见患肢大腿以下苍白、青紫、发凉，足背动脉及胫后动脉搏动减弱或消失。若停留在闭孔内，则可压迫闭孔神经而出现麻痹症状。摄 X 线片可见股骨头在闭孔内或耻骨上支附件，股骨头呈极度外展、外旋位，小转子完全显露。

（3）髋关节中心脱位　Ⅰ型、Ⅱ型骨折，股骨头无移位或移位不多，局部可有肿胀和疼痛，关节活动受限，患肢可有轻微短缩。Ⅲ型骨折，股骨头移位明显，受伤处疼痛、肿胀严重，髋关节活动功能丧失，检查时可感到有骨擦音，患肢短缩，大粗隆内移，阔筋膜张肌松弛。Ⅳ型骨折，除具备Ⅲ型症状体征之外，尚有髋部及臀部广泛性血肿，软组织严重挫伤。X线检查可明确股骨头脱位及髋臼、骨盆骨折的情况。

（4）陈旧性髋关节脱位　髋部疼痛已消退或减轻，局部常有增生，弹性固定更为明显。X线检查可见局部血肿机化，或时间长而出现股骨头、颈部明显脱钙，骨质疏松，或有关节面呈不规则改变。陈旧性脱位以后脱位多见。

2. 诊断要点

（1）髋关节后脱位　有明确的外伤史，患侧髋部弹性固定在屈曲、内收、内旋畸形位。可在髂前上棘与坐骨结节连线后方扪及股骨头。黏膝征阳性，X线片显示股骨头脱出髋臼窝。

（2）髋关节前脱位　有明确的外伤史，患肢弹性固定于外展、外旋和轻度屈曲畸形位。在闭孔或腹股沟附近可触到股骨头，X线片显示股骨头脱出髋臼，与闭孔或耻骨、坐骨重叠。

（3）髋关节中心脱位　有明确的外伤史，患肢有短缩及大粗隆内移，X线检查可明确诊断。

（4）陈旧性髋关节脱位　根据病史，典型的弹性固定的症状，结合 X 线片所见即可明确诊断。

3. 髋关节脱位的合并症

（1）髋臼缘骨折　当外力造成髋关节脱位时，由于股骨头与髋臼缘相撞击，可导致髋臼缘骨折，确诊需依靠 X 线检查。大多数髋关节脱位合并髋臼缘骨折，骨折块随着脱位的整复，也可复位；即使未完全复位，只要不影响股骨头在髋臼内的稳定性，可任其愈合。如果较大骨块不能用手法整复，并向外倾斜，需切开整复，经髋关节后切口显露，将骨块整复，用一枚螺丝钉固定。牵引固定时间要延长至 8 周以上，待骨折愈合牢固后，才可下床活动锻炼。

（2）同侧股骨干骨折　髋关节后脱位合并同侧股骨干骨折比较少见，而前脱位合并同侧股骨干骨折更罕见。此类病例多为复杂暴力引起，常见于塌方或交通事故中，是一种严重的损伤，主要表现为股骨干骨折及全身其他部位的损伤症状，而髋关节脱位的症状多不显著，易造成漏诊。因此对每一侧股骨干骨折都应常规检查髋关节，特别是 X 线片显示横行骨折，并伴有近端内收的情况时更应注意，应加拍髋关节 X 线片，以明确诊断。

（3）同侧股骨颈骨折　其发病机制同上。

（4）同侧股骨转子间骨折　其发病机制同上。

（5）髋臼底骨折　由于传达暴力致使股骨头撞击髋臼底，造成髋臼底骨折，股骨向中线轻度移位或完全突入盆腔。如髋臼骨片夹住股骨颈，可能阻碍股骨头的复位。在一些病例中可有骨盆骨折及盆腔内广泛出血。骨折块夹住股骨头难以脱出者，亦可考虑切开复位。若髋臼底骨折为粉碎者，则不宜切开复位。

（6）血管神经损伤　髋关节后脱位，由于股骨头的移位，可造成坐骨神经的牵拉伤或挫伤。脱位整复后，应用维生素 B_1、辅酶 A 或活血祛瘀之中药如小活络丹等加减，亦可配合针刺环跳、足三里、承山等穴，一般 1~2 个月后均可好转。若坐骨神经麻痹，可能是由髋臼上分离的大的碎骨块卡压所致时，应手术探查神经，同时修复髋臼缘。髋关节前脱位合并股神经，股动、静脉或闭孔神经损伤极为少见，一般随股骨头的复位，症状可缓解。

4. 鉴别诊断

临床上本病常需与股骨颈骨折相鉴别，X 线或者 CT 检查即可鉴别。

三、治疗

1. 整复方法

新鲜脱位，一般以手法闭合复位为主；陈旧性脱位，力争手法复位；脱位合并髋臼缘骨折，一般随脱位的整复，骨折亦随之复位；合并股骨干骨折，先整复脱位，再整复骨折。

（1）髋关节后脱位

1）屈髋拔伸法：患者仰卧于木板床或铺于地面的木板上。助手一人以两手按压髂前上棘以固定骨盆。术者面向病人，弯腰站立，骑跨于患肢上，用双前臂、肘窝扣在患肢腘窝部，使其屈髋、屈膝各90°。顺势拔伸、内收较紧，可先在内旋、内收位顺势拔伸，然后垂直向上拔伸牵引，使股骨头接近关节囊裂口，促使股骨头滑入髋臼，当感到入臼声后，再将患肢伸直，即可复位。

2）回旋法：清代钱秀昌在《伤科补要》中介绍：髋关节（臀骱）"若出之，则难上，因其胶大肉厚，手捏不住故也。必得力大者三四人，使患者侧卧，一人抱住其身，一人捏膝上拔下，一手撤其骱头迭进，一手将大腿曲转，使膝近其腹，再令舒直，其骱有声响者，已上"。此法患者仰卧，助手以双手按压双侧髂前上棘固定骨盆，术者立于患侧，一手握住患肢踝部，另一手以肘窝提托腘窝部，在向上提拉的基础上，将大腿内收、内旋，髋关节极度屈曲，使膝部贴近腹壁（大腿曲转，使膝近其腹），然后将患肢外展、外旋、伸直（再舒直）。在此过程中，"其骱有声响者"，复位到此成功。因为此法的屈曲、外展、外旋、伸直是一连续动作，形状恰似一个问号"？"，故亦称为划问号复位法。回旋法是利用杠杆力，采用与脱位过程相反的顺序进行复位。

3）伸足蹬法：唐代蔺道人在《仙授理伤续断秘方》中云："凡胯骨从臀上出者，可用三两人，挺定腿拔伸，乃用脚跨入。"《伤科汇纂》更详细描述："如左足出臼，令患人仰卧于地，医人对卧于患人之足后，两手将患脚拿住，以右足伸牮患人胯下臀上，两手将脚拽来，用足牮去，身子往后卧倒，手足身子并齐用力，则入窠臼矣。"此法患者仰卧，术者两手握患肢踝部，用一足外缘蹬于坐骨结节及腹股沟内侧（左髋脱位用左足，右髋脱位用右足），手拉足蹬，身体后仰，协同用力。

4）俯卧下垂法：适用于肌肉软弱或松弛的患者。患者俯卧于床缘，双下肢完全置于床外。健肢由助手扶持，保持在伸直水平位；患肢下垂，助手用双手固定骨盆，术者一手握其踝关节上方，使屈膝90°，利用患肢的重量向下牵引，术者在牵引过程中，可轻旋患侧大腿，用另一手加压于腘窝，增加牵引力，使其复位。或取同样体位，只是固定骨盆的助手改为挟持患踝及按压小腿，术者用力按压股骨头向下向内而复位。术者亦可用膝部跪压于患者腘窝，用力向下使之复位，但此法力量较大，使用时要注意。

（2）髋关节前脱位

1）屈髋拔伸法：患者仰卧于铺于地面的木板上，一助手将骨盆固定，另一助手将患肢微屈髋屈膝，并在髋外展、外旋位渐渐向上拔伸至90°；术者双手环抱大腿根部，将大腿根部向后外方按压，可使股骨头回纳髋臼内。或按上述体位，由术者两手分别持膝、踝部，尽量屈髋、屈膝，同时推扳膝关节向内，使患肢内收、内旋、伸直。此时可使脱出的股骨头绕过髋臼下缘，滑向后下方而转变为后脱位，然后按后脱位使用拔伸法处理，将股骨头纳入髋臼中。

2）侧牵复位法：患者仰卧于木板床上。一助手以两手按压两侧髂前上棘以固定骨盆；另一助手用一宽布绕过大腿根部内侧，向外上方牵拉；术者两手分别扶持患膝及踝部，连续伸屈患髋，在伸屈过程中，可慢慢内收内旋患肢，即感到腿部突然弹动，同时可听到响声，畸形可随着响声中消失，此为复位成功。

3）反加旋法：其操作步骤与后脱位相反，先将髋关节外展、外旋，然后屈髋、屈膝，再内收、内旋，最后伸直下肢。应用此法时，原理与后脱位一样，即向脱出时畸形的相反方向使股骨头回纳髋臼内。注意事项同后脱位。

（3）髋关节中心脱位

拔伸扳拉法：若轻微移位，可用此法。患者仰卧，一助手握患肢踝部，使足中立，髋外展约30°，在此位置下拔伸旋转；另一助手把患者腋窝行反向牵引。术者立于患侧，先用宽布带绕过患侧大腿根部，一手推骨盆向健侧，另一手抓住绕大腿根部之布带向外拔伸，可将内移之股骨头拉出。触摸大转子，与健侧相比，两侧对称，即为复位成功。

（4）陈旧性髋关节脱位　一般来讲，脱位未超过2个月者，仍存在闭合复位的可能，可先试行手法复位。在行手法复位前，先用股骨髁上牵引1～2周，重10～20kg，由原来的内收、内旋和屈髋位逐渐改变牵引方向，至伸直和外展位，待股骨头牵至髋臼水平或更低，即可在麻醉下行手法复位。施行手法时，用力应由轻到重，活动范围应由小到大，逐步解除股骨头周围的粘连。松动至最大限度，再按新鲜脱位的手法复位。切忌使用暴力，以防发生股骨头塌陷或股骨颈骨折等合并症。如手法复位遭遇困难，不应勉强反复进行而应改行手术治疗。

2. 固定方法

采用皮牵引将患肢固定于伸直、外展30°位3～4周，足尖向上或稍外旋，如合并髋臼缘骨折，牵引时间可延长至6周左右。髋关节中心性脱位因合并骨折，故须牵引固定8～10周。髋关节陈旧性脱位一般固定4周。

髋关节后脱位合并髋臼骨折或软组织嵌入影响复位，手法复位失败，或伴有骨盆耻骨体骨折或耻骨联合分离，使股骨头复位困难，或合并坐骨神经损伤，需同时探查坐骨神经者，应及时进行手术探查。

3. 手术治疗

在少数情况下髋关节脱位经反复整复失败者，可采用手术复位。

对于严重的中心性脱位，股骨头脱入骨盆腔，股骨头嵌入在髋臼骨折缝间，如经整复不成功，应采取手术治疗。取髋关节前外侧切口，暴露髋臼，解除嵌顿，使股骨头复位。术后继续用大粗隆侧方牵引和股骨髁上骨牵引，或用Hoffmann外固定架固定。如日后复位不理想，髋臼面不平整，引起创伤性关节炎而影响负重者，应行髋关节成形术；老年患者如股骨头变形，可做全髋关节置换术。

对于脱位时间较久，一般超过6周以上，手法不能复位或合并血管、神经损伤者，或合并骨折者，应采用手术切开整复。术前用骨牵引将股骨头逐渐拉至髋臼平面，才可施行手术切开复位。

4. 其他治疗

牵引复位法：适用于髋关节中心脱位，股骨头突入骨盆腔较严重的患者。患者取仰卧位，患侧用股骨髁上牵引，重量8～12kg，可逐步复位。若复位不成功，可在大转子部前后位骨圆针贯穿，或在大转子部钻入一带环螺丝钉，作侧方牵引。侧牵引重量5～7kg。在向下、向外两个分力同时作用下，可将股骨头牵出。经床边X线片，确实已将股骨头拉出复位后，减轻髁上及侧方牵引重量至维持量，继续牵引至8～10周。用此法复位，往往可将移位的骨折片与脱位的股骨头一齐拉出。

5. 预防与调护

单纯性脱位及时复位后功能恢复良好，但延迟负重时间对预防股骨头缺血性坏死有重要的作用。即使下地活动后也应尽可能减少患肢负重，可以有效地防止股骨头缺血性坏死的发生。

6. 练功活动

整复后即可在牵引制动下，行股四头肌及踝关节锻炼。解除固定后，先在床上做屈髋、屈膝及下肢的内收、外展及内、外旋锻炼，以后逐步做扶拐不负重锻炼。3个月后，X线检查见股骨头血供良好，方能下地做下蹲、行走等负重锻炼。中心脱位，因关节面有破坏，床上练习可适当提早，而负重锻炼则应相对推迟，以避免发生创伤性关节炎及股骨头缺血性坏死。

四、特色治疗方法

（1）内服药　损伤早期：患肢肿胀，疼痛严重，腹胀或大便不下，可治以逐瘀通下，方用活血疏肝汤。若只有肿胀疼痛，治以活血消肿止痛，方用仙复汤或活血灵。

中期：肿胀已消退大半，胃纳较差者，治以活血理气，调和脾胃，兼补肝肾，方用四物汤加续断、五加皮、陈皮、牛膝。若肿胀基本消退，饮食二便正常，则通经活络，调理脾胃，兼补肝肾，方用养血止痛丸。

后期：已能下床行走和进行功能锻炼，但患肢行走后仍肿胀、无力，治以补气血，补肝肾，强筋骨，方用虎潜丸或补血荣筋丸。

（2）外用药　整复后局部可外贴活血接骨止痛膏，以活血消肿止痛。后期开始功能锻炼时，可配合海桐皮汤或下肢损伤洗方熏洗，以利于功能恢复。

五、现代研究进展

肖波等[1]通过Pipkin分型选择手术入路治疗17例髋关节脱位合并股骨头骨折（Pipkin骨折）。17例患者根据Pipkin分型，分为Ⅰ型4例，Ⅱ型6例，Ⅲ型1例，Ⅳ型6例。其中13例患者入院后予以皮牵引或骨牵引，术后持续牵引4周。17例手术中采用后侧K-L入路11例，前侧S-P入路3例，经大转子截骨入路3例。Ⅰ、Ⅱ型骨折均行开放复位螺钉内固定。1例Ⅲ型骨折予以开放复位、Herbert螺钉加空心加压螺钉固定股骨头及股骨颈。Ⅳ型骨折中2例因骨折块位于非负重区且骨折块碎小予以开放清除，余4例予以开放复位、Herbert螺钉或松质骨螺钉固定；髋臼骨折予以开放复位、重建钢板螺钉或Herbert螺钉内固定。所有患者术后均一期愈合，无感染、皮瓣坏死及内植物松动、断裂等状况。17例患者的平均随访时间为43个月。随访时按照Thompson-Epstein评价系统评价关节功能，Ⅰ型中优3例，可1例；Ⅱ型中优3例，良2例，差1例；Ⅲ型1例为良；Ⅳ型中优2例，良2例，可2例；关节功能优良率为76.47%。作者认为Pipkin骨折早期诊断并根据Pipkin分型合理选择手术入路及内固定方式，有助于患者获得满意的髋关节功能并改善预后。

冯超等[2]通过普通牵引床牵引运用双入路关节镜辅助治疗5例（5髋）难复性小儿发育性髋关节脱位（DDH）。术中采用护皮膜绷带协助固定患儿双下肢于普通牵引床牵引，前外及外侧双入路观察操作，关节镜监视下切除肥厚的圆韧带，清理髋臼底部纤维脂肪组织，盂唇内翻者行外2/3放射状切开、松解缩窄关节囊及髋臼横韧带。清理完毕后关节镜监视下手法复位，双髋人字石膏外固定，术后6~8周更换二期石膏。全部5例在关节镜松解下复位成功，术后患儿切口均一期愈合，无感染及神经血管损伤等并发症发生。所有患儿术后均获得随访，随访时间18~36个月。安全角由术前的（16.54±4.85）°增至术后的（65.98±6.56）°，股骨头内侧化率由术前的（65.66±20.67）%增至镜下清理后的（106.45±15.55）%，髋臼角由术前的（41.66±5.27）°降至末次随访时（27.43±5.24）°，末次随访时，1例患者出现Kalamchi-

MacEwen 分型 I 型股骨头缺血性坏死，1 例残留有髋臼发育不良，其他患儿骺板内无骨桥形成，股骨头形状修复满意。作者认为通过牵引床牵引双入路关节镜辅助下髋臼清理闭合复位术对治疗难复性小儿发育性髋关节脱位是一种安全而有效的方法。

李超等[3]采用髋关节外科脱位治疗 23 例股骨髋臼撞击综合征合并盂唇损伤的患者，其中"凸轮"型 6 例，"钳夹"型 2 例，混合型 15 例。术中患者取健侧卧位，采用髋关节后外侧入路，在大转子下方 1.5cm 处截骨，"Z"形切开关节囊，剪断圆韧带，脱出股骨头。去除部分骨性髋臼缘和股骨头颈部多余的骨质，修整盂唇用 2.8mm 的带线锚钉缝合固定，大转子骨折块并用 2 枚 7.3mm 的空心钉固定。术后 23 例患者均获随访，平均随访时间为（15.92±4.63）个月。术后 12 个月客观指标评分与术前比较均显著改善。末次随访时未出现大转子截骨不愈合和股骨头缺血性坏死的现象。作者认为髋关节外科脱位治疗股骨髋臼撞击综合征合并盂唇损伤，临床疗效满意，并发症少。

参 考 文 献

[1] 肖波，曹志远，何爱咏. Pipkin 骨折 17 例外科手术疗效 [J]. 中南大学学报（医学版），2019，44（12）：1391-1396.

[2] 冯超，万世奇，吕学敏，等. 关节镜辅助治疗小儿发育性髋关节脱位 [J]. 中国矫形外科杂志，2020，28（9）：841-845.

[3] 李超，常青，金方，等. 髋关节外科脱位治疗股骨髋臼撞击综合征合并盂唇损伤 [J]. 中国矫形外科杂志，2020，28（10）：925-928.

第二节　膝关节脱位

膝关节脱位比较少见，仅占全身各关节脱位的 0.6%。膝关节属屈戌关节，由股骨远端、胫骨近端和髌骨构成 3 个关节和 6 个关节面，关节接触面较宽阔，是人体最大、结构最复杂的关节，其功能主要是负重和屈伸活动。膝关节的稳定主要依靠周围关节囊、内外侧副韧带、前后十字韧带、半月板等联结和加固，周围有坚强的韧带和肌肉保护，其中内侧副韧带和股四头肌对膝关节的稳定有重要的作用。

腘动脉主干位于腘窝深部，紧贴股骨下段、胫骨上段，位于关节囊与腘肌筋膜之后。腓总神经在腘窝上外侧沿股二头肌腱内缘下行，以后越过腓肠肌外侧头后面，走行于股二头肌腱和腓肠肌腱之间，在此处贴近膝关节囊；并向下沿腓骨小头后面并绕过其下之颈部，向前内穿过腓骨长肌起点，分为深浅两支。

膝关节结构复杂、连接坚固、关节接触面较宽，因此在一般外力作用下很难使其脱位，如因强大的外力而造成脱位时，则必然会有关节囊和韧带的损伤，可合并发生骨折，以及血管神经的损伤。

一、病因病机

膝关节脱位由强大的直接暴力及间接暴力引起，以直接暴力居多。如从高处跌下、车祸塌方等的直接撞击股骨下端或胫骨上端。间接暴力则以股骨下端固定而作用于胫骨的旋转暴力多见。根据脱位后，胫骨上端所处位置及暴力作用方向，可分为前脱位、后脱位、内侧脱位、外侧脱位和旋转脱位；根据股骨髁及胫骨髁完全分离或部分分离，可分为完全脱位和部分脱位。

其中，前脱位最常见，内侧及外侧、旋转脱位较少见。

损伤机制

（1）前脱位　多为膝关节强烈过伸损伤所致。当膝关节过伸超过 30°时，或屈膝时，外力作用于股骨下端，或外力由后向前作用于胫骨上端，使胫骨向前移位。此类脱位最常见，多伴有后关节囊撕裂、后十字韧带断裂，或伴有腘动、静脉损伤。

（2）后脱位　居此种脱位第二位。当屈膝时，暴力作用于胫骨上端，使其向后移位，多有前十字韧带断裂，腘动、静脉在此种损伤中较常见，占此型脱位病例的 50% 左右。

（3）内侧脱位　强大外翻压力使胫骨内移脱位，严重者易引起腓总神经牵拉损伤或撕裂伤。

（4）外侧脱位　为强大外翻力或外力直接作用于股骨下端而使胫骨向外侧移位。

（5）旋转脱位　强大的旋转外力，使胫骨向两侧旋转脱位，以向后外侧脱位居多。一般移位幅度少，较少合并血管和神经损伤。

膝关节完全脱位时，常造成关节周围软组织的严重撕裂和牵拉伤，多为前、后十字韧带完全撕裂，一侧副韧带断裂和关节囊后部撕裂；周围的肌腱，如腘绳肌、腓肠肌、股四头肌及腘肌等，都可造成一定程度损伤，并可使肌腱及韧带附着的骨骼如胫骨结节、胫骨棘及胫、股骨髁撕脱或挤压骨折。因膝关节位置表浅，脱位可为开放类型。前、后脱位占整个脱位的半数以上，且常伴有腘动、静脉损伤，可使腘动脉断裂或分支损伤。断裂后的腘动脉，在使膝以下供血下降的同时，因为大量出血而在腘部形成巨大血肿，压迫腘部血管分支；出血后向下流入小腿筋膜间隔，又加重膝以下缺血，若不及时处理，则可导致肢体坏死而截肢。或暴力使血管内膜撕脱而造成栓塞，引起肢端缺血坏死。内侧严重脱位引起的腓总神经损伤，多数是广泛被撕裂而造成永久性病变。有时，被撕裂的软组织嵌顿于关节间隙内，或股骨髁被套住在关节囊裂口，或嵌入股内侧肌形成的扣孔或裂口内而影响闭合复位。因局部软组织被嵌顿，常牵拉皮肤向内而在局部出现皮肤陷窝。

二、诊断

1. 临床表现

伤后膝关节剧烈疼痛、肿胀，关节活动受限，下肢功能丧失。膝部畸形在完全脱位时明显，不全脱位时呈肿胀明显而畸形不一定明显，呈弹性固定。

前、后脱位时，膝部前后径增大。前脱位时，髌骨下陷，在腘窝部可触及突起于后侧的股骨髁后缘。后脱位时，胫骨上端下陷，髌骨下缘空虚；腘窝部可触及向后突出的胫骨平台后缘。

内、外侧脱位，关节横径增大，侧向活动明显。分别在内、外侧可扪及股骨髁下缘或胫骨平台上缘。

旋转脱位，多数属不完全脱位，多因膝部肿胀而掩盖骨性畸形，认真检查时，可发现胫骨上端与股骨下端关系异常。

若出现小腿与足趾苍白、发凉或膝部严重肿胀、发绀，腘窝部有明显出血或血肿，足背动脉和胫后动脉搏动消失，表示有腘动脉损伤的可能；或膝以下虽尚温暖而动脉搏动持续消失，亦有动脉损伤的可能性，要立即复位和处理。如果受伤后即出现胫前肌麻痹，小腿与足背前外侧皮肤感觉减弱或消失，为腓总神经损伤的表现。膝部正侧位 X 线片，可明确诊断及移位方向，并了解是否有合并骨折。

2. 诊断要点

患者有明显的外伤史，以及典型的临床表现，结合 X 线检查可以确诊，在检查中要注意远端动脉搏动、足踝运动和知觉情况，判断是否合并血管神经的损伤。

3. 鉴别诊断

临床中,膝关节脱位通过其典型的临床表现即可很直观地与其他疾病相鉴别,脱位发生后,X线、CT、MRI检查可明确鉴别。

三、治疗

1. 整复方法

膝关节脱位属急症,一旦确诊,即应在充分的麻醉下,行手法复位。有血管损伤表现,在复位后未见恢复,应及时进行手术探查,以免贻误时机。神经损伤,如为牵拉性,则多可自动恢复;如为广泛撕裂性,则难以修补,故可暂不处理。若韧带、肌腱或关节囊嵌顿而妨碍手法复位,应早期手术复位。韧带修补,如情况允许,亦应早期修补。

整复一般在腰椎麻醉或硬膜外麻醉下进行,患者取仰卧位。

(1)前脱位 一助手抱住患肢大腿,另一助手握住患肢踝部或小腿远端作对抗牵引。术者站于患侧,一手把持大腿下端后侧向前提,另一手置于小腿上端前方向后压,同时用力;或两手拇指按压胫骨近端向后,余各手指置于腘窝从后向前托股骨下端,同时用力即可复位。复位后,将膝关节轻柔屈伸数次,检查关节间是否完全吻合,并可理顺被卷入关节间的关节囊及韧带和移位的半月板。一般均不主张在过伸位直接按压胫骨上端向后,以免加重腘动、静脉损伤。

(2)后脱位 牵引方法同前脱位,只是术者两手位置不同,作用力方向相反。

(3)侧方移位 牵引同上二法。若向内侧脱位,术者一手置于大腿下端外侧,另一手置于小腿上端内侧;外侧脱位时则相反,一手置于大腿下端内侧,另一手置于小腿上端外侧,同时两手用力,即可复位。

(4)旋转脱位 在对抗牵引的同时,术者一手握持大腿下端,另一手握持小腿上端向使脱位力量的反方向用力;或两手同时握持小腿上端,在近端牵引的助手固定大腿,术者向脱位反方向旋转而复位。但此时,一定要充分拔伸牵引以便有足够的间隙使骨端活动。

2. 固定方法

(1)膝关节前、后脱位 膝关节加压包扎,用长腿夹板或石膏托屈曲 20°～30°中立位,股骨远端后侧加垫,或向前塑形,固定 6～8 周。若是膝关节后脱位则于膝关节脱出方向的胫骨上端后侧加垫,或向前塑形,固定 6～8 周。禁止伸直位固定,以免加重血管、神经损伤,抬高患肢,以利于消肿;定期检查复位情况,必要时加摄膝关节正侧位片,以确定是否有再脱位。

(2)膝关节侧方脱位 膝关节外侧脱位,将膝关节固定于膝外翻位;内侧脱位则将膝关节固定于膝关节内翻位。于膝关节脱位方向的胫骨上端及股骨下端相对方向加垫或塑形,保持对位,固定6～8周。

(3)膝关节旋转脱位 固定方式同膝关节侧方脱位。

3. 手术治疗

膝关节脱位经常造成多发性韧带损伤,神经和血管损伤也高发,手术不但可修复韧带,而且可检视半月板有无损伤,以便早期处理;关节内如有骨、软骨碎屑也可得到及时清理,以免形成关节游离体。合并腘动脉损伤者更应毫不迟疑地进行手术探查及修复。合并髁部骨折者也应及时手术撬起塌陷的髁部并以螺栓、拉力螺丝或特制的"T"形钢板固定,否则骨性结构紊乱带来的不稳定将在后期给病人造成很大痛苦。目前关节镜下交叉韧带重建手术已得到广泛的应用。

(1)交叉韧带关节镜下重建术 先进行后交叉韧带(PCL)重建,再进行前交叉韧带(ACL)重建;先制作股骨侧骨隧道,再制作胫骨侧骨隧道。ACL 单束重建者,取股骨髁间窝为中心制作骨隧道，隧道直径 6～7mm；在胫骨结节内侧水平作长 2～3cm 的横切口，在胫骨导向器（45°～50°）辅助下以 ACL 胫骨止点为中心制作直径 6～7mm 的骨隧道。ACL 双束重建者，按上述方法制作前内束股骨隧道，后外束股骨隧道中心为前内束骨隧道前缘 4～5mm 约 3 点（左膝）或 9 点（右膝）处，胫骨侧为 PCL 前缘前外侧 3～4mm 处，两骨隧道之间留有至少 2mm 的骨性间隔。PCL 单束重建者，以 PCL 股骨起始部中点偏上为中心，自内向外制作直径 6～7mm 的股骨隧道。双束重建时，分别在股骨起始部上缘下方 3～4mm 处（前外束）和起始部中份前缘后下 3～4mm 处（后内束）为中心由内向外制作股骨隧道，两骨隧道间留有至少 2mm 的间隔；胫骨侧制作一个 7～9mm 骨隧道，移植物可采用自体腘绳肌腱或同种异体肌腱，采用 Endobutton 和界面钉内固定。

（2）膝关节侧方结构损伤的修复和重建　内侧副韧带和外侧副韧带体部断裂进行直接缝合的强度较差，目前效果较为可靠，较常用的方法是 Swivelock 外排锚钉固定、自体肌腱移植加锚钉和界面钉固定。

4. 预防与调护

膝关节后脱位容易发生继发性半脱位，由于固定期间患者常有自觉抬腿活动，导致股骨向前，胫骨因重力下垂，形成胫骨平台继发性错位，应特别注意。必要时可改用膝关节屈曲位固定来预防继发性半脱位。用石膏固定的患者，应定期检查，待肿胀消退后，可改用管型石膏固定，以维持所需要的角度和位置。

5. 练功活动

复位固定后，即可指导患者进行股四头肌舒缩以及踝、趾关节的屈伸练习，待肿胀消退后可带固定仰卧抬腿锻炼，4～6 周后，可在夹板固定下，扶双拐进行不负重步行锻炼，固定 8 周后解除固定，先做膝关节自主屈伸活动，待股四头肌肌力恢复及膝关节屈伸活动稳定后，逐步负重行走。

四、特色治疗方法

1. 蔡巍等[1]运用消肿散瘀汤治疗膝关节损伤经验

药物：猪苓 10g，桂枝 10g，泽泻 10g，茯苓 15g，牛膝 15g，白芍 10g，桃仁 10g，木瓜 10g，生地黄 10g，红花 5g，当归尾 10g，川芎 5g，酒炒大黄 10g。

方法：日 1 剂，水煎 2 次，取汁约 200ml。每次 100ml，每日 2 次。

2. 刘军[2]运用中药泡水热敷治疗急性膝关节脱位韧带损伤的经验

祖国传统医药在骨伤治疗上优势显著，刘军采用活血舒筋的药方以活血舒筋，疏利关节。活血：没药、乳香、红花；舒筋活血、理气通络：伸筋草、苏木、艾叶、鸡血藤；止痛：川草乌、延胡索；并根据患者的情况适当加减药物。

五、现代研究进展

毛云鹤等[3]采用穿骨原位缝合修复前交叉韧带（ACL）止点撕脱损伤的方法治疗 27 例膝关节多发韧带损伤脱位的患者。27 例患者均有明确的外伤史，其中 ACL 股骨止点撕脱损伤 20 例、胫骨止点撕脱损伤 7 例，后交叉韧带（PCL）实质部损伤 17 例。膝关节 Lysholm 评分为（27.6±6.5）分，国际膝关节文献委员会（IKDC）评分为（25.5±6.2）分，膝关节活动度为（45.1±10.2）°。取患者自体腘绳肌腱单束重建 PCL、联合有限切开原位双束牵引线穿骨原位缝合修复 ACL 止点撕脱损伤，同时修复内外侧副韧带、关节囊和其他损伤结构。结果示 27 例患者术后切口均一期愈合，X线复查示膝关节各方向稳定性良好。3 例发生关节腔积液，3 例膝关节屈曲功能不全。出院后 27 位患者均获得随访，平均随访时间为 22 个月，末次随访时，患者前、后抽屉试验均为阴性；Lachman 试验Ⅰ度阳性 4 例、外翻应力试验Ⅰ度阳性 3 例、内翻应力试验Ⅰ度阳性 1 例，其余患者均为阴性。术后 1 年，膝关节活动度为（119.3±12.6）°，Lysholm 评分为（87.2±6.3）分，IKDC 评分为（87.9±6.3）分，与术前比较治疗效果满意。作者认为早期关节镜下有限切开穿骨原位缝合修复 ACL 撕脱损伤，具有微创、固定牢固、并发症少等优点，能显著改善膝关节稳定性、活动度及功能，近期疗效满意。

卓鸿武等[4]运用关节镜辅助治疗难复性膝关节后外侧脱位患者 13 例，所有患者于关节镜下复位后，一期重建前后交叉韧带并修复或重建损伤的内外侧副韧带。13 例患者术后均一期愈合。出院后 13 例患者均获得随访，平均随访时间 32.6 个月。末次随访时，患者膝关节活动度为（2.69±5.63）°～（132.69±11.66）°。Lachman 试验和轴移试验均阴性 12 例，均阳性 1 例；后抽屉试验阴性 11 例，阳性 2 例；屈膝 30°位内翻应力试验阴性 13 例；屈膝 30°位外翻应力试验阴性 11 例，阳性 2 例。其中 10 例患者对术后临床疗效表示满意或非常满意，满意率为 76.9%。认为关节镜辅助治疗难复性膝关节后外侧脱位，一期重建前后交叉韧带并修复或重建损伤的内外侧副韧带，患者术后膝关节稳定性和临床功能较术前均有显著改善。

吕爱军[5]通过早期关节镜下重建断裂的 ACL、PCL、修复后外侧复合体（PLC）或后内侧韧带结构（PMC）治疗膝关节多发韧带损伤的患者共 21 例。手术方式均采用健侧股四头肌、半腱肌、股薄肌肌腱于关节镜下重建 ACL/PCL，修复 PLC 或 PMC。术后 21 例患者全部获得随访，平均随访时间为 20.2 个月。随访过程中，3 例出现轻微关节僵硬，3 例出现轻微关节疼痛。14 例运动功能恢复至伤前运动水平，其余 7 例不需要辅助可独立行走。IKDC 评级由术前 C 级 5 例，D 级 16 例，改进至末次随访 A 级 11 例，B 级 10 例。Lysholm 膝关节功能评分由术前 36.2～45.1 分，平均 41.36 分，改进为末次随访时的 60.3～96.5 分，平均 86.6 分，术后膝关节功能恢复显著，治疗效果满意。作者认为膝关节脱位合并多发韧带损伤后早期采用健侧半腱肌、股薄肌、股四头肌肌腱于关节镜下重建断裂的 ACL、PCL，修复 PLC、PMC、关节囊等软组织，同时处理受伤膝关节的其他合并伤，住院时间短，费用少，近期疗效良好。

参 考 文 献

[1] 蔡巍，王晓红. 消肿散瘀汤联合双氯芬酸钠治疗膝关节急性软组织损伤的疗效及对血清 TNF-α、IL-6 和 IL-1β水平的影响 [J]. 中华中医药学刊，2021，39（8）：237-241.

[2] 刘军. 中药泡水热敷配合关节镜修复急性膝关节脱位韧带损伤的疗效分析 [J]. 辽宁中医杂志，2013，40（7）：1405-1407.

[3] 毛云鹤，唐婕晞，李箭，等. 穿骨原位缝合修复前交叉韧带技术在膝关节多发韧带损伤脱位中的应用 [J]. 中国修复重建外科杂志，2020，34（2）：190-195.

[4] 卓鸿武，李坚，潘玲，等. 关节镜辅助治疗难复性膝关节后外侧脱位的临床疗效 [J]. 中国运动医学杂志，2016，35（12）：1094-1100.

[5] 吕爱军. 膝关节多发韧带损伤早期关节镜下重建与修复[J]. 中国矫形外科杂志，2016，24（20）：1844-1847.

第三节 髌 骨 脱 位

髌骨古称"连骸"，又称"膝盖骨"，为人体最大的籽骨。略呈扁平三角形，底朝上，尖朝下，覆盖于股骨与胫骨两骨端构成的膝关节前面。髌骨上缘与股四头肌相连，下缘通过髌韧带止于胫骨结节；两侧为止于胫骨髁的股四头肌扩张部包绕；其后面的两个斜行关节面，在中央部呈纵嵴隆起，该嵴与股骨下端凹形的滑车关节面相对应，可阻止其向左右滑动。股四头肌中的股直肌、股中间肌及股外侧肌的作用方向是向外上方，与髌韧带不在一条直线上用力；股内侧肌止于髌骨内上缘，其下部肌纤维呈横位。因此，股内收肌下部纤维的走向及附着点，有效地纠正这一倾向而防止向外滑脱。髌骨在正常伸膝及屈膝时，都位于膝关节的顶点，在屈膝时，并不向内、外侧滑动。

髌骨脱位，多数是因为先天性或发育性结构异常，或暴力致股内侧肌及扩张部撕裂，外力促使髌骨向外侧脱出；外力加于正常结构的髌骨外侧使之向内脱位比较少见。

根据髌骨脱位的机制可以分为外伤性脱位和习惯性脱位。单纯外伤性脱位经手法治疗，在髌骨内侧支持带和关节囊修复后可使功能恢复正常；习惯性脱位因髌骨内侧结构失去稳定性而需要手术修补，以使其功能恢复正常。

一、病因病机

强力的外展、外旋暴力或突然的暴力打击，或是突然的猛力伸膝是导致髌骨脱位的主要病因。如果是习惯性脱位，由于慢性损伤、骨或软组织结构发育缺陷，轻微的屈伸膝关节就可诱发脱位。

1. 损伤机制

外伤性脱位可因关节囊松弛，股骨外髁发育不良而髌骨沟变浅平，或伴有股内侧肌肌力弱，或在损伤时，大腿肌肉松弛，股骨被强力外旋、外展，或髌骨内侧突然遭受暴力打击，可以完全向外脱出。当用力踢东西时，突然猛力伸膝，股四头肌的内侧扩张部撕裂而引起向外侧脱位。外侧撕裂而向内侧脱位极少见。当暴力作用下，股四头肌断裂或髌韧带断裂，髌骨移位于下方或上方，有时可夹在关节间隙。

习惯性脱位由于股四头肌松弛，特别是内侧肌；髌骨较正常人小；股骨外髁扁平；并可有膝外翻畸形，髌腱的抵止部随着胫骨外翻而向外移位，使四头肌与髌腱的作用线不在一条直线上而向内成角。胫骨有外旋畸形时，亦可引起髌骨脱位。轻度外力，有时甚至屈伸膝关节即可诱发脱位。外伤性脱位治疗不当，如股内侧肌未修补或修补不当，亦常为习惯性脱位的主要原因。

2. 分类

（1）按病理机制分类

1）外伤性脱位：由于外在暴力所致。

2）习惯性脱位：由于先天发育异常或失治或误治导致髌骨反复多次脱位。

（2）按脱位的部位和方向分类

1）外侧脱位：髌骨脱于膝关节外侧，髌骨关节面正对股骨外髁，占髌骨脱位的95%以上。

2）膝关节间脱位：髌骨脱于胫股关节之间，髌骨关节面朝向胫骨平台。

3）股骨髁间脱位：髌骨翻转90°，髌骨关节面朝向内侧，侧棱在股骨两髁之间。

4）髌骨上脱位：髌骨沿冠状面翻转，髌骨下缘与胫骨平台交锁，髌骨关节面朝向股骨髁下方。

二、诊断

1. 临床表现

外伤性脱位：伤后膝部肿胀、疼痛，膝关节呈半屈曲位，不能伸直。膝前平坦，髌骨可向外、内、上、下方脱出。或有部分患者，在来医院就诊时，髌骨已复位，反留下创伤性滑膜炎及关节内积血或积液，在髌骨内上缘之股内侧肌抵止部有明显压痛。可通过详细询问病史而帮助诊断。膝部侧位、轴位 X 线片可见髌骨位于膝关节外侧股骨外髁处。

习惯性脱位：青少年女性居多，多为单侧，亦有双侧患病。有新鲜创伤性脱位病史，或先天发育不良者，可无明显创伤或急性脱位病史，只是根据患者回忆，每当屈膝时，髌骨即在股骨外髁上变位向外侧脱出。脱出时伴响声，膝关节畸形，正常髌骨部位塌陷或低平，股骨外髁前外侧有明显异常骨性隆起。局部压痛，轻度肿胀，当患者忍痛自动或被动伸膝时，髌骨可自行复位，且伴有响声。平时行走时自觉腿软无力，跑步时常跌倒。膝关节轴位 X 线片可显示股骨外髁低平。

2. 诊断要点

（1）髌骨外侧脱位

1）膝关节半屈曲位不能伸展，弹性固定畸形。

2）膝关节前侧平坦，外侧高突，内侧压痛剧烈。

3）X 线摄片可明确脱位类型及移位情况。

（2）髌骨关节内脱位

1）膝关节高度肿胀，剧烈疼痛。

2）膝关节半屈曲位不能伸展，弹性固定畸形。

3）膝关节前方平坦，可触及髌骨下缘位于关节间隙中。

（3）髌骨股骨髁间脱位

1）膝关节肿胀，疼痛。

2）膝关节微屈曲位，呈弹性固定畸形。

3）膝关节前高突，可触及棱起的髌骨。

（4）髌骨上脱位

1）膝关节肿胀、疼痛剧烈。

2）膝关节微屈曲位弹性固定。

3）可在膝关节前上方触及突出的髌骨。

（5）习惯性髌骨脱位

1）膝关节无肿胀，疼痛较轻。

2）膝关节外翻畸形。

3）膝关节屈曲时髌骨向外脱出，伸直时脱出的髌骨能够自行复位。

3. 鉴别诊断

髌骨脱位与膝关节内侧半月板损伤都有膝关节的局部肿胀、疼痛症状，两者须加以鉴别。膝关节内侧半月板的肿胀程度较轻，压痛仅局限于关节缝隙中，膝关节研磨试验阳性，屈膝推髌的活动度小。而髌骨脱位通常肿胀疼痛较剧烈，膝关节内侧压痛范围较大，以髌骨内侧缘为甚，伸膝推髌时髌骨向外侧活动度大，屈膝时可形成外侧脱位，膝关节研磨试验阴性。

三、治疗

1. 整复方法

外伤性脱位，通常以手法复位为主；习惯性脱位，则视其具体情况作手术复位。

（1）髌骨外侧脱位　患者取仰卧位。术者站于患侧，一手握患肢踝部，一手拇指按于髌骨外侧，使患膝在微屈状态下逐渐伸直的同时，用拇指将髌骨向内压迫，使其越过股骨外髁而复位。复位后，可轻柔屈伸膝关节数次，检查是否仍会脱出。

（2）髌骨关节内脱位　患者取仰卧位，一个助手固定患侧股部，另一助手双手扶持踝关节上，术者立于患侧，将膝关节缓慢屈曲60°，用力推按胫骨上端使其向后，然后过伸膝关节使胫股关节中髌骨弹出，最后伸直膝关节即可复位。

（3）髌骨股骨髁间脱位　患者取仰卧位，一个助手固定患侧股部，另一助手双手扶持踝关节上，同时使膝关节小幅度屈伸，术者立于患侧，一手将髌骨外缘向内推按，以缓解髌骨与股骨外髁的交锁，另一手将髌骨内缘向内侧推挤，同时令助手将膝关节伸展即可复位。

（3）髌骨上脱位　患者取仰卧位，一个助手固定患侧股部，另一助手双手扶于踝关节上，术者立于患侧，双手扶膝关节，以两拇指推按脱位的髌骨上缘，令两个助手缓慢将膝关节屈曲，然后再缓缓伸直膝关节即可将脱出的髌骨复位。

（4）习惯性髌骨脱位　因其复位后经常再次脱位，故根据其具体情况作手术复位。

（5）髌骨脱位后复位的标志　膝关节疼痛减轻或消失，畸形消失，弹性固定解除；膝关节前方可触及髌骨；X线片显示髌骨在正常位置上。

2. 固定方法

长腿石膏托或夹板屈膝20°～30°固定2～3周；若合并股四头肌扩张部撕裂，则应固定4～6周，固定时，应在髌骨外侧加一压力垫。

3. 手术治疗

外伤性脱位，有严重的股四头肌扩张部或股内侧肌撕裂及股四头肌腱、髌韧带断裂等，均应做手术修补。

习惯性脱位和复发性髌骨脱位需手术治疗，手术的种类较多，总的有两大类一是通过对伸膝装置的平衡来达到治疗髌骨脱位的目的；二是切除髌骨的同时调整伸膝装置。在手术治疗时需要注意的是要松解止于髌骨外侧的软组织包括股外侧肌。加强髌骨外侧的力量，特别是股内侧肌。将髌腱止点远移，使髌骨下极向下达到关节间隙水平。向内移植髌腱以改善伸膝装置。总之要根据病人的具体情况来决定手术方式。

4. 预防与调护

复位固定后，宜抬高患肢，同时积极做股四头肌舒缩锻炼和踝、足关节的活动锻炼。解除外固定后，有计划地加强股内侧肌锻炼，逐步锻炼膝关节屈伸功能。早期应避免负重行走以及下蹲运动，以防发生髌骨脱位。

5. 练功活动

（1）股四头肌舒缩活动　患者取仰卧位，患肢略抬高，膝关节伸直，当股四头肌用力收缩时，髌骨向上提拉，当股四头肌放松时，髌骨恢复原位，反复多次。

（2）踝不屈伸活动　患者取仰卧位或坐位，将足部背伸到最大限度，然后跖屈到最大限度，反复多次。

（3）足踝旋转活动　患者取仰卧位或坐位，足部按顺时针或逆时针方向旋转，左右足部交替活动，反复多次。

四、特色治疗方法

习惯性脱位和髌骨的上、下脱位常合并有髌韧带及髌腱的损伤，为防止髌骨脱位复发，常须手术修补。目前常用的手术方式为髌骨内侧支撑带关节镜下重建术和Fulkerson胫骨结节内移抬高术。

（1）髌骨内侧支撑带关节镜下重建术　首先进行诊断性的关节镜检查，详细检查伴随的关节软骨损伤，将关节内游离的软骨碎片逐一取出，同时修整损伤的软骨创面，并做微骨折处理，屈伸膝 0°～90°关节镜下动态观察髌骨轨迹和髌骨活动度，对于髌骨内移活动度小于 1cm 的患者在关节镜直视下用射频刀做髌骨外侧支持带松解。切取游离自体的半腱肌腱，去除肌肉组织，使用不可吸收缝线对移植物的游离端进行锁边缝合，缝线的尾端作为牵引线使用，在髌骨的内侧缘做纵切口长约 3cm，选择髌骨内缘中、上 1/4 和中点的位置进行 MPFL 双束重建。在所选择的位置作一深约 2mm 骨槽并拧入 2 枚带线铆钉，将所取半腱肌腱中部埋入骨槽，以铆钉的缝合线缝合固定，然后在髌骨内侧分离关节囊外层并保持关节囊完整，将移植物置于所分离间隙内，在膝关节内侧仔细触摸股骨内上髁和内收肌结节，在其前缘作纵向切口，在股骨内上髁和内收肌结节之间穿过一根引线导针，并从股骨外髁穿出，沿导针钻一直径 5mm 的骨隧道，将肌腱两端牵引线经导针由股骨隧道对侧拉出，拉紧后屈伸膝关节。关节镜下观察膝关节屈伸各个角度时髌骨的运动轨迹及髌股关节对合情况，调整好肌腱的张力后，于屈膝 30°位用挤压螺钉将肌腱固定于股骨内侧髁的骨隧道内，最后紧缩缝合好内侧支持带和关节囊。

（2）Fulkerson 胫骨结节内移抬高术　沿胫骨结节外侧缘做一个长约 3cm 纵向切口，皮下分离显露整个胫骨结节及其远侧 3cm 长胫骨嵴，剥离肌肉以显露胫骨外侧面。从胫骨结节内侧缘，向胫骨外侧面做一个斜行截骨，截骨面与矢状面成 45°角，截骨块长度 6～8cm。将骨块沿截骨面向内、上方各移动 1.5cm，最后用 3 枚克氏针固定。

五、现代研究进展

张志军等[1]采用股骨远端旋转截骨联合内侧髌股韧带重建术对比传统三联式（髌骨外侧支持带松解、内侧髌股韧带重建和胫骨结节移位）治疗复发性髌骨脱位伴有严重髌骨轨迹不良的患者 50 例，比较股骨远端旋转截骨与三联式在临床疗效上的差异。其中 22 例行股骨远端旋转截骨+内侧髌股韧带重建术（旋转截骨组），余 28 例行传统三联式（对照组）。50 例患者在出院后全部获得随访，平均随访时间为 4.9 年，旋转截骨组的 Kujala 评分（82.1 分 vs 76.2 分）和 Tegner 评分（5.2 分 vs 4.1 分）均显著高于对照组。髌骨应力片显示旋转截骨组的髌骨松弛指数显著低于对照组（29% vs 43%）。在随访期间，旋转截骨组患者无髌骨再脱位发生，对照组有 7 名患者出现髌骨再脱位，其再脱位率显著高于旋转截骨组。对于术前存在严重髌骨轨迹不良的复发性髌骨脱位患者，作者认为股骨远端旋转截骨的临床疗效显著优于三联式，术后患者具有更高的临床功能评分，更好的术后髌骨稳定性及更低的髌骨再脱位率。

王啸等[2]通过关节镜辅助，运用自体腓骨长肌腱外侧半经髌骨单隧道单束单股重建内侧髌股韧带（MPFL），结合外侧半胫骨结节内移术治疗复发性髌骨脱位 24 例。手术前后采用 Kujala 评分评价髌股关节功能，采用 Lysholm 评分评价膝关节功能。术后患者切口均一期愈合，无感染及神经血管损伤等并发症发生。24 例患者均获随访，平均随访时间 12.9 个月。随访期间患侧膝关节均未再发生髌骨脱位，术后 1 个月和末次随访时患者髌股关节 Kujala 评分及膝关节 Lysholm 评分均优于术前。根据 Lysholm 评分，末次随访时患者患膝关节功能优良率为 95.8%。认为关节镜辅助下取自体腓骨长肌腱外侧半经髌骨单隧道单束单股重建内侧髌股韧带，结合外侧半胫骨结节内移治疗复发性髌骨脱位，具有创伤小、疗效可靠等优点，是一种有效手术方式。

黄勇等[3]通过术前预定位股骨侧骨道重建内侧髌股韧带的方式治疗 36 例复发性髌骨脱位患者。术前行膝关节侧位 X 线片和 CT 平扫检查时，于膝关节内侧内收肌结节附近及髌骨内侧缘固定 2 枚钢珠。取股骨内侧髁与内收肌结节中点为内侧髌股韧带股骨侧止点，通过测量两钢珠及连线与内侧髌股韧带股骨侧止点的位置关系，在患者皮肤上标记出内侧髌股韧带预定位点。于预定位点取关节镜入路，在关节镜下进行内侧髌股韧带重建。36 例患者出院后全部获得随访，平均随访时间（15.25±5.32）个月，在随访过程中，患者对手术效果满意，未发现再次发生髌骨脱位等并发症。与术前相比，末次随访时 Lysholm 评分和 Kujala 评分均显著增加。影像学方面，术后骨道位置与术前规划骨道一致，末次随访时膝关节 Caton 指数与术前相比差异无统计学意义，但是末次随访时髌骨倾斜角较术前显著减少。作者认为通过术前预定位内侧髌股韧带股骨侧骨道，在关节镜下重建内侧髌股韧带治疗复发性髌骨脱位疗效可靠，并且可以避免术中使用 C 型臂透视带来的电离辐射。

参 考 文 献

[1] 张志军，宋关阳，李岳，等. 股骨远端旋转截骨术与三联术式治疗伴有严重髌骨轨迹不良的复发性髌骨脱位的临床疗效比较 [J]. 中国运动医学杂志，2020，39（10）：755-759.

[2] 王啸，王培召，韩旭，等. 关节镜下内侧髌股韧带重建联合半胫骨结节内移术治疗复发性髌骨脱位 [J]. 中国修复重建外科杂志，2020，34（7）：836-842.

[3] 黄勇，苏帆，陈斐，等. 内侧髌股韧带重建的股骨侧骨道预定位 [J]. 中国矫形外科杂志，2021，29（6）：540-543.

第四节　踝关节脱位

踝关节由胫、腓、距三骨组成，距骨被胫骨的内踝、后踝和腓骨的外踝所组成的踝穴所包绕，由韧带牢固固定在踝穴中，内侧的三角韧带起于内踝下端，呈扇形展开，附着于跟骨、距骨、舟骨等处，主要作用是避免足过度外翻。踝关节内侧的三角韧带起于内踝下端，呈扇形展开，附着于跟骨、舟骨等处，主要作用是避免足过度外翻。由于三角韧带坚强有力，常可因足过度外翻时，牵拉内踝造成内踝撕脱骨折。外侧韧带起于外踝尖端，止于距骨和跟骨，分前、中、后三束，主要作用是避免足过度内翻。此韧带较薄弱，当足过度内翻时，常可导致此韧带损伤或断裂，亦可造成外踝撕脱骨折。下胫腓韧带紧密联系胫骨、腓骨下端之间，把距骨牢固控制在踝穴内，此韧带常在足极度外翻时断裂，造成下胫腓联合分离，踝距变宽，失去生理的稳定性。

单纯性踝关节脱位极为罕见，由于生理解剖特点，踝关节脱位常伴有内、外踝和胫骨前唇及后唇骨折。踝关节骨折合并脱位已在"踝关节骨折"一节中讨论。本节讨论以脱位为主合并轻微骨折的损伤。根据脱位的方向不同，可分为外脱位、内脱位、前脱位和后脱位。根据有无创口与外界相通，可分为闭合性脱位和开放性脱位。一般内侧脱位较多见，其次是外侧脱位和开放性脱位，后脱位少见。由于踝关节周围软组织少，又处于皮下的缘故，踝关节脱位畸形严重，常伴有皮肤裂开，此时要仔细清创，防止感染。

一、病因病机

踝关节脱位多由间接暴力所致，如崴、扭而致伤，常见由高处跌下，足部内侧或外侧着地，或行走不平道路，或平地滑跌，使足旋转，内翻或外翻过度，往往形成脱位，且常合并骨折。

损伤机制

（1）踝关节内侧脱位　多为间接暴力引起，如由高处跌下，踝关节处于相对的内翻位，常常首先发生内踝垂直或斜行骨折，暴力继续作用，可使外踝骨折，距骨连同双踝一起向内侧移位；也可以由过度外翻、外旋致伤。不合并踝部骨折的单纯内侧脱位很少见。

（2）踝关节外侧脱位 多为间接暴力所致，由高处跌下，足的外侧先着地，足踝过度外翻，内踝撕脱骨折或三角韧带断裂，暴力继续作用使外踝骨折，距骨连同骨折块一起向外脱位。行走不平道路，或平地滑倒，使足过度内翻、内旋也可导致外侧脱位。

（3）踝关节前脱位 间接暴力或直接暴力引起，如由高处跌下，足跟后部先着地，踝关节处于背屈位，而致胫骨下端向后错位，形成踝关节前脱位。由于踝关节背伸时较稳定，脱位时常合并胫骨下端前缘骨折。或踝关节处于跖屈位，暴力由后推足跟向前，胫骨相对向后移位，也可致踝关节前脱位。临床较少见，很少合并骨折。

（4）踝关节后脱位 直接或间接暴力引起。从高处坠落，踝关节处于跖屈位，足尖或前足着地，身体向后倾倒，胫腓骨下端向前翘起而致踝关节后脱位；暴力由后方推挤胫腓骨下端向前，足前端受到向后的暴力，可造成距骨在踝穴内向后脱出，这种损伤较少见，往往合并后踝骨折。

（5）踝关节分离旋转脱位 常因直接暴力引起。从高处垂直方向坠落，踝关节处于略外翻、外旋位，下胫腓韧带完全断裂，踝内侧三角韧带断裂，距骨被夹于分离的下胫腓骨之间，常有旋转，有时距骨体发生嵌压性骨折，常合并胫骨下端外缘粉碎性骨折或腓骨下端骨折。

（6）踝关节开放性骨折脱位 多由压砸、挤压、坠落和扭绞等外伤引起，均表现为自内向外，即骨折近端或脱位之近侧骨端自内穿出皮肤而形成开放创口。踝关节开放性骨折脱位，伤口污染较重，感染率相对增高，如单纯依靠外固定维持整复后的位置，一旦创口感染后进行换药，则影响固定效果，极易发生移位。

二、分类

1. 按脱位的方向分类

（1）踝关节外侧脱位 足踝脱向外侧，较多见。

（2）踝关节内侧脱位 足踝脱向内侧，较多见。

（3）踝关节前脱位 足踝脱向前侧，极少见。

（4）踝关节后脱位 足踝脱向后侧，较少见。

2. 按有无开放创伤程度分类

（1）闭合性脱位 踝关节脱位后无开放性创口，周围组织损伤较轻。

（2）开放性脱位 踝关节脱位后有开放性创口与外界相通，周围组织损伤严重，多见于踝关节外侧脱位。

三、诊断

1. 临床表现

踝关节脱位后基本表现为踝关节局部肿胀、疼痛、功能障碍、瘀斑、皮肤张紧发亮，甚至起水疱。

（1）踝关节内侧脱位 足踝功能丧失，足呈外翻外旋，内踝下高突，局部皮肤紧张，外踝下凹陷，畸形明显，常合并有内踝、外踝骨折或下胫腓韧带撕裂。踝关节正位 X 线片示距骨及以下向内侧脱出，且往往合并内踝和外踝的骨折。

（2）踝关节外侧脱位 足呈内翻内旋，外踝下高突，皮肤紧张，内踝下空虚。若伴有外踝骨折，则肿胀疼痛更显著；若伴有下胫腓韧带撕裂，则下胫腓联合分离。踝关节正位 X 线片示距骨及以下向外侧脱出，且往往合并有外踝及内踝骨折。有下胫腓韧带撕裂者，可见下胫腓关节脱位，间隙增宽。

（3）踝关节前脱位　踝关节前方皮肤皱起，纹沟加深。足呈极度背伸，不能跖屈，跟腱两侧有胫腓骨远端的骨性突起，后踝向前的弧度消失而饱满，跟腱紧张，常合并胫骨前缘骨折。踝关节侧位 X 线片可见距骨及以下向前脱出，或合并胫骨前唇骨折。

（4）踝关节后脱位　足跖屈、跟骨后突，跟腱前方空虚，踝关节前方可触及突出的胫骨下端，而其下方空虚，常合并三踝骨折。踝关节侧位 X 线片可见距骨及以下向后脱出，或合并后踝骨折。

（5）踝关节分离旋转脱位　踝关节功能丧失，弹性固定，踝关节内外距离增宽，内踝下方空虚，足有外旋或轻度外翻畸形。X 线检查可见胫腓骨下端分离，有时可见胫骨下端外缘或腓骨下端骨折。

2. 诊断要点

患者有明显的外伤史，以及典型的临床表现，结合 X 线检查可以确诊，在检查中要注意远端动脉搏动、足踝运动和知觉情况，判断是否合并血管神经的损伤。

3. 鉴别诊断

本病需与单纯的踝关节局部软组织损伤、韧带损伤和骨折等几个方面进行鉴别诊断，常规的 X 线检查或 CT 检查可以鉴别。

四、治疗

1. 整复方法

（1）踝关节内侧脱位　患者患侧卧位，膝关节半屈曲，一助手固定患肢小腿部，将小腿端起。术者一手持足跗，一手持足跟，顺势用力牵拉，并扩大畸形，然后以两手拇指按压内踝下骨突起部向外，其余指握足，在保持牵引的情况下，使足极度外翻、背伸，即可复位。

（2）踝关节外脱位　患者仰卧，膝关节屈曲，一助手固定患肢小腿部，将小腿提长。术者一手持足踝部，一手持足跟，顺势用力牵拉，并扩大畸形。然后以两手拇指按压外踝下方突起部向内，其余指握足，在保持牵引的情况下，使足极度内翻，即可复位。

（3）踝关节前脱位　患者仰卧，膝关节屈曲，一助手固定患肢小腿部，将小腿提起。术者一手握持踝上，一手持足跗部，在顺势牵拉的情况下，持踝上之手提胫腓骨下端向前握足跗的手使足跖屈、向后推按，即可复位。

（4）踝关节后脱位　患者仰卧，膝关节屈曲，一助手以双手固定小腿部，将小腿端起，一助手一手持足跗部，一手持足跟部，两手用力牵拉，扩大畸形。术者用力按压胫腓骨下端向后，同时牵足的助手在牵引的情况下，先向前下提牵，再转向前提，并略背伸，即可复位。

（5）踝关节分离旋转脱位　患者仰卧，一助手握住小腿，另一助手握住足跗部，两助手相对拔伸牵引。术者以双手掌分别置于内、外踝，在助手牵引下，两手掌向中央挤压，并令助手做轻度内旋和内翻，畸形矫正后，在术者两手掌挤压下，做踝关节背伸和跖屈活动，即可复位。

2. 固定方法

（1）踝关节内侧脱位　复位后，用踝关节塑形夹板加垫，将踝关节固定在内翻位，单纯脱位固定 3 周，合并有骨折者固定 5 周。

（2）踝关节外脱位　复位后，用踝关节塑形夹板，将踝关节固定在外翻位，合并有骨折者固定 5 周。

（3）踝关节前脱位　复位后以石膏托固定踝关节于背屈的中立位 3～4 周，在固定过程中，常发生再脱位，故后托要向前顶住小腿下段，注意塑形，防止继发性再脱位。

（4）踝关节后脱位 复位后，以石膏托固定踝关节于跖屈的中立位 4～6 周，注意塑形，避免足向后垂，同时向前方牵提足部。

（5）踝关节分离旋转脱位 复位后，以石膏托固定踝关节于中立位 4～6 周。

3. 手术治疗

手术治疗开放性脱位在治疗上应着眼于如何防止感染及稳定骨折与脱位，使关节得以早期进行功能锻炼。因此踝关节骨折脱位多采用手术进行治疗。彻底清创，复位后，对合并骨折进行内固定。对损伤或污染严重不能内固定的病例，可依赖软组织缝合后的张力和管型石膏维持复位的位置，肿胀消退后及时更换，以期达到最大限度的功能恢复。闭合性踝关节骨折脱位切开复位内固定具有直视下达到解剖复位的优点，内固定又为早期开始关节功能活动创造条件，缩短了患肢功能恢复的时间，因此也主张采用手术进行治疗。

4. 调护与练功活动

踝关节损伤脱位后切忌以水外洗，以免助湿，肿胀加重。复位后要早日进行功能活动，从固定一开始即做足趾的活动。2 周后，带固定下床做不负重活动锻炼。解除固定后，开始做踝关节的功能锻炼。3 周后下床练习负重行走，并配合进行踝关节的舒筋治疗。

五、特色治疗方法

（1）内服药 此种损伤，位居足踝，瘀血易下注内结，多肿胀严重，或起水疱，故发病后，即应大剂量内服活血化瘀、利湿通经之剂，方用活血疏肝汤，或血肿解汤与活血灵合煎；起水疱，可内服清热解毒、利湿通经之剂，方用解毒饮与血肿解汤合用；待肿消退后内服通经利节、壮筋骨、强腰膝、通经活络之品，药用加味益气丸与养血止痛丸合用或健步壮骨丸等。开放性骨折，初期内服清热解毒、活血消肿之中药，方用仙复汤或解毒饮。如发生伤口感染日久，可内服益气生肌、托里排脓之剂，方用托里消毒饮。

（2）外用药 复位后，外贴活血接骨止痛膏。解除固定后，李世钢[1] 采用外洗以活血舒筋中药，方用川牛膝、海桐皮、苏木、桂枝、伸筋草各 20g，将其加入 2000～3000ml 清水，待煮沸 10 分钟后去掉药渣，将患者患肢踝部置于木架上，并覆盖上毛巾，用热气对患肢熏蒸 30 分钟，当药水温度不烫手时再冲洗患肢踝部直到药水变凉。将药液擦干，每天熏洗 2 次，以连续 10 天为 1 个疗程。

六、现代研究进展

张鹏等[2] 采用切开复位内固定术治疗 103 例严重闭合性踝关节骨折及脱位患者，总结外科手术治疗严重闭合性踝关节骨折及脱位的手术操作技巧及其临床疗效。103 例患者根据 Lauge-Hansen 分型分为旋前-外旋型 18 例，旋前-外展型 27 例，旋后-外旋型 46 例，旋后-内收型 12 例。其中合并后踝骨折 38 例，合并下胫腓联合分离 48 例。患者入院后及时通过手法复位恢复患肢基本力线，解除对血管神经的压迫。2 例合并跟骨骨折患者复位后石膏托外固定，其余患者均行跟骨骨牵引，以稳定骨折端并促进肿胀消退。术后补液及营养支持，常规对症治疗，患肢使用布朗架或枕头抬高，石膏托外固定 4～6 周。出院后 98 例患者得到随访，5 例失访，平均随访时间 20.5 个月。1 例下胫腓固定患者在术后第 24 周随访时发生固定钉断裂，于术后 12 个月完整取出；47 例下胫腓固定钉于术后 12 周单独取出。所有患者于术后 12～18 个月完整取出内固定装置。术后发生创伤性关节炎 2 例，未发生感染、骨不连、骨折畸形愈合的并发症。末次随访疗效评定根据美国足踝外科评分系统评定疗效：优 48 例，良 31 例，中 16

例，差 3 例，优良率 80.6%。作者认为术前准确及全面的评估，良好的手术入路选择和术中精确及牢固的解剖复位固定可以有效提高严重闭合性踝关节骨折及脱位的治疗效果。

张子安等[3] 对比 40 例踝关节骨折合并脱位急诊手术与择期手术治疗效果的差异性。40 例踝关节骨折合并脱位的患者中后脱位 17 例，外侧脱位 23 例，将其随机分为急诊手术组和择期手术组。对两组患者的手术时间、治疗费用、Baird-Jacksen 功能评分及术后并发症等因素进行评价，40 例患者均在出院后获得随访，随访时间 2～8 个月（平均 6.2 个月）。两组患者的手术时间差异无统计学意义，但急诊手术的住院时间和住院费用均低于择期手术组。利用改良的 Baird-Jacksen 评分系统进行评分，急诊手术组中优 13 人，良 4 人，中 3 人，差 0 人；择期手术组中优 11 人，良 7 人，中 2 人，差 0 人。总体优 24 人，良 11 人，中 5 人，两组患者的功能评分差异无统计学意义。作者认为踝关节骨折合并脱位早期手术与择期手术治疗效果相比并无明显差异，但早期手术可以更容易获得骨折的复位从而简化手术的过程，减少术中过多的软组织牵拉及暴露，更好地保护术区的血运及完整性。对于患者而言意味着更好的术中软组织保护以及更早的功能锻炼，且住院时间更短，在经济方面对于患者更为有利。

布金鹏等[4] 通过回顾性分析 26 例踝关节开放性完全脱位的患者资料，探讨踝关节开放性脱位的手术方法和治疗效果。术前按照 Collins-Temple 开放性关节损伤对 26 例患者进行分类，Ⅲ度 21 例，Ⅳ度 5 例（伴需手术修复的神经血管损伤）；按照 Gustile-Anderson 开放性骨折软组织损伤分类，Ⅱ度 23 例，Ⅲ度 3 例。术中骨折复位按照先外踝、后踝，再内踝的顺序进行，注意恢复关节面平整；如术前存在下胫腓分离，须予以复位后螺钉固定；修复破裂的关节囊以及断裂的关节周围韧带、肌腱组织，重建软组织平衡，三角韧带及前关节囊须在踝关节复位前予以缝合，暂不打结，待关节复位后打结扎紧；根据关节稳定情况，必要时以克氏针贯穿固定关节。术中注意探查有无血管神经断裂，如果存在血管神经断裂，显微镜下予以修复。术后伤口、切口均敞开，不予缝合，贴维斯第 VSD® 护创材料，接负压持续吸引，待二期缝合或植皮修复创面，以保护性石膏托外固定。26 例患者出院后，有 24 例患者获得随访，2 例失访，平均随访时间为 18 个月。术后 X 线片示骨折脱位均获得良好复位，后期无内固定松动、断裂等并发症发生，骨折全部愈合，愈合时间为 2～4 个月，平均 2.8 个月。末次随访时 Baird 和 Jacksen 踝关节平均评分 96.06 分，优 13 例，良 9 例，可 1 例，差 1 例，优良率为 91.67%。作者认为针对开放性踝关节脱位是严重的踝关节外伤，其损伤的不仅是踝关节骨性结构，其周围关节囊、韧带、肌腱甚至血管、神经同时存在较重的复合损伤，所以针对它的治疗不仅仅是彻底的清创和骨折的复位，同时也要注重踝关节周围软组织平衡的重建，配合科学的康复锻炼，这对患者踝关节功能的恢复起到关键作用。

参 考 文 献

[1] 李世钢. 中药熏洗联合手法复位治疗踝关节骨折脱位的疗效研究 [J]. 当代医学，2021，27（31）：32-34.
[2] 张鹏，王培吉，江波，等. 手术治疗严重闭合性踝关节骨折及脱位 [J]. 中国矫形外科杂志，2011，19（24）：2030-2034.
[3] 张子安，吴新宝，王满宜. 踝关节骨折合并脱位急诊手术与择期手术的结果对比 [J]. 北京大学学报（医学版），2015，47（5）：791-795.
[4] 布金鹏，石学锋，贾逢爽，等. 开放性踝关节完全脱位的处理 [J]. 中国矫形外科杂志，2017，25（18）：1703-1706.

第五节 距骨脱位

距骨，古称"马鞍骨"，居于踝穴内，位于胫骨、腓骨和跟骨之间，分为头、颈、体三部分。距骨头与舟状骨关节面形成距舟关节，底部与跟骨上丘部形成距下关节。距骨位于足纵弓的顶点，是足的支持及活动中心。

距骨无肌肉附着，也无肌腱起止点附着。距骨的稳定性，是由于距骨被紧紧地包围在踝穴中，而胫骨前后缘限制距骨前后移动，以及过度背屈和跖屈活动；也由于关节周围坚韧和纵横交错的韧带，起着辅助的稳定作用。因此，距骨脱位时，必然会发生严重的韧带和关节囊撕裂伤，常合并有骨折，往往距下关节脱位被忽略而漏诊或误诊。严重的距骨全脱位，可引起受压区皮肤缺血性坏死，距骨也可因营养血管断裂，而发生距骨缺血性坏死。如果处理不当，或发生并发症，可造成踝关节或距下关节（距舟关节）创伤性关节炎而严重影响负重和行走功能。

一、病因病机

距骨脱位大部分为直接外力损伤，如压缩或挤压暴力致伤。清代吴谦《医宗金鉴·正骨心法要旨》曰："其受伤之因不一，或从陨坠，或被重物击伤，或被车马踹。"

1. 损伤机制

距骨脱位大多系高能量损伤，如坠落伤、车祸伤、运动伤等，使距骨失去原有的稳定性，伤及踝部的正常解剖结构位置而发生距骨脱位。

距骨脱位一般按脱位的程度，分为距骨完全性脱位和距下关节脱位或距骨周围跗骨脱位。距骨完全性脱位中按距骨脱位的方向，分为距骨前外侧脱位、距骨外脱位、距骨内前脱位和距骨内后脱位；距骨周围跗骨脱位分为内脱位、外脱位、前脱位和后脱位。

2. 脱位分型

（1）距骨完全性脱位

1）距骨前外侧脱位：多为足踝部处于跖屈位，前足外缘遭到内翻、内收和内旋暴力所致。两侧踝韧带及距骨下骨间韧带断裂，作用力传达距舟关节，使其关节囊破裂，距骨被完全挤出至踝前外侧。

2）距骨外脱位：损伤时足踝部处于跖屈位，受伤着力点在足外缘，形成足极度内翻，使外侧骨间韧带断裂，继而外踝或内踝韧带断裂，距骨向外脱出，亦常合并内踝或外踝骨折。

3）距骨内前脱位：多为足踝处于跖屈位时，足遭受极度外旋、外翻暴力损伤，造成踝内侧三角韧带断裂，或内踝骨折，暴力持续作用，使距骨内侧骨间韧带断裂，关节囊破裂，距骨脱出于踝内前方，距骨常有扭转，合并内踝骨折。

4）距骨内后脱位：常因足踝部处于背屈位，足遭受极度外翻的暴力损伤，后侧距骨骨间韧带断裂，踝关节后关节囊破裂。距骨脱出于后踝内侧，常有距骨扭转，往往合并后踝或内踝骨折。

（2）距骨周围跗骨关节脱位

1）内脱位：当足受强力内翻损伤时，距舟关节囊首先发生破裂，而下胫腓和胫距韧带未断裂，外力继续作用下，进一步发生距骨间韧带撕裂，而发生距跟关节脱位，由于内翻作用，使跟骨及其他跗骨一起，脱位于距骨内侧。往往合并距骨头、颈骨折，或外踝骨折。

2）外脱位：当足受强力外翻损伤时，同理，由于下胫腓和胫距韧带未断裂，而外翻暴力继续作用下，使距骨骨间韧带断裂，跟骨及其他跗骨一起脱位于距骨外侧。这种脱位往往由于胫后肌腱向背外侧移位，绕过距骨颈，造成手法整复困难。此外，还常合并有载距突骨折。

3）前脱位：当足受强力背屈损伤时，胫骨下端关节面前缘抵住距骨颈，在跖极度背屈情况下，可使距骨向后方推挤，迫使距舟关节囊撕裂，持续的剪力作用使距跟间韧带断裂，距跟关节发生脱位，跟骨相对前移，形成前脱位。

4）后脱位：当足受强力跖屈损伤时，胫骨下端关节面后缘（后踝），应力可作用于距骨体后部，推距骨向前，先发生距跟关节脱位，后发生距舟关节脱位或骨折脱位。

二、诊断

1. 临床表现

距骨脱位大多系高能量损伤，有如坠落伤、车祸伤、运动伤等暴力损伤史，足踝部明显肿胀、剧痛，踝关节功能丧失，呈弹性固定，甚者可能伴有皮肤破裂出血，动脉损伤者可见喷射性出血。因剧烈疼痛导致踝关节屈伸活动障碍。伤后局部水肿不明显，但随着时间的延长，水肿程度越来越明显，严重者可出现张力性水疱。

2. 诊断要点

（1）距骨完全性脱位

1）距骨前外侧脱位：足部呈内翻、内旋和内收畸形。外踝前方有骨性隆起，皮肤紧张，踝前皮纹消失，甚至局部皮肤苍白或暗黑色或坏死。有时踝前外侧有皮肤开放伤口，距骨头关节面可在伤口外露。伸趾活动受限。

2）距骨外脱位：足背侧屈内翻畸形，外踝下方有骨性突起，局部皮肤光亮、紧张或苍白，广泛皮下瘀血。

3）距骨内前脱位：内踝前下方可触到高突的硬性包块，局部皮肤紧张、光亮、苍白，外踝前内侧有空虚感，有广泛的皮下瘀血或张力性水疱。

4）距骨内后脱位：足呈外翻、背屈位畸形。踝前侧有空虚感。而于内踝后侧、跟腱内侧有骨性突出物。局部皮肤紧张、光亮或苍白，且有踝内后侧广泛皮下瘀血。

（2）距骨周围跗骨关节脱位　有损伤史。患足踝明显肿胀，剧痛，踝关节功能丧失，并处于弹性固定状态。局部皮肤皮下瘀血，或有张力性水疱。不同脱位类型有不同的畸形。

1）内脱位时，足呈内翻、内旋畸形；踝关节 X 线正、侧位片示距骨头指向外侧。

2）外脱位时，足呈外翻、外旋畸形；踝关节 X 线正、侧位片示距骨头指向内侧。

3）前脱位时，足呈背屈位，跟骨结节处变平；踝关节 X 线正、侧位片示跟骨前移。

4）后脱位时，足呈跖屈位，跟骨结节明显高突。踝关节 X 线正、侧位片示跟骨后移。

3. 鉴别诊断

距骨脱位还是骨折，或是脱位、骨折同时发生，根据外伤史、临床症状，结合踝关节 X 线片，即可明确诊断。

三、治疗

1. 整复方法

（1）距骨完全性脱位

1）距骨前外侧脱位：患者取仰卧位，一助手握住小腿，另一助手握足跗部和跟部，两助手作相对拔伸牵引，可以先沿原有畸形方向扩大牵引。术者在牵引的同时，以双拇指按压踝前外侧突起的距骨，余指上提跟骨，助手应配合使足向外旋、外翻。待踝前外侧骨性突起消失，踝关节解除弹性固定，并能作被动踝关节活动，即可认为复位。

2）距骨外脱位：患者仰卧，屈曲膝关节。一助手握住小腿，另一助手握住足跖部和跟部，两助手作顺势拔伸牵引，使足呈极度内翻、内旋位。术者以拇指推压高突的距骨向内，随着骨突的消失，助手应将足踝部恢复为中立位，或稍外翻位。

3）距骨内前脱位：患者仰卧，屈曲膝关节，一助手握住小腿，将小腿抬起。另一助手握住足跖部和跟部，两助手顺势拔伸牵引，使足处于外翻、外旋位。术者以两拇指推压高起骨块，向外向后方，余指握跟部向上提拉，待骨性高起消失时，令助手将足踝恢复到中立位。

4）距骨内后脱位：患者仰卧，屈曲膝关节。一助手握住足跖部及跟部，两助手顺势拔伸牵引，使足呈背屈和外翻位。术者以双拇指挤压高突的骨块向前向外方，待骨高起处消失后，令助手恢复足踝中立位。

（2）距骨周围跗骨关节脱位　要求解剖复位，如有复位不良，可造成创伤性关节炎，严重影响持重和行走功能。复位比较容易。一般在拔伸牵引下，将足的畸形向相反方向扳正，以两手掌向中央挤压即可复位。但对外脱位的复位应特别注意，如有胫后肌腱绕过距骨颈时，则应先解脱胫后肌腱的阻挡，可一手握住跟骨，一手握住前足，作拔伸牵引，然后背屈前足，以使胫骨后肌腱从距骨颈区解脱出来，然后，将脱出的跟骨与跗骨一起向内推挤复位。

2. 固定方法

（1）距骨完全性脱位　距骨前外侧脱位复位后，以石膏托板固定足踝部，保持90°中立位4～5周。

外脱位复位后，以石膏托板固定，保持足背屈90°中立位，固定4～5周。如有骨折内固定者，应固定6～8周。

内前脱位复位后，以石膏托板固定，保持足踝部背屈90°中立位，或略内翻、内旋位，固定4～5周。

内后脱位复位后，以石膏托板固定，保持足踝中立位，或略内旋、内翻位，固定4～5周。

（2）距骨周围跗骨关节脱位　复位后应以石膏托固定，各不同类型的脱位，固定有不同要求，如内脱位时，则应固定于90°，稍有外翻位；外脱位时，则应固定于90°，稍有内翻位；前脱位时，则应固定于110°中立位；后脱位时，则应固定于背屈90°中立位。固定4～5周。有骨折内固定者，应固定6～8周。

3. 手术治疗

对难以整复或合并骨折、复位位置不良者，应及时予以切开复位和内固定术。

4. 预防与调护

严重的距骨全脱位，可引起受压区皮肤缺血性坏死，距骨也可因营养血管断裂，而发生距骨缺血坏死。如果处理不当，或发生并发症，可造成踝关节或距下关节，或距舟关节创伤性关节炎而严重影响负重和行走功能。在作内翻、内旋练习时，要适度、逐步、稳定，防止韧带的重新撕裂。

5. 练功活动

复位固定后，垫高患肢，以利于消肿，并应主动作股四头肌功能锻炼及练习肌肉收缩，以加速肿胀消退及促进肢端血液循环。1个半月后，可扶双拐不负重下地活动。

四、特色治疗方法

张金东等[1]介绍一种手法复位联合小夹板内翻背伸位固定距骨脱位的方法，利用逆损伤机制，以旋转加翻转手法纠正旋转畸形和距骨脱位，复位成功后缓慢被动活动踝关节背伸跖屈后联合内外侧超踝内翻小夹板适度捆绑，复位效果满意。

五、现代研究进展

周凯龙等[2]2015年报道了采用外固定架联合克氏针治疗9例开放性距骨骨折伴脱位。作者认为，对于严重的开放性距骨骨折伴脱位，应用外固定支架联合克氏针固定，遵循了开放性骨折尽量外固定的原则，并且能够获得足够的固定强度，通过早期彻底清创，一期复位，辅以恰当的功能锻炼，能够取得较满意的临床疗效。

张天浩等[3]专家认为手法复位应是临床上新鲜距骨全脱位的首选。认为无论采用何种复位需遵循以下原则：①复位前应先对患肢进行观察，并行X线检查，根据检查结果对致伤机制进行分析，决定复位手法；②复位应在麻醉状态下进行；③复位成功后需行石膏外固定并复查X线片以确认是否解剖复位；④拆石膏后应及时进行功能锻炼；⑤如复位失败，切忌反复多次粗暴复位，而应及时进行切开复位术；⑥手法复位成功后因韧带未得到完全修复，仍有可能需行手术修复。临床常用的手法复位方式如下[4]：通常在全身麻醉下进行，应在肿胀加重前尽快复位，复位时可屈曲膝关节以减轻腓肠肌对跟骨的拉力，同时应纵向牵引踝关节，向下按压距骨头，如距骨为内侧脱位，则同时外翻和旋前踝关节；如为外侧脱位，则同时内收足部。此外还有各种改良复位方法如侧卧位展牵叩压法[5-6]、侧旋复位法[7]等。

王学斌等[8]认为由于距骨解剖结构特殊，无独立血供，因此处理起来颇为棘手。闭合复位等保守治疗有一定效果；手术治疗主要包括切开复位内固定术、距骨切除术、踝关节融合术、距骨植骨、距骨假体置换术；缺血性坏死、感染和创伤性关节炎可在距骨全脱位病程中相继或同时发生，提高对距骨全脱位的认识，充分冲洗创面，恰当的解剖复位操作，准确选择固定方式，及时进行功能康复锻炼，是降低并发症发生率的有效措施。

参 考 文 献

[1] 张金东，马莉，何梦娟，等.手法复位联合夹板内翻背伸位固定治疗踝关节骨折伴距骨脱位临床研究[J].亚太传统医药，2017，13（20）：114-115.

[2] 周凯龙，王培吉.外固定架联合克氏针治疗开放性距骨骨折伴脱位[J].中国矫形外科杂志，2015，23（20）：1893-1895.

[3] 张天浩，王之江，林涧，等.距骨全脱位的治疗进展[J].创伤外科杂志，2021，23（8）：638-641.

[4] Hart R G，Rittenberry T J，Uehara D T. Handbook of orthopaedic emer-gency [M]. Philadelphia：Lippincott-Raven Publishers,1999：366-367.

[5] 应有荣，应瑛，王海英，等.侧卧位展牵叩压法治疗距骨下关节内翻脱位[J].中医正骨，2012，24（11）：39.

[6] 张汉深，张灵敏.改良手法整复固定治疗踝部骨折合并距骨外侧脱位38例[J].浙江中医杂志，2011，46（9）：664.

[7] 张磊，赵道洲，邓强.侧旋复位法治疗闭合性距骨脱位[J].西部中医药，2017，30（2）：34-35.

[8] 王学斌，余霄，张迪峰，等.距骨全脱位治疗的研究进展[J].中国骨科临床与基础研究杂志，2018，10（6）：356-360.

第六节 跖跗关节脱位

跖跗关节是由第 1~3 跖骨与第 1~3 楔骨及第 4、5 跖骨与骰骨组成的关节，又称为 Lisfranc 关节。跖跗关节作为一个整体是相当稳定的，其中，第 1 跖骨与第 1 楔骨所组成的关节，其关节腔独立，活动性较大。其余部分相互连通，仅可作轻微滑动。除第 1、2 跖骨基底部无骨间韧带连接外，跖骨之间均有横韧带（骨间韧带）相连，在第 1 楔骨、第 2 跖骨之间的楔跖内侧韧带是跖跗关节最主要的韧带之一。跖跗关节跖侧有丰富的软组织保护，而背侧仅有关节囊及韧带被覆，在结构上较薄弱。

跖跗关节是足横弓的重要组成部分。其位置相当于足内、外侧缘中点画一连线，即足背的中部横断面。损伤后若恢复不完全，必会影响足的功能。第 1、2 跖骨基底部分离脱位，可影响足背动脉及因扭转暴力影响胫后动脉，均可导致前足缺血性坏死。临床上，以第 1 跖骨向内脱位，第 2~5 跖骨向外、向背脱出为多见，可两者单独发生或同时发生。直接暴力打击、碾压等则多为开放性骨折脱位。

一、病因病机

1. 病因

大部分为直接外力致伤，如高处坠下，前足着地或交通事故碾压，软组织损伤严重，少数为间接暴力致伤。

2. 损伤机制

从高处坠下，或骑马跌倒时屈膝倒地，足呈跖屈位着地，此时，可伴有或无外旋、外翻，由于地面的反作用力向上作用于前足，足后部连同身体重力仍向下，可使第 1、2 跖骨基底分离，发生第 1 跖骨向内脱出，第 2~5 跖骨整排向背，同时向外脱出，或两者单独发生。第 1 跖骨基底部可合并骨折。当第 1、2 跖骨基底分离时，可能损伤足背动脉引起前足缺血性坏死；亦可因外旋时扭转暴力的作用扭曲胫后动脉而引起胫后动脉痉挛和主要跖部血管的血栓形成。

二、诊断

1. 临床表现

1）损伤后前足或背部肿胀、功能障碍，压痛明显，足部畸形呈弹性固定。分离性脱位者，足呈外旋、外展畸形，足宽度增大，足弓塌陷。有血管损伤时前足变冷、苍白。

2）前足部正、侧位 X 线片可明确脱位类型及跖骨移位方向及是否伴有骨折。

2. 诊断要点

根据外伤史、临床症状，结合 X 线片，可明确诊断。

3. 鉴别诊断

跖跗关节是脱位还是伴有跖骨骨折，X 线检查可明显鉴别出来。

三、治疗

1. 手法复位

（1）闭合复位　如果伤后时间较短，肿胀不严重及足部软组织张力不大时，可试行闭合复位。手法复位应在腰部麻醉或硬膜外麻醉下进行。患者仰卧，膝屈曲 90°，一助手握踝部，另一助手握前足作对抗牵引，术者站于患侧，按脱位类型作相反方向，用手直接推压跖骨基底部使之回复。如第1跖骨向内，第2～5跖骨向外，则用两手掌对向夹挤，将脱出分离的跖骨推向原位。复位后如不稳定，松手后即刻又脱位者，可在严密无菌条件下，经皮穿钢针作交叉内固定以维持复位的稳定，可不用外固定，6～8周去除固定钢针。

（2）手术复位　对闭合复位失败、复发性或陈旧性脱位的患者，应采用切开复位，钢针内固定或行关节融合术。

2. 固定方法

复位后用小腿管型石膏外固定，8～10周可去除。

3. 手术疗法

手法整复多次未成功或开放性脱位者可行切开复位，复位后用细钢针经第1、5跖骨穿入第1楔骨及骰骨固定。如合并跖骨骨折，亦可行钢针内固定。陈旧性跗跖关节损伤多遗留有明显的外翻平足畸形，足内侧有明显的骨性突起，前足关节僵硬并伴有疼痛症状，可考虑跗跖关节融合术、足内侧骨性突起切除术及足弓垫的应用。

4. 预防与调护

跗跖关节脱位复位后，多不稳定，要经常检查复位及固定情况，及时调整，以免松动，造成再次脱位。

5. 练功活动

经整复固定后，可做踝关节的屈伸活动；去除固定后，逐步练习，从不负重到负重的活动，并可使用有足弓垫的皮鞋练习行走。

四、特色治疗方法

早在清代钱秀昌《伤科补要·腑骨脚踝跗骨》中即有记载，书中云："跗骨，足背也，一名足跌，俗称脚面，其骨乃足趾本节之骨也。其受伤不一，轻者仅伤筋肉易治，重则骨缝参差难治。先以手轻轻搓摩，令其骨合筋舒，洗八仙逍遥汤，贴万灵膏，内服健步虎潜丸及补筋丸可也。"

五、现代研究进展

杨兆先等[1]2015年报道了采用空心钉与克氏针置入修复42例跗跖关节骨折脱位。作者认为，在跗跖关节骨折脱位修复过程中，采用复位空心钉与克氏针置入内固定的方式，可以达到有效的解剖复位，并获得牢固的内侧柱及中间柱固定效果，并实现对外侧柱的弹性固定，改善患者的足踝功能；为跗跖关节韧带的瘢痕修复提供稳定的条件，更符合人体力学原理。

林浩等[2]治疗9例患者，均为闭合性脱位。采用连续硬膜外麻醉下行切开复位内固定术，根据跗跖关节损伤的部位及损伤范围选择切口。术中用点式复位钳复位相应关节，用空心钉与克氏针内固定的方法固定牢固，术后患肢加压包扎，石膏托外固定制动。术后3个月根据患者的疼痛、功能、外观及活动度等进行疗效的评定，优良率为89%。

参 考 文 献

[1] 杨兆先，赵汉平. 空心钉与克氏针置入修复跗跖关节骨折脱位：解剖复位及足踝功能评估 [J]. 中国组织工程研究，2015，19（31）：5026-5030.

[2] 林浩，陈云钿，郑传松，等. 跗跖关节脱位空心钉内固定手术治疗9例分析 [J]. 福建医药杂志，2015，37（5）：47-48，110.

第七节 跖趾关节脱位

跖趾关节脱位，是指跖骨头与近节趾骨构成的关节发生分离。临床上以第 1 跖趾关节向背侧脱位多见。

跖趾关节由 1～5 跖骨小头和趾骨基底部构成。其结构及功能与掌指关节相似，可作屈、伸、收、展活动，但活动范围较掌指关节小，其中，背伸又比跖屈小，以拇趾最为显著。当全足着地时，跖骨参与形成足纵弓，跖趾关节处于伸展状态，跖趾关节囊薄弱，囊的两侧有侧副韧带加强，在 5 个跖骨小头之间，有足底深横韧带相连。

一、病因病机

1. 病因

行走或跳跃，或因挤压外力，均可使跖趾关节脱位，一般均脱向背侧，偶然也有脱向侧方者。《医宗金鉴·正骨心法要旨》载："趾骨受伤，多与跗骨相同，惟奔走急迫，因而受伤者多。"

2. 损伤机制

当较大的压缩或背伸应力由近节趾骨传导到跖骨头时，就可使跖趾关节跖侧关节囊撕裂而导致近节趾骨向背侧脱位。如果外力是作用在足趾之间时也可致侧方脱位。

二、诊断

1. 临床表现

局部肿胀，疼痛较剧，患足不敢触地，拇趾背伸过度、短缩，关节屈曲，第 1 跖骨头在足底突出，患趾缩短畸形，呈弹性固定。侧方脱位多见于 2～5 跖趾关节，患足趾歪向一侧，其他症状同背侧移位，但患趾背伸不明显，仅有短缩，多不稳定。足部正、侧位 X 线片可明确诊断及了解是否合并骨折。

2. 诊断要点

有明显踢碰硬物的外伤史，以及典型的临床症状，结合 X 线片显示，可以明确诊断。

3. 鉴别诊断

跖趾关节脱位需与跖骨骨折、趾骨骨折相鉴别，临床中足趾关节的 X 线检查能够明确诊断以进行鉴别。

三、治疗

1. 手法复位外固定

一助手固定踝部，术者一手持拇趾，或用绷带提拉拇趾用力牵引，一手握前足，用力向背牵引，加大畸形，然后握足背的拇指用力将脱出的趾骨基底部向远端推出，当滑到跖骨头处，在维持牵引下，将拇趾迅速跖屈，即可复位。

2. 固定方法

跖趾关节脱位整复后，用绷带包扎患处数圈，再以夹板或压舌板固定跖趾关节伸位 2～3 周。

3. 手术治疗

陈旧损伤未复位者可导致爪状趾畸形及创伤性关节炎。这种情况有必要手术纠正畸形以利于负重及解除症状。跖趾关节脱位偶有闭合复位不成功者，可能是籽骨或跖板嵌入关节，应及时做开放复位术。

4. 预防与调护

跖趾关节脱位复位后多不稳定，须经常检查复位和固定情况，加以调整，以免松动造成再脱位。

5. 练功活动

整复固定后，可做踝关节的屈伸活动；去除固定后，加强熏洗及逐步从练习不负重到负重活动，并可用有足弓垫的皮鞋练习行走。

四、特色治疗方法

江永革[1]治疗跖趾关节脱位 5 例。治疗方法：患者仰卧于治疗床上，神经阻滞下，从第 1 趾骨近端上方穿针出下方，作复位时牵引用，钢针大小应适宜，过大易损伤骨骼，过小牵引力不足。跖趾关节脱位大多呈趾骨端向前上方弹性固定，呈前脱位方式，于趾骨向远端牵引的同时，手持一克氏针，透过关节囊进入关节腔内，利用杠杆原理，持钢针由后向前撬拨，直至不平齐的关节面恢复正常。在施术过程中听到"咔哒"声即告成功，5 例都一次性复位。术中应注意钢针进入关节腔内用力宜轻柔，以防损伤骨膜、神经和血管等。术后局部应抗感染治疗。

五、现代研究进展

戴鹤玲等[2]报道了采用跖骨短缩术治疗 13 例中老年女性重度跖趾关节脱位。手术采用跖趾关节切开复位、跖骨基底部斜行截骨短缩、空心螺钉内固定术。其方法是，在麻醉下，于跖骨背侧做一纵行切口。剥离跖骨基底骨膜，摆锯于跖骨基底部近端背侧向远端跖侧成 30°～45°做一斜行截骨，短缩跖骨干，在远端跖骨近侧平行于上一截骨线做二次截骨，取出中间跖骨块，短缩长度视脱位跖趾关节的严重程度而定。松解脱位的跖趾关节囊内、外、背侧，复位跖趾关节，克氏针固定，对位跖骨断端，以空心螺钉内固定。

李启明等[3]报道了第 2 跖趾关节脱位误为软组织伤 1 例。认为误诊的原因主要是跖趾关节脱位较少见，基层医生对此认识不足。通过本例误诊，提示我们跖趾关节囊虽较坚韧并有肌腱保护，但剧烈的扭转暴力也可发生关节脱位。因此，当外伤后，跖趾关节局部有肿痛、畸形、弹性固定等临床表现时，应及时摄片检查。

参 考 文 献

[1] 江永革. 跖趾关节脱位治疗 5 例 [J]. 中国民康医学，2006，18（8）：696.

[2] 戴鹤玲，温建民，胡海威，等. 跖骨短缩术治疗中老年女性重度跖趾关节脱位的临床研究 [J]. 中国老年学杂志，2007，27（19）：1893-1894.

[3] 李启明，孙辉生. 第 2 跖趾关节脱位误为软组织伤 1 例 [J]. 临床军医杂志，2004，32（4）：15.

第八节　趾间关节脱位

趾间关节为滑车关节，有屈伸而无侧向活动。近节趾骨与远节趾间关节关系因外伤而不正常，为趾间关节脱位，临床上较少见。

一、病因病机

趾间关节脱位多见于直接踢碰趾端，使远节趾骨近端移位于近节趾骨背侧。

二、诊断

1. 临床表现

趾间关节脱位之趾缩短、前后径增大、局部肿胀、疼痛、不敢活动。畸形呈弹性固定。

2. 诊断要点

患者有明显的外伤史，同时伴有局部肿胀、疼痛，脱位之趾短缩。

3. 鉴别诊断

趾间关节脱位需与趾骨骨折相鉴别，临床中 X 线检查，可资鉴别。

三、治疗

趾间关节脱位，复位比较容易，稍一牵拉捏挤即可复位，一般不需要外固定。必要时外贴活血止痛膏即可。

四、特色治疗方法

赵文海运用中药治疗趾间关节脱位经验

整复后，局部采用中药熏洗或者足浴，以活血消肿止痛。药物多采用伸筋草、红花、川续断、川芎、威灵仙、桑枝、海桐皮、骨碎补等药物，并主张中后期开始功能锻炼，以利于功能恢复。

五、现代研究进展

张振等[1]报道了闭合复位不可复性拇趾趾间关节脱位 1 例。患者左足踩在钢管上，拇趾过伸位扭伤致剧痛不能活动就诊。查体发现左拇趾肿胀，拇趾近节及趾间关节处压痛，拇趾弹性固定，趾间关节间隙增宽，未见皮肤裂伤。X 线片示左拇趾趾间关节脱位、间隙增宽，拇趾近节撕脱骨折。闭合复位失败，于第 2 天行切开复位克氏针内固定术。术中取拇趾背侧倒"L"形切口，牵开拇长伸肌，显露掌板，在跖板上作一长 3～4mm 纵行切口，牵引下用神经剥离子将掌板推向跖侧，复位趾间关节。克氏针固定拇趾近节撕脱骨折及拇趾趾间关节。术后予铝夹板固定 4 周后拔除克氏针。术后 3 个月复诊，患者左拇趾屈伸良好。闭合复位不可复性拇趾趾间关节脱位罕见，接诊过程要细心诊治。

向君华等[2]采用半关节切除+肌腱重建术的方法治疗近侧趾间关节陈旧性脱位患者，先切除近节趾骨的头颈部，使截骨面与中节趾骨的近端残留关节面直接形成假性关节，并通过原有关节囊及趾长伸肌腱的重叠缩短重建，使其保持弹性固定于伸直位。因假性关节具有一定的活动功能，患趾继续维持了原有关节的部分过伸功能，所以能满足一些运动如跳远、快速跑等要求。该方法不仅术后功能恢复良好，还具有操作简单、手术时间短、术后并发症少及术后恢复快等优点。缺点是因近节趾骨截骨，破坏了局部原有的解剖结构，丢失了患趾的部分长度，可能造成患趾力线偏斜，假性关节失稳，出现趾背伸或抓地无力。

参 考 文 献

[1] 张振，尹峰. 闭合复位不可复性拇趾趾间关节脱位一例 [J]. 中国骨与关节损伤杂志，2009，24（12）：1088.

[2] 向君华，谭屏，胡敏娟，等. 半关节切除+肌腱重建术治疗近侧趾间关节陈旧性脱位的临床疗效 [J]. 当代医学，2021，27（25）：54-56.